매복치 교정치료의 이론과 실제

Orthodontic management of impacted teeth
: From Basic to Clinics

박수병, 손우성, 김성식, 김용일, 최윤경 지음

부산대학교출판문화원

매복치 교정치료의 이론과 실제

초판 1쇄 발행 2020년 2월 28일

지은이 박수병, 손우성, 김성식, 김용일, 최윤경

표지 디자인 배영미
내지 디자인 박지현

펴낸이 전호환
펴낸곳 부산대학교 출판문화원
출판등록 제1983-000001호 1983. 11. 10.
주소 부산광역시 금정구 부산대학로63번길 2
전화 (051) 510-1932, 1933, 1935, 1967
전송 (051) 512-7812
메일 pnupress@pusan.ac.kr
홈페이지 https://press.pusan.ac.kr/

* 잘못된 책은 구입처에서 교환해 드립니다.

값 70,000원

ISBN 978-89-7316-660-2 93510

이 도서의 국립중앙도서관 출판예정도서목록(CIP)은
서지정보유통지원시스템 홈페이지(http://seoji.nl.go.kr)와
국가자료공동목록시스템(http://www.nl.go.kr/kolisnet)에서 이용하실 수 있습니다.
(CIP제어번호: CIP2020007799)

머리말

매복치는 치열 변형, 인접치의 손상을 유발할 수 있고 cyst를 동반하는 경우가 많아 적기에 발견하여 치료하는 것이 중요하다. 다행히 환자의 구강건강에 대한 관심도가 높아지고 치과의료 접근성이 개선되면서, 정기적인 구강검진 등을 통해 매복치를 적기에 발견하고 이를 주소로 내원하는 환자들이 많아지고 있다.

이러한 변화가 매복치의 적절한 치료 가능성을 높이는 것은 분명하나, 정확한 진단에 기반한 올바른 치료계획이 수립되지 못한다면 치료의 성공 여부는 장담할 수 없다. 매복치의 진단과 치료계획 수립의 기본은 매복치의 위치를 정확히 분석하는 것에 있다. 방사선 사진의 향상된 기술로 매복치의 3차원적인 위치 파악이 가능해져 진단과 치료계획 수립에 크게 도움을 받을 수 있게 되었다.

구강건강에 대한 인식의 변화와 더불어 진단기술의 향상은 매복치의 발견과 진단을 용이하게 하였고 치료의 예측성을 높여주었다. 매복치를 발견하였을 때 정확한 진단과 올바른 치료계획을 수립하고 치료를 행함에 확신을 가질 수 있다면 의사와 환자 모두에게 금상첨화일 것이다. 본 저서에서는 매복치 분석 기법, 매복치의 진단과 치료계획 수립 및 이에 따른 치료과정과 장치 적용 등 부산대학교 치과병원에서 매복치 치료에 활용하고 있는 독자적인 프로토콜을 여러 증례와 함께 정리하여 소개하고자 한다. 이를 통해 매복치에 대한 독자의 인식을 환기하고 실제 임상에서의 실질적인 도움이 되고자 한다.

자연치아를 보존함과 동시에 최적의 기능과 심미까지 갖출 수 있도록 하는 것은 모든 임상가들의 목표일 것이다. 본 저서는 임상가의 목표 달성을 위한 고민의 산물이다. 부디 본 저서가 많은 임상가들의 고민을 해결하고 목표를 달성할 수 있는 길잡이로 쓰일 수 있길 희망한다.

목차

제6장 매복치의 처치 / 65

제7장 매복치 견인을 위한 장치 / 107

제8장 매복치의 합병증 및 고려사항 / 131

제9장 매복, 유착 그리고 맹출장애 / 145

제10장 구치부 매복의 처치 : 하악소구치 매복의 교정치료 / 161

제11장 매복치의 교정치료 증례들 / 179

제1장

맹출이란

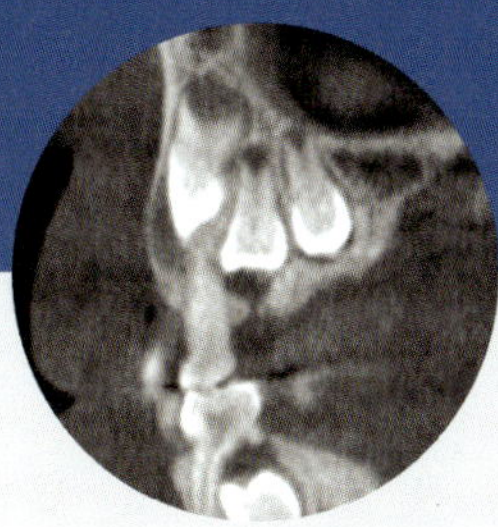

1 맹출 과정

2 맹출 이론

3 맹출 속도

제1장 맹출이란

맹출이란 치아가 치낭의 위치로부터 치조골을 뚫고 구강 내로 출현하여 대합치와 교합을 이룰 때까지 이동하는 발육 과정을 말하며 이는 평생을 통해 지속되는 과정이다. 영구치의 맹출은 악골 내에서의 치아 이동과 함께 유치의 치근 흡수, 영구치의 치근 성장, 그리고 치조골의 수직 성장이 함께 이루어져야 하며 이들은 각각 독립적이다.

1 맹출 과정 (그림 1-1)

맹출 과정은 맹출 속도에 따라 분류할 수 있으며 다음의 세 가지 단계로 분류한다.

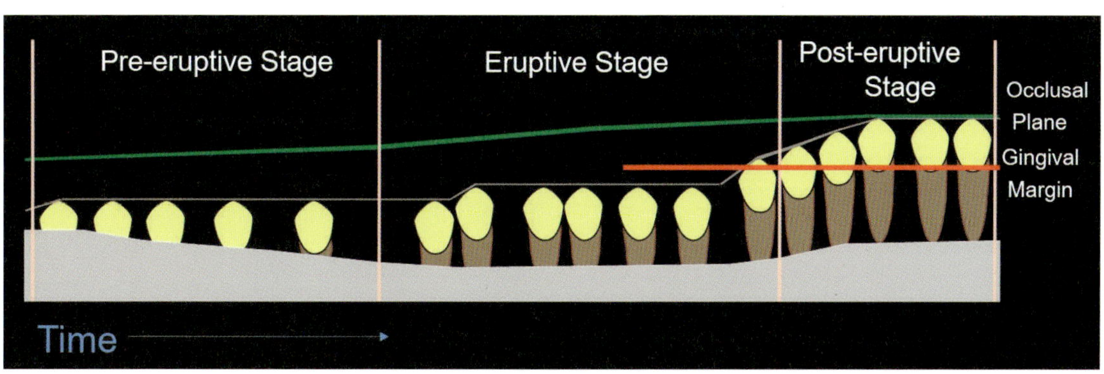

그림 1-1. 치아의 맹출 과정

1) 맹출전 단계 (Pre-eruptive Stage)

맹출전 단계는 초기 종상기(early bell stage)부터 치근이 형성되기 전까지의 기간이다. 이 기간 동안에는 치배의 성장과 발육 및 악골 성장에 의해 악골 내에서 치아가 맹출할 수 있는 위치로 치배의 이동이 일어나게 된다. 이러한 치배의 이동은 치배의 몸체이동(bodily movement)과 치조골의 편심성장(eccentric growth)에 의해 이루어진다.

(1) 치배의 몸체이동(bodily movement)

악골 내에서 치배가 직접적으로 이동하는 것으로 치배가 이동한 방향 측에서는 골의 흡수가 일어나고 반대측에서는 골의 첨가가 일어나게 된다.

(2) 치조골의 편심성장(eccentric growth)

치배의 위치는 변하지 않으면서 그 외의 부위에서 성장이 일어나 상대적인 치배의 위치 변화가 일어나게 된다.

(3) 치배의 이동 방향

영구 전치는 유전치의 설측에서 발육을 시작하여 말기에는 유전치 치근단 1/3 부위의 설측에 위치하게 된다. 소구치 또한 유구치의 설측에서 발육을 시작하며 말기에는 유구치 치근 사이에 위치하게 된다. 대구치의 경우 전구유치가 없어 전치나 소구치와는 치배의 이동 양상이 다르다. 상악 제1대구치의 경우 악골 내의 공간 부족으로 인하여 후방을 향해 경사져 발육하다 성장을 통해 공간이 생기게 되면 교합면 방향으로 회전하여 맹출하게 된다. 하악 제1대구치의 경우는 공간 부족으로 인하여 전방으로 경사져서 맹출하다 공간이 생기게 되면 교합면 방향으로 회전하여 맹출한다.

2) 기능전 맹출 단계 (Eruptive Stage)

기능전 맹출 단계는 치근의 형성과 함께 시작되어 대합치와 교합이 이루어지면서 종료된다. 맹출 중인 부위에 따라 intra-osseous stage, supra-osseous stage로 구분할 수 있다. 치관이 구강 내로 맹출하기 위해서는 치관 상방의 골 및 섬유성 결합조직이 흡수되어야 하며 맹출을 위한 맹출로가 형성되어야 한다. 또한 치근이 발육되기 때문에 치근단 하방의 골첨가 되어야 한다.

- 도대관(Gubernacular canal)(그림 1-2)

발육 중인 치아를 둘러싸고 있는 치낭 섬유들은 구강상피와 연결되어 있으며 이를 맹출도대관(Gubernacular dentis)이라고 하며 이중 특히 병목 부분으로 좁아져 있는 부위를 도대관(Gubernacular canal)이라고 한다. 후속 영구치가 맹출 할 때 파골세포의 활성으로 인해 도대관이 넓어져 맹출로를 만들게 되고 이것은 치아가 맹출 할 수 있는 길잡이 역할을 하게 된다.

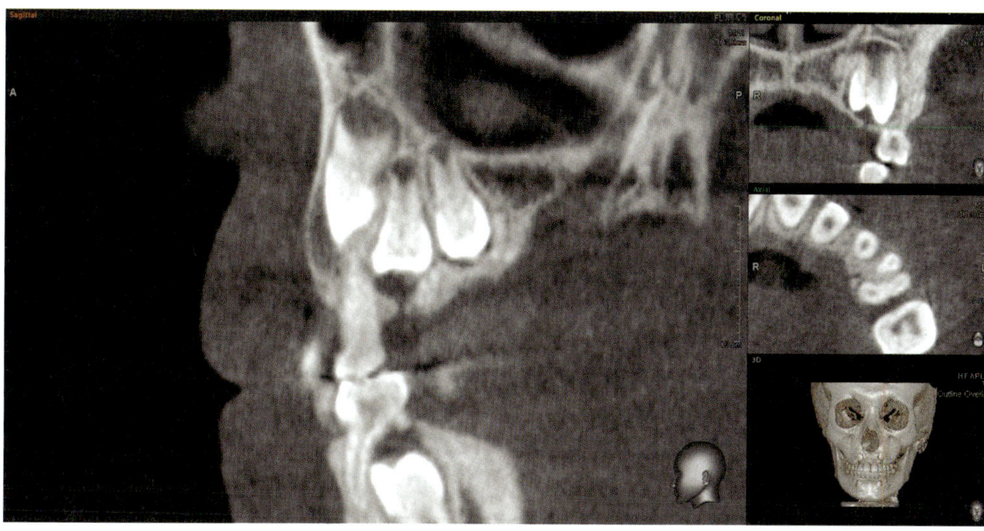

그림 1-2. **CBCT 상에서 상악좌측제1소구치 하방에 관찰되는 도대관**

3) 기능적 맹출 단계 (Post-eruptive Stage)

기능적 맹출 단계는 대합치와 교합을 이룬 후 시작되어 치아가 구강 내에 존재하는 동안 지속되는 단계이다. 기능적 맹출은 교합과 근심 전위(mesia drift)에 대한 보상에 의해 발생한다. 악골내 시기에서는 치아의 이동이 치낭과 밀접한 관련이 있는 반면 이 시기는 치주인대에 의해 조절된다.

2 맹출 이론

치아 맹출에 관한 많은 이론들이 제시되었으며 이에 대한 많은 논쟁들이 있어 왔다.

1) 치근의 길이 성장 이론 (Root Elongation Theory)

치근의 길이 성장에 의해 맹출이 이루어진다는 이론으로 치조골 내 기저부로 치근이 성장하면서 치아가 구강 내로 밀려 올라간다고 생각하였다. 하지만, 치근 형성이 이루어지지 않은 치아에서도 정상적으로 맹출이 일어나는 것을 발견하면서 이 이론은 기각되었다. 따라서 치근의 길이 성장이 맹출을 일으킨 것이 아니라 맹출이 치근의 길이 성장을 가능하게 한 것이라 여겨야 한다.

2) 치조골 성장 이론 (Alveolar Bone Remodeling Theory)

맹출하는 치아의 치배 하방에 첨가되는 신생골에 의해 맹출이 이루어진다는 이론으로 첨가되는 신생골이 치아를 밀어 올린다고 생각하였다. 하지만, 골 형성이 정상이거나 증가된 골화성 돌연변이(osteopetrotic mutation)를 가진 환자에서 치아가 정상적으로 맹출하지 못하는 것을 발견하면서 이 이론은 기각되었다. 따라서 맹출 치아 하방의 골 첨가는 치아의 맹출 과정의 결과로 인해 발생한 것이라 생각하여야 한다.

3) 치낭 이론 (Dental Follicle Theory)

치낭이 발육 중인 치관 상방의 골 흡수와 치관 하방의 골 침착을 통해 치아가 맹출할 수 있는 경로를 형성하여 치아가 맹출 한다는 이론이다. 최근 연구에 따르면 맹출은 치낭, 퇴축법랑상피, 성상세망, 그리고 치조골 사이의 유도 신호에 의해 조절된다.

4) 치주인대 이론 (Periodontal Ligament Traction Theory)

치주인대 내의 섬유모세포의 수축력으로 인해 치아의 맹출이 이루어진다는 이론이다. 섬유모세포는 시멘트질에 삽입되어 있는 교원섬유와 연결하여 치아를 교합면 방향으로 끌어당기고 이로 인해 치아의 이동이 일어나게 된다.

3 맹출 속도

치아의 맹출 속도는 방사선 사진, 임상 사진, 비디오 현미경, 석고 모델 등 다양한 방법을 통해 연구되어 왔다. 이를 통해 치아의 종류, 맹출 단계 등에 따라 맹출 속도가 서로 다름을 확인할 수 있었다. 맹출이 시작되는 이른 시기에는 맹출 속도가 매우 느리지만 악골 내의 발육단계의 위치로부터 구강 내의 기능적 위치에 도달하기 까지는 빠른 속도로 맹출한다. 골 내에서 맹출 속도는 치배 차체에 의해 영향을 받으며 이는 골 골 흡수와 반대편의 골 침착에 의해 결정된다. 그 후에는 치근 성장과 골 흡수가 주요한 역할을 하게 된다. 아래는 각 맹출 단계에 따라 어떠한 요인들이 맹출 속도에 영향을 주게 되며 이로 인한 맹출 속도를 나타낸 표이다(표 1-1).

표 1-1. 맹출의 단계, 요인, 맹출 매카니즘 그리고 맹출 속도

Stage	Limiting Factors	Primary Mechanism	Speed, ㎛/day
Pre-eruptive Stage	Bone resorption	?	?
Intra-osseous Stage	Bone resorption Primary teeth	Bone resorption Bone formation Root formation	4 (1~10)
Supra-osseous Stage	Bone formation PDL Mastication	Root formation Bone formation	15 (6~75)
Eruptive Stage	PDL Occlusion Mastication	Root elongation Bone formation Cementogenesis	2
Maturation Stage + Attrition	PDL Occlusion Mastication	Root elongation Bone formation	0.1~0.6
Maturation Stage + Loss of antagonist	PDL Mastication	Root elongation Bone formation	1.0

제2장

매복치의 유병률

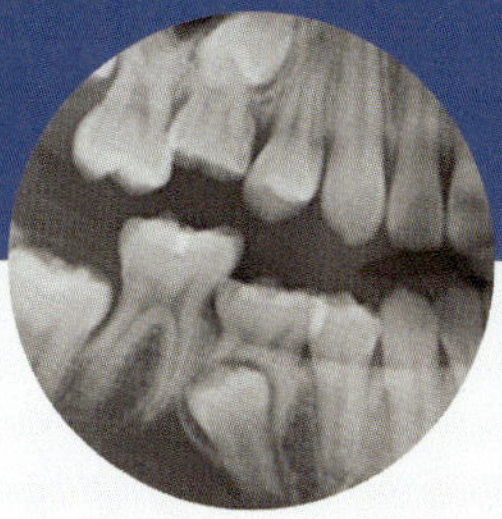

1 외국자료의 매복치 유병률

2 국내 논문의 매복치 유병률

3 부산대학교 치과병원 내원 환자의 매복치 유병률

4 요약

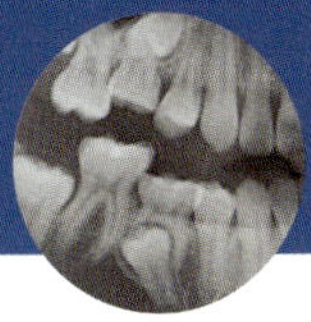

제2장 매복치의 유병률

매복치란 맹출 연령임에도 맹출이 지연되고 임상적, 방사선학적 검사를 통해 완전한 맹출이 어려울 것으로 예상되는 치아이다. 매복치는 임상에서 쉽게 발견되는 질환이다. 매복치 유병률은 국내 국외 문헌에서 다양하게 보고되고 있다.

1 외국자료의 매복치 유병률

매복치의 유병률은 전체 치아 중 매복치가 나타나는 빈도, 매복치의 종류 및 위치에 따라 분류 할 수 있다.

1) 매복치의 빈도

매복치의 빈도는 인종에 따라 다양한 분포를 갖는다. 이탈리아에서 시행한 Lagana의 보고에 의하면 총 환자 4,706명에서 3.9%의 비율로 매복치가 나타난다. 터키에서 시행한 900명의 환자를 대상으로 시행한 Uslu의 연구에 의하면 2.9%, 스웨덴에서 시행한 Thilander의 연구는 3.1%의 비율로 매복치가 관찰된다고 보고하였다. Mead는 백인 미국인 중 1.4%, Dachii와 Howel의 연구에서는 미국인 중 0.92%의 비율로 관찰된다고 하였다. Brin은 이스라엘인 중 1.5%의 비율로 나타나는 것으로 보고하였다. Thilander와 Jakobsson은 아이슬란드인 중 1.8%의 비율로 관찰된다고 하였으며, Montelius는 중국인 중 1.7%의 비율로 관찰된다고 보고하였다.

① 성별

Dachi와 Howel의 연구에서는 여성이 2.3:1로 더 호발한다고 보고하였다. 반면 Brin은 남녀동일 비율로 관찰된다고 보고하였다. Adel이 시행한 연구 결과에서도 일반적으로 매복이 발생하는 남녀비율은 통계적으로 유의미한 차이를 보이지 않았다.

② 나이

Owibingire의 연구에 의하면 매복치를 주소로 내원한 환자 중 20대 환자비율이 가장 높았다. 홍콩에서 시행한 Chu의 연구결과 에서도 20대 환자의 비율이 높은 것을 알 수 있다. 20대 다음으로는 30대, 10대 순서로 높은 비율을 보였다. 이는 제 3 대구치의 매복을 포함한 결과이다. 그러나 제3 대구치의 매복을 제외하면, 12세 이하 군이 가장 높은 비율을 보였다. 12세 이하 57.7%, 13~15세 18.8%, 19세 이상 15%, 16~18세 8.5%의 순서로 관찰되었다.

2) 매복치의 종류

치아의 종류에 따른 매복 빈도를 보면 논문별로 약간 차이가 있지만, 일반적으로 제3대구치가 가장 빈도가 높았으며, 다음으로 상악 견치가 빈도가 높았다. 구체적인 수치로 보면 Grover와 Lorton는 상악 견치에서 2.39%의 비율로 매복이 관찰된다고 보고하였다. 그리고 Thilander는 그의 논문에서 상악 견치 매복 비율을 2.2%로 보고하였다. Thilander의 조사에서는 상악 견치와 상악 소구치 다음으로 호발하는 치아가 하악 제2소구치라고 언급하였다. 하지만 상악견치 다음으로는 상악 제2소구치, 하악 견치 순서로 호발한다는 견해가 일반적이다.

3) 매복치의 위치

매복치 중 매복 견치의 위치를 보면 논문에 따라 빈도의 차이를 보이는데 Thilander 등은 구개 매복(95%)이 순측 매복(5%)보다 훨씬 높은 빈도를 보인다고 보고하였다.

표 2-1. 문헌에서 보고된 매복치의 유병률

Authors, year	No. of patients with impacted teeth/total no. of patients (prevalence)	No. of impacted teeth	Upper third molar	Lower third molar	Upper canine	Lower canine	Others
Ahlqwist and Grondahl, 1991	117/1,718 (8.3%)	166	141		17		8
Aitasalo et al, 1972	571/4,063 (14.1%)	823	304	323	147	19	30
Alatter et al, 1980	1,512/6,780 (22.3%)	1,834	791	927	69		47
Brown et al, 1982	583/1,895 (30.8%)	1,259	372	606	150	44	87
Dachi and Howell, 1961	281/1,685 (16.7%)	482	213	209	28	13	19
Ellasson et al, 1989	644/2,128 (30.3%)	1,211	477	734	Not studied		
Haidar and Shalhoub, 1986	323/1,000 (32.3%)	1,173	Not studied				
Hattab et al, 1995	78/232 (33.6%)	194	102	92	Not studied		
Hugoson and Kugelberg, 1988	262/693 (37.8%)	699	317	382	Not studied		
Kramer and Williams, 1970	684/3,745 (18.3%)	1,218	717	429	48		24
Mead, 1930	276/1,462 (18.9%)	518	213	248	23	2	32
Peltola, 1993	787/1,027 (76.6%)	1,807	Not reported				
Sandhu and Kapila, 1982	264/1,015 (26.0%)	321	78	243	Not reported		
Schersten et al, 1989	86/257 (33.5%)	177	61	116	Not reported		
Shah et al, 1978	546/7,886 (6.9%)	918	286	505	61	8	58
Stanley et al, 1988	1,756/11,598 (15.1%)	3,702	1,468	2,068	166		
Stermer Beyer_Olsen et al, 1989	22/141 (15.6%)	31	18	12	1	0	0
Yamaoka et al, 1995	155/1,894 (8.5%)	181	Not reported				

2 국내 논문의 매복치 유병률

1) 매복치의 빈도

2009년부터 2010년까지 한림대학교 성심병원 치과에서 시행한 조사에 의하면 전체 환자 3,133명 중 매복치를 가진 환자는 3.09%였다. 2003년부터 2007년까지 길병원 교정과에 매복치를 주소로 내원한 환자는 178명이었다. 매복치를 주소로 내원한 환자는 전체 신환 중 30.3%의 비율을 보였다. 이 중 남녀의 성별에 의한 발생 빈도는 차이가 없었다. 2010년부터 2015년 아주대학교 치과병원 교정과에 내원한 환자에서 매복치 유병률은 16.7%였으며 이중 남성이 8.0% 여성이 8.7%의 비율을 보여 성별에 따른 발병률은 통계적으로 유의미한 차이를 보이지 않았다. 연령별 발생 빈도는 12세 이하가 57.7%로 가장 많았다. 2012년 Kim등의 연구에 의하면 남성에 비하여 여성이 1.5배 더 호발하고 양측성 매복의 비율을 8%로 보고하였다.

2) 매복치의 종류

2010년부터 2015년까지 아주대학교 치과병원에서 시행한 연구에 의하면 상악은 견치, 제2소구치, 중절치 순으로 발생 빈도를 보였다. 하악은 제2대구치, 제2소구치, 제1대구치 순으로 높은 매복치 발생 빈도를 보였다.

조선대 소아치과에서 시행한 연구에서는 상악견치가 32.75%로 가장 높은 빈도를 보였으며, 다음으로는 상악 절치가 19.9%, 하악 소구치 16.2%, 상악 소구치는 13.1%, 하악견치 6.8% 순이었으며 하악 절치와 대구치는 상대적으로 빈도가 낮았다.

3) 매복치의 위치

2010년부터 2015년까지 아주대학교 치과병원에서 시행한 연구에 의하면 전치는 순측 매복이, 구치는 중앙에 매복된 경우가 많았다. 견치의 경우 순측 매복이 높게 나타났다.

3 부산대학교 치과병원 내원 환자의 매복치 유병률

1) 매복치의 빈도

2001년부터 2018년까지 본원 교정과 전체 환자 11,662명 중에서 약 1,300명이 매복치를 주소로 내원하였다. 만 5~88세를 대상으로 조사하였으며, 이중 매복치 환자의 비율은 11.3%로 관찰되었다. 연령층을 5~13세 어린 연령층으로 제한하였을 때 전체 2,513명 중에서 704명이 매복치를 주소로 내원하였으며, 총 22%의 유병률을 보였다(그림 2-1). 2011년부터 2018년까지 매복치를 주소로 내원한 환자의 비율이 매년 증가하는 양상이 관찰된다(그림 2-2).

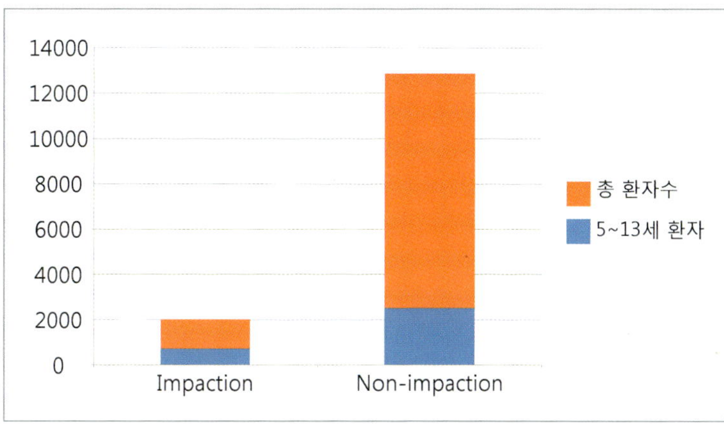

그림 2-1. 매복치 환자의 비율 (2014~2018년)

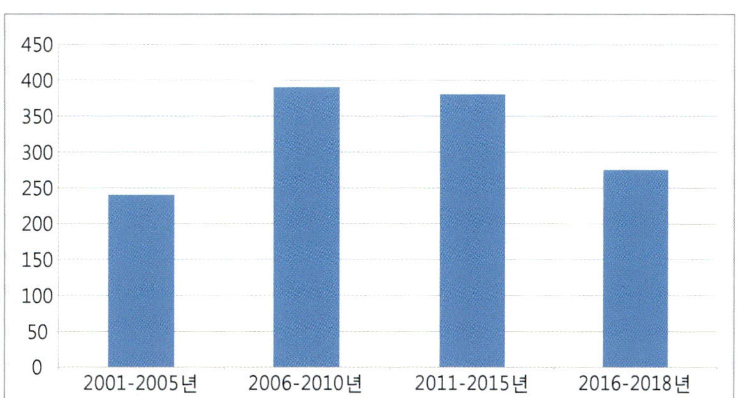

그림 2-2. 매복치를 주소로 내원한 환자수 (2011~2018년)

2) 매복치의 종류

매복치의 종류에서 전체 치아 중 상악 견치가 가장 호발하였다. 하악에서는 제2대구치가 호발하는 경향을 보였다. 상악 견치에서는 상악 좌측 견치가 상악 우측 견치보다 더 높은 비율로 관찰되었다. 상악 제2소구치는 상악 우측 제2소구치가 상악 좌측 제2소구치보다 더 높은 비율로 관찰되었다. 하악에서는 제2대구치 중에서 하악 좌측 제2대구치의 매복 빈도가 하악 우측 제2대구치보다 높았다.

본원 교정과에 내원한 환자에서 상악은 견치(74%), 소구치(14%), 전치(8%), 대구치(4%) 순으로 발생빈도가 높았다. 하악은 대구치 (48%), 소구치(33%), 견치(18%), 전치(1%) 순으로 높은 매복치 발생 빈도를 보였다(그림 2-3).

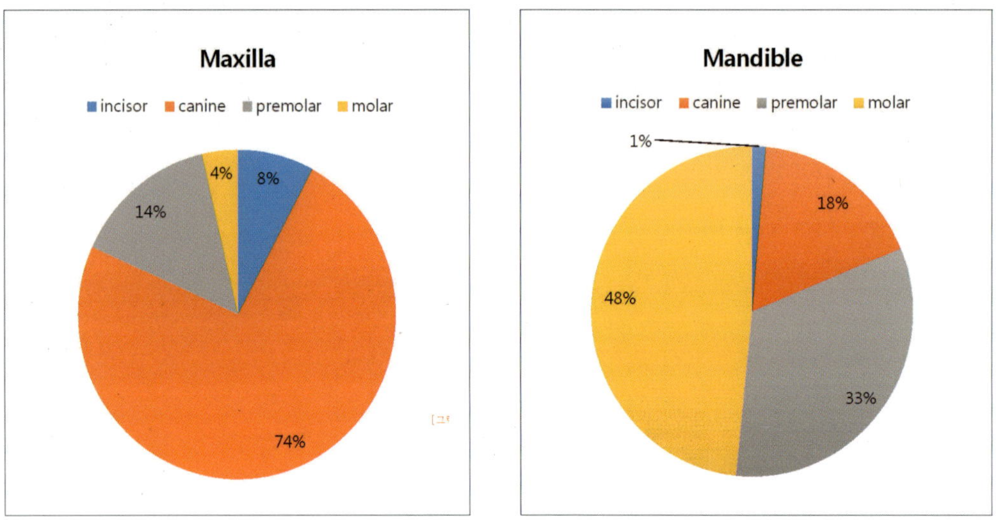

그림 2-3. **악궁별 매복치의 종류 (2014~2018년)**

4 요약

종합하면 연구자에 따라 약간의 차이는 있으나 상악 견치의 매복은 전체인구 1~2%에서 발생하는 것으로 보고되며, 성별에 따른 비율은 차이가 없다. 매복치를 주소로 내원한 환자 중 20대 이하가 많았으며, 제3 대구치 매복을 제외하면 12세 이하군이 가장 높은 비율을 보였다. 전체 치아 중 상악 견치가 가장 높은 발생 빈도를 보였다.

제3장

매복의 원인

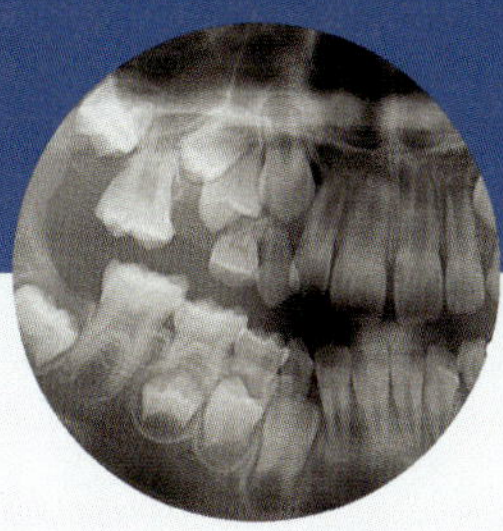

1. 정의와 용어
2. 전신적, 국소적, 유전적 요인
3. 치아별 매복의 원인

제3장 매복의 원인

맹출 과정 중 다양한 단계에서도 장애가 존재할 수 있으며 병인학적인 요인에 의하면 크게 3가지 요인이 있을 수 있다: 치배의 위치 이상, 맹출 경로에 장애물이 존재, 맹출 기능의 부전. 앞선 두 가지 요인으로 인한 맹출 장애는 매복(Impaction)으로 구분할 수 있으며, 마지막은 맹출의 일차적 실패(Primary failure of eruption)로 구분할 수 있다. 이러한 맹출 장애를 나타내는 다양한 용어가 존재하며 이에 대한 정의를 짚고 넘어가고자 한다.

1 정의와 용어

1) 매복(Impaction)

맹출 경로에 인지 가능한 장애물이 존재하여 맹출이 저해되는 것을 의미한다(그림 3-1).

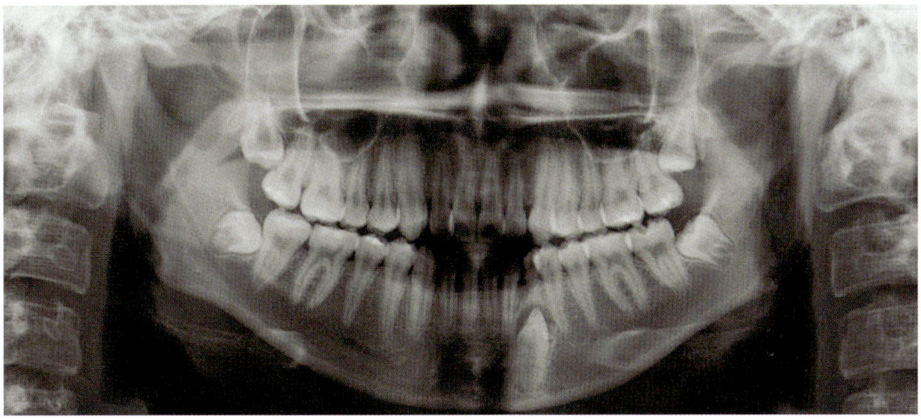

그림 3-1. 하악 견치 치관 상방부의 치아종으로 인한 매복

2) 일차성 맹출 장애(Primary failure of Eruption)

유착되지 않은 치아가 맹출 과정의 기능 부전으로 인해 완전히 또는 부분적으로 맹출하지 못하는 것을 의미하며 맹출 과정의 주요한 결함으로 인한 것으로 간주된다. 이러한 증후군 발현에는 다양한 유전자들이 기여하며 특히 PTHR1 유전자의 돌연변이는 현재 잘 알려져 있다. 이러한 사람들에게서 골 흡수는 정상적으로 진행이 되지만 이환된 치아는 명확한 경로를 따르지 않으며 교정력에 반응하지 않는다. 이는 다시 세 가지 타입으로 분류된다.

- **Type Ⅰ**

근심에서 원심으로 갈수록 비슷하거나 심한 맹출 결함을 보이는 경우(그림 3-2)

- **Type Ⅱ**

가장 심한 맹출 결함을 보이는 치아보다 원심에 존재하는 치아가 근심 치아에 비해 맹출은 하였지만 여전히 맹출 결함이 존재하는 경우(그림 3-3)

- **Type Ⅲ**

Type Ⅰ과 Type Ⅱ가 동시에 발현하는 경우

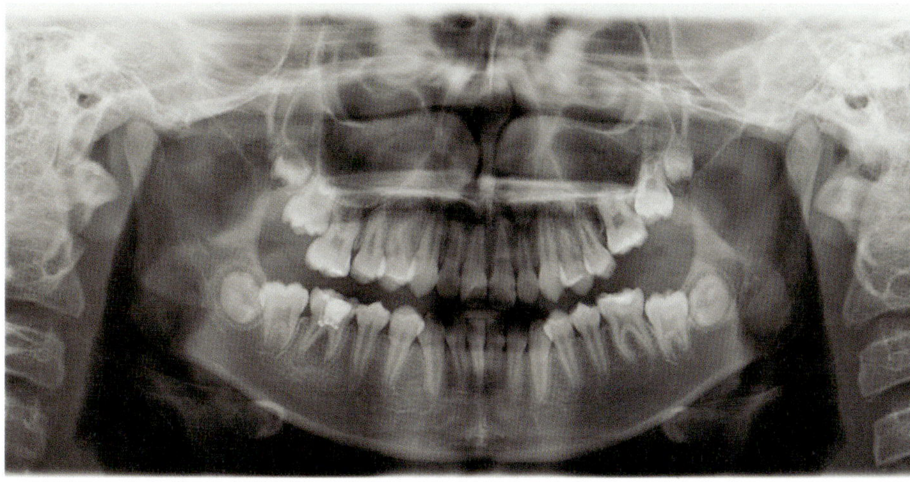

그림 3-2. Type Ⅰ 일차성 맹출 장애를 보이는 상악 좌측 구치부

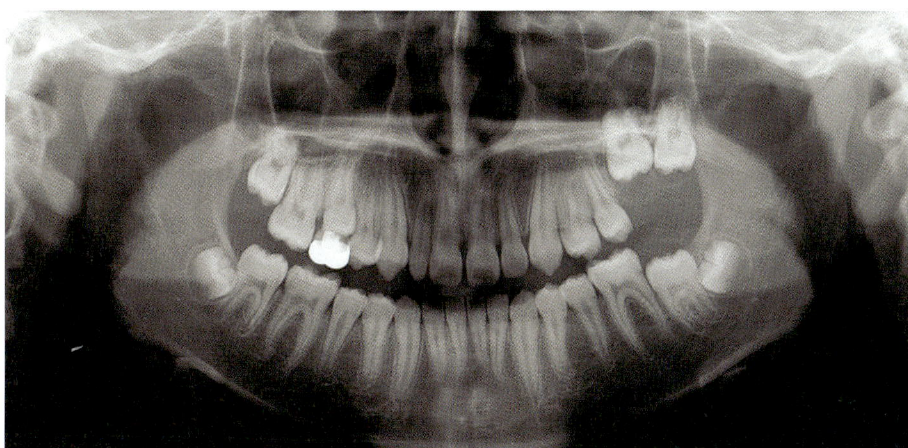

그림 3-3. Type Ⅱ 일차성 맹출 장애를 보이는 상악 좌측 구치부

2 전신적, 국소적, 유전적 요인

매복은 앞서 이야기 한 병인학적 요인들에 의해 발생할 수 있다. 그리고 이러한 요인들을 전신적, 국소적, 유전적 요인으로 구분하여 좀 더 자세하게 고려해 볼 수 있다 (표 3-1).

표 3-1. **전신적, 국소적, 유전적인 매복의 원인**

전신적 요인	국소적 요인	유전적 요인
내분비 결핍 방사선 요법 쇄골두개이형성증 (그림 3-4) 법랑질 형성부전	유치의 치근 흡수 저해 유치의 조기 탈락 유치의 만기 잔존 맹출 경로 이상 과잉치 존재 총생과 공간 부족 유치의 조기 발거 증가된 크기의 치낭/함치성 낭 혹은 다른 연조직 병소 (신생물) 발치 후나 외상 후 두꺼워진 점막 치아 외상 치아종 치아의 위치 이상 유구치의 유착 치근 만곡 치조열	잘못 위치된 치배나 치조열과 같은 유전적 요인

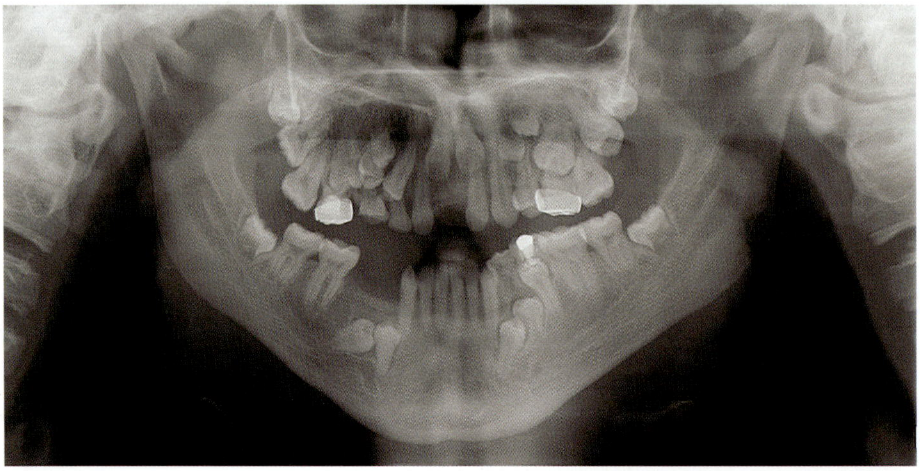

그림 3-4. **쇄골두개이형성증으로 인한 다수 치아 매복**

3 치아별 매복의 원인

치아들은 각기 발생하는 부위와 순서가 다르기 때문에 맹출 시에 위치 별로 고려해야 할 내용 및 가중치를 두고 보아야 할 부분이 다를 수 있다. 이를 위해 각 치아별로 치아의 발생 및 매복 원인에 대해 알아보고자 한다.

1) 전치

상하악의 전치는 유전치의 설측에서 발육이 시작되어 도대관을 따라 맹출한다. 맹출 속도는 33~66㎛/day로 6세 경에 맹출하게 된다.

● 원인

① 과잉치

과잉치가 여러 개 존재하거나, 역위로 있거나, 전치의 형태인 경우, 그리고 영구전치 치배보다 구개측에 존재할 경우 전치를 매복시킬 가능성이 많기 때문에 발거해 주어야 한다.

② 유전치의 조기 소실

유전치가 일찍 조기 상실되게 되면 맹출이 지연되게 되고 이로 인해 매복이 발생할 수 있다.

③ 전치의 기형

외상으로 인해 영구 전치의 치배 위치가 변하게 되면 치관이나 치근의 만곡(dilacerations)이 발생할 수 있다. 반면 맹출 경로가 변하게 되면 치근의 굴곡(angulation)이 생길 수 있으며 대부분의 치근 굴곡은 외상과 관련이 없다.

④ 전치의 위치 이상

⑤ 낭 형성 (그림 3-5)

⑥ 치아종

⑦ 특발성

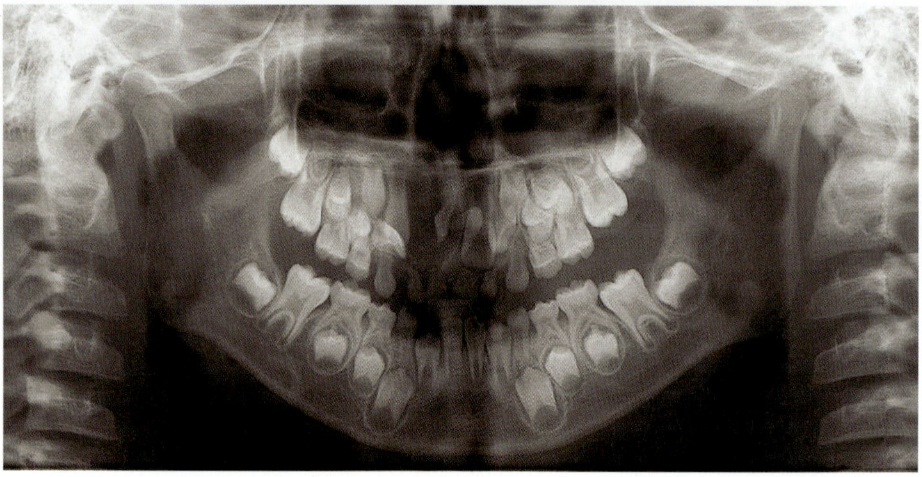

그림 3-5. 상악 정중부에 Odontogenic keratocyst로 인한 전치부 매복

2) 상악 견치

상악 견치는 상악골 내의 가장 깊은 곳에서 발생하고 주위의 치아들이 다 맹출하고 난 이후에 맹출하기 때문에 매복이 될 가능성이 높다. 치관의 석회화는 생후 4~12개월에 시작되며 6~7세경이 완료된다. 견치가 맹출하는 동안 측절치의 측방 부위를 따라 내려오게 되는데 이로 인해 측절치가 후방으로 기울어지게 되며 이를 ugly duckling stage라 부른다(그림 3-6). 또한 견치가 맹출하기 1~1년반 전에 치조 돌기를 만져보게 되면 잇몸이 불룩 오른 것을 만져볼 수 있으며 이를 통해 진단이 가능하다(그림 3-7). 견치의 맹출 시기는 인종마다 차이가 있으며 미국인, 유럽인, 동양인 순으로 맹출 시기가 빠르고 동양인은 대략 10.3~10.8세에 맹출한다.

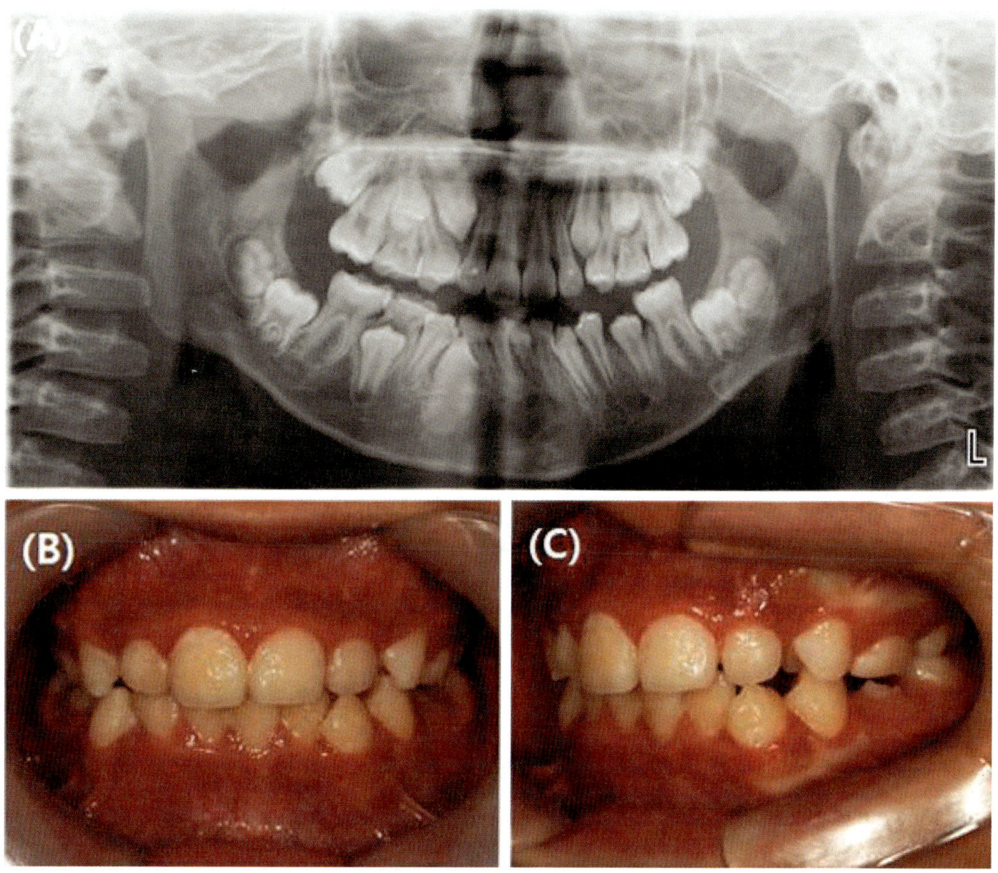

그림 3-6. Ugly duckling stage를 보이는 사진

(A) 상악 측절치를 따라 맹출중인 상악 견치
(B) 후방으로 기울어져 존재하는 상악 측절치

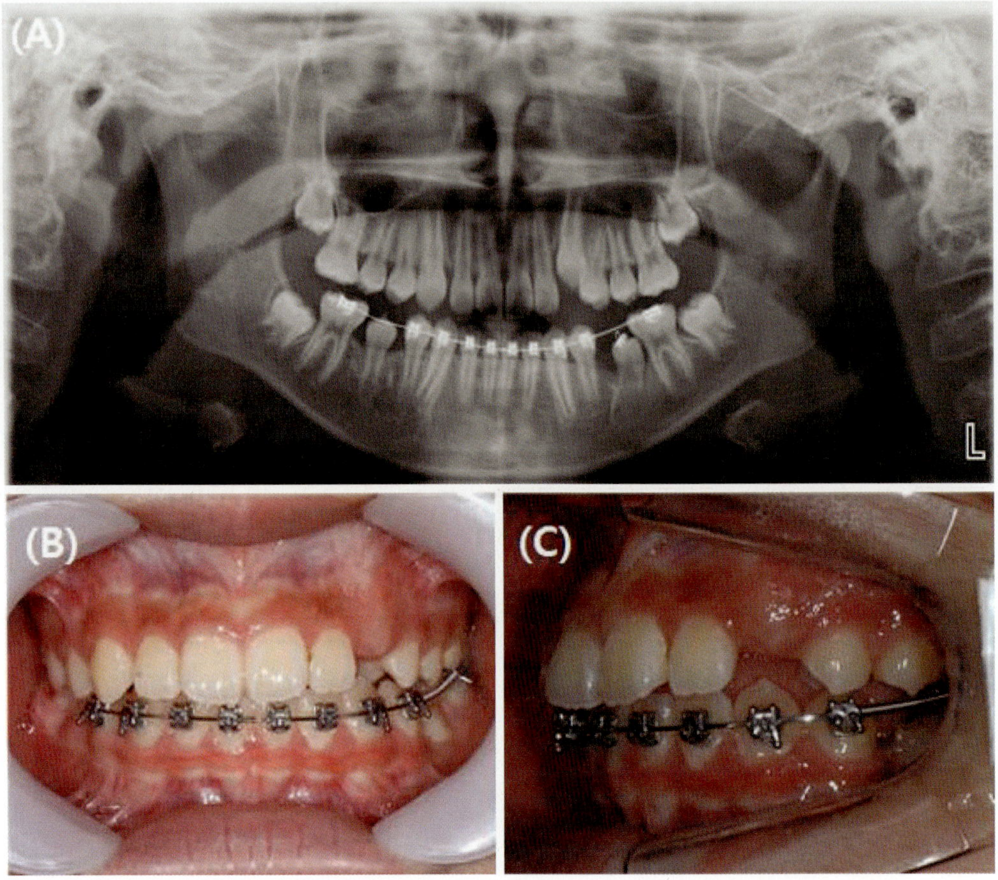

그림 3-7. 견치가 맹출하기 전 gingival bulging을 보이는 사진

- **원인**

① 공간 부족

심한 공간 부족, 총생으로 인해 견치가 매복될 수 있으며 대부분 협측에 매복된다.

② 치배의 위치 이상

초기 치아 형성 시에 위치 이상으로 인해 매복될 수 있다.

③ 유견치의 흡수 지연

유견치의 흡수가 지연이 되어 맹출 경로 이상이 발생하는 것으로 생각되어 왔었지만 그것이 아니라 맹출 경로 이상으로 인해 유견치의 흡수가 지연이 되는 것으로 생각해야 한다.

④ 도대관의 유도 능력 소실

도대관이 충분이 넓어지지 않거나 협착되어 버리게 되면 맹출 시 유도 능력이 소실되어 매복이 발생하게 된다.

⑤ 치근 만곡 (deflection)

앞선 유견치의 흡수 지연과 마찬가지로 치근의 만곡이 매복을 일으킨 것이 아니라 매복으로 인해 치근 만곡이 발생한 것으로 보아야 한다(그림 3-8).

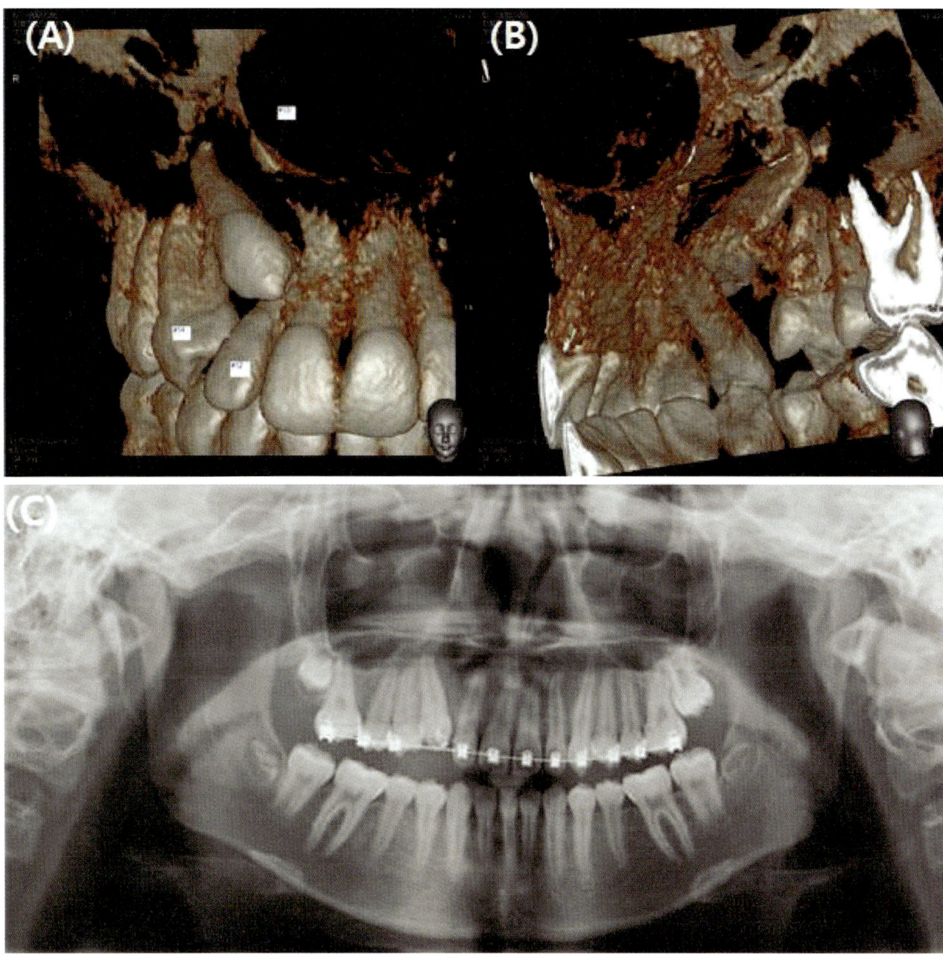

그림 3-8. **치근 만곡을 보이는 매복된 상악 견치**

(A) 매복된 치근 만곡을 보이는 상악 견치
(B) 외과적 노출 후 견인을 통해 배열 중인 상악 견치

⑥ 유전적 요인

견치가 이소맹출하는 경우 유구치의 위치 이상, 구치의 유착이나 저위, 그리고 소구치의 형태 저하 등과 연관되는 경우가 많이 존재한다.

⑦ 측절치의 선천 결손

측절치가 peg 형태이거나 치근이 짧은 것과 같이 형태 이상일 경우 견치가 매복이 될 가능성이 있다.

⑧ 공간 과잉

견치가 측절치의 원심협측면을 따라 맹출하여야 하는데 공간이 과도하게 많을 경우 이러한 가이드가 소실될 수 있다.

⑨ 치배 변화

매복이 된 경우 치낭의 크기 확대가 종종 관찰되나 이것이 맹출을 방해하는 요소로 작용하는 것은 아니다.

⑩ 견치 발육 저하

견치 발육이 느린 경우 매복을 유발한다고 생각하였으나 이소 맹출한 경우에도 정상적인 발육을 보이는 경우가 발견되었기에 발육 저하가 매복을 유발하는 것은 아니다.

⑪ 맹출 경로 방해

과잉치나 치아종이 존재할 경우 맹출이 저해될 수 있다. 또는 골의 밀도 상승, 좁아진 치조골, 그리고 증가된 섬유성 점막으로 인해서도 맹출이 저해될 수 있다.

⑫ 구순구개열

⑬ 외상

외상으로 인해 치주인대 조직의 부분적인 파괴를 일으켜 유착을 발생시킬 수 있다.

3) 하악 견치

유견치의 설측에서 발육을 시작하며 치배가 하악의 바닥에서 근접하여 위치한다. 맹출 속도는 14㎛/day이며 9.6~10.5세경에 맹출하게 된다.

- **원인**

① **치배의 위치 이상**

② **공간 부족**

③ **맹출 경로 방해**(그림 3-9)

④ **치배의 결함**

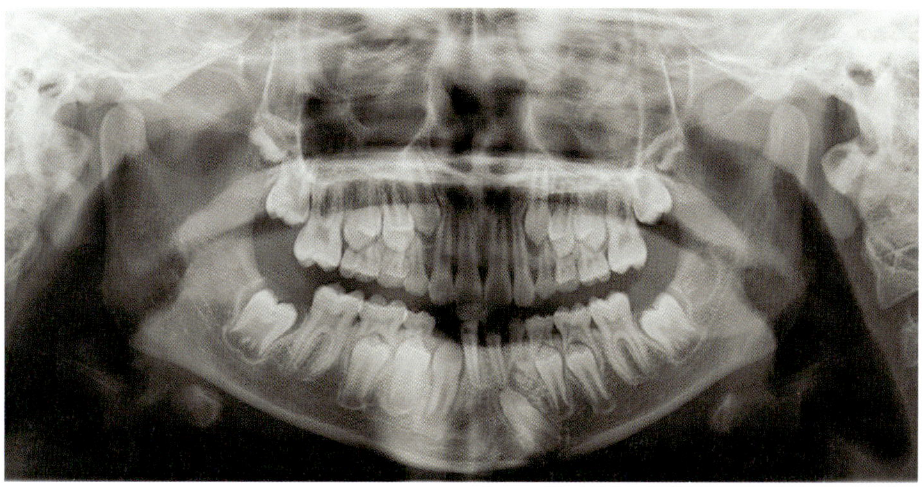

그림 3-9. **하악 견치 상방의 치아종으로 인한 매복**

4) 소구치

유구치의 설측에서 발육을 시작하여 나중에는 치근 사이에 위치하게 된다. 맹출 속도는 15~24㎛/day이며 최대 75㎛/day까지도 증가한다. 치근이 생성되기 시작한 9~10세경에 맹출하기 시작하여 10.3~11.6세경에 맹출하게 된다.

- **원인**

① **공간 부족**

유구치의 조기 상실(7세 이전)은 공간 부족이나 소구치 치배 상방의 두꺼운 골을 형성하게 되어 도대관을 막아버리게 하여 소구치의 맹출을 저해시킬 수 있다. 반면 치근단 염증은 소구치 치배와 유구치 사이의 골을 파괴시켜 맹출을 촉진시킬 수 있으며 최대 1년 까지도 빠른 맹출이 가능하다. 전체 경우의 1/4에서 소구치의 맹출이 촉진되었으며 나머지 3/4의 경우에서는 맹출이 지연되었다. 유구치가 근관치료를 시행한 경우는 대부분의 경우 맹출이 촉진된다(그림 3-10).

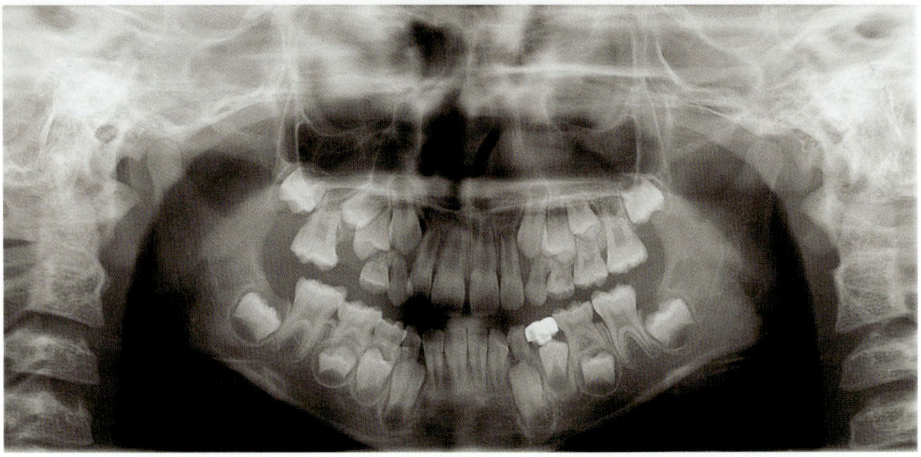

그림 3-10. **근관 치료된 #74로 인해 맹출이 촉진된 #33**

② 치배의 위치 이상

소구치의 경우 치배가 90°까지 기울어져 있더라도 도대관의 가이드로 인해 맹출이 가능하다. 만약 맹출이 되지 않는다면 치배 교합면이 설측 피질골에 닿아 있거나 하악 제1대구치의 근심면에 닿은 경우이다.

③ 유구치의 유착

유구치가 유착된 경우 맹출 과정에서 흡수가 일어날 수 있지만 맹출이 6개월 가량 늦게 일어나게 된다(그림 3-11).

④ 과잉치나 치아종의 존재

⑤ 유전적 이유

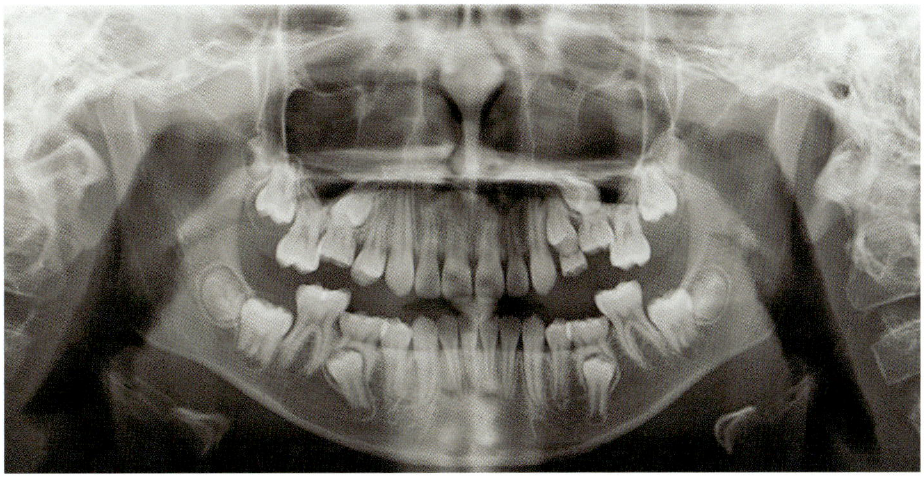

그림 3-11. **유착된 유구치로 인해 맹출이 저해된 소구치**

5) 제1대구치와 제2대구치

상악 제1대구치의 경우 치배의 교합면이 상악골의 후방을 향해 발육하다 상악골 성장으로 인해 공간이 생기게 되면 치배가 회전하게 되어 교합면 방향으로 회전하여 맹출한다. 하악 제1대구치의 경우는 전방 경사되어 발육하다 공간이 생기게 되면 치축이 수직으로 변화하여 교합면 방향으로 맹출한다.

앞서 이야기 했듯이, 매복이란 맹출 경로에 장애물이 존재하거나 맹출 경로의 이상으로 인해 발생한다. 존재할 수 있는 장애물은 공간 부족, 과잉치, 치아종, 치성 종양, 거대세포 섬유종 등이 있다. 맹출 경로의 이상은 대부분 하악 제2대구치나 상악 제1대구치에 발생한다.

하악 제2대구치의 경우 근심 방향으로 맹출하는 경우 하악 제1대구치의 치경부에 걸려서 매복이 될 수 있으며 이는 하악 전방부의 총생으로 인해 발생한다(그림 3-12). 상악 제1대구치의 경우는 근심 방향으로 맹출하면서 전방에 존재하는 유구치에 걸려서 매복이 될 수 있다(그림 3-13). 그리고 이러한 경우 reversible type과 irreversible type 두 가지 종류로 나뉘게 되는데 irreversible type은 치료가 진행이 되거나 유구치의 탈락이 있기 전까지 영구치가 locking 되어 해소가 되지 않는 상태이다. 그리고 이러한 타입의 경우 영구치가 근심으로 경사되고 회전 되어 있으며 크기가 크고 맹출 방향이 근심으로 경사져 있는 경우가 많다.

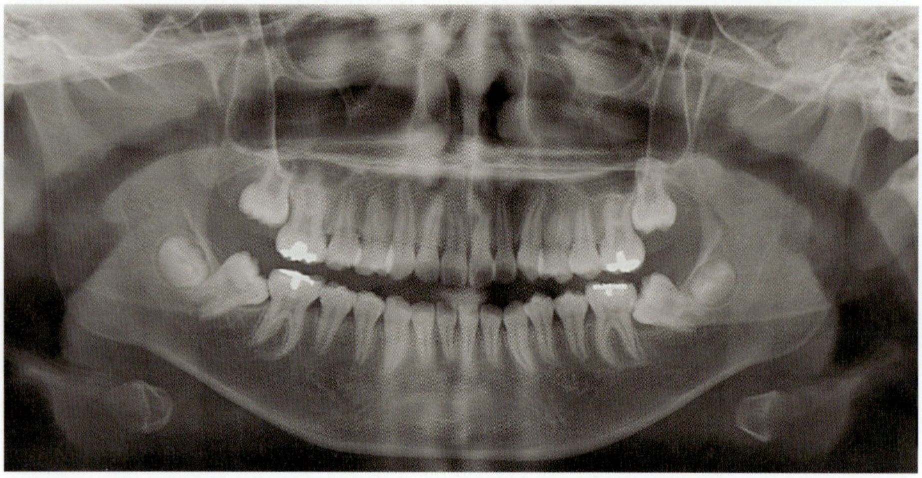

그림 3-12. 하악 제1대구치 치경부에 locking된 하악 제2대구치

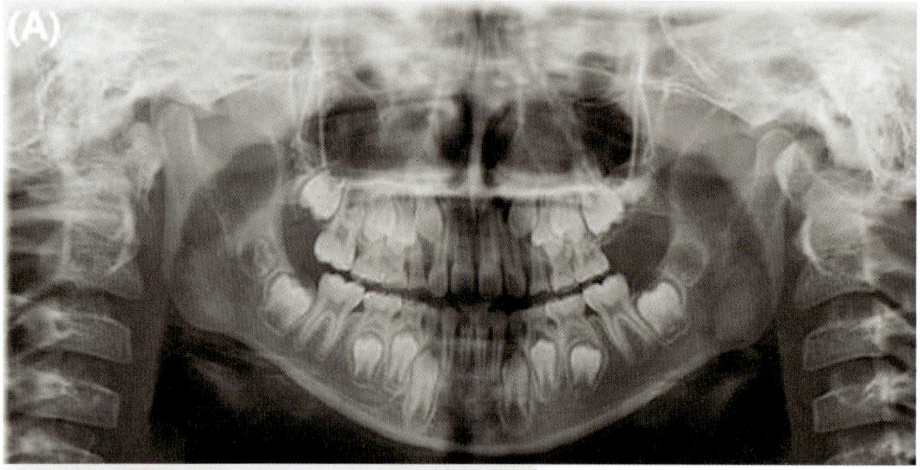

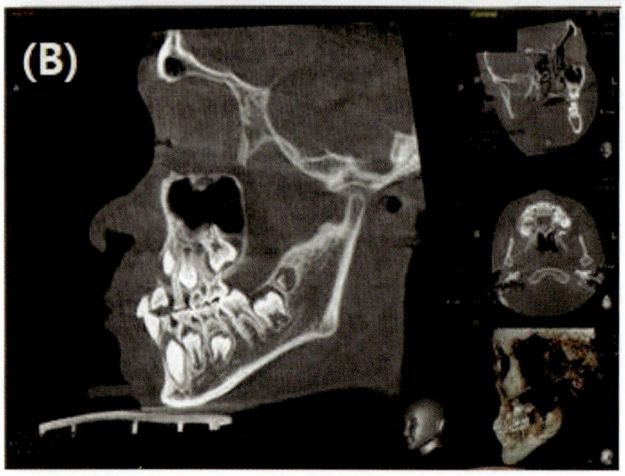

그림 3-13. 유구치에 걸려서 매복이 된 #26

제4장

매복치의 진단 : 방사선학적 검사

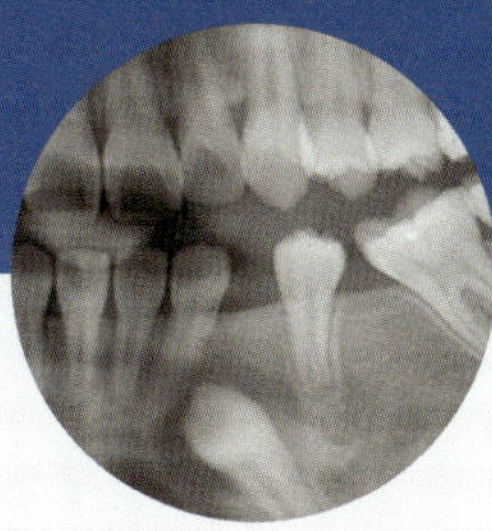

1 치근단 방사선 사진

2 교합 방사선 사진

3 후전방 두부 방사선 사진 및 측방 두부 방사선 사진

4 파노라마 방사선 사진

5 Cone-beam computed tomography(CBCT)

제4장 매복치의 진단 : 방사선학적 검사

육안으로 관찰할 수 없는 매복치의 정확한 진단을 위해서는 방사선학적 소견이 필수적이다. 전통적으로 치근단방사선사진, 교합방사선사진, 파노라마방사선사진, 후전방·측방두부방사선사진 등이 많이 활용되어 왔다. 다만 앞서 나열한 방사선 영상들은 모두 2차원적인 정보를 보여주기 때문에, 각 영상을 조합하더라도 매복치의 정확한 3차원적 위치관계를 파악하는 데에 한계가 있었다. 기존의 2차원적인 방사선영상과 달리 비교적 정확한 3차원적 정보를 얻을 수 있는 CBCT의 등장으로 인해 매복치의 치료계획 및 수립에 정확성을 높일 수 있게 되었다.

1 치근단 방사선 사진

한 장의 치근단 방사선 사진은 매복치의 근원심 및 수직적인 위치 정보를 제공한다. 치근단 방사선 사진을 통해 매복치의 협설관계를 파악하기 위해서는 수평각을 달리해서 촬영한 한 장 이상의 사진이 추가로 요구된다.

1) 관구이동법(Tube shift technique)

특정 치아의 공간적 위치관계를 결정하는데 사용하는 방법으로는 Clark's rule과 협측 피사체 법칙이 있다.

① Clark's rule (=SLOB rule)

관구의 위치를 기준 구조물에 대하여 근심이나 원심방향으로 회전시켜 촬영한 후, 원래의 사진과 비교하여 물체의 협설 관계를 파악하는 방법이다. 두 장의 방사선 사진을 비교하여 매복치가 관구의 이동방향과 동일하게 이동되었다면, 매복치는 설측에 위치하고 있다. 반대로 관구의 이동방향과 반대방향으로 이동되었다면, 매복치는 협측에 위치한다고 판단할 수 있다(Same lingual, Opposite buccal).

② 협측 피사체 법칙(Buccal-object rule)

수직각을 20° 정도 달리하여 촬영한 두 장의 치근단 방사선 사진을 비교하여 물체의 협설 관계를 파악하는 방법이다. 관구의 수직적 위치를 변화시켜 촬영하였을 때 관구의 이동방향과 매복치의 이동방향이 동일한 경우 매복치는 설측에 위치하고 있으며, 반대의 경우 매복치가 협측에 위치하고 있다고 판단할 수 있다.

2 교합 방사선 사진

교합 방사선 사진은 구개나 구강저 등을 포함한 치궁의 비교적 넓은 부위와 인접 해부학적 구조를 관찰하고자 할 때 사용된다. 치근단 방사선 사진 등에서 관찰된 병소나 매복치, 과잉치의 협설적 위치를 결정하는데 추가적인 정보를 제공해준다.

3 후전방 두부 방사선 사진 및 측방 두부 방사선 사진

후전방 및 측방 두부 방사선 사진은 상악동, 비강저 등 두경부의 다른 해부학적 구조물들에 대한 매복치의 위치관계를 제공한다(그림 4-1). 후전방 두부 방사선 사진은 두개저 구조물과 상악골의 중첩에 의해 치아의 위치 관계를 분명하게 보여주기에는 한계가 존재하지만, 상악골을 다른 평면에서 볼 수 있는 기회를 제공하며 매복치 관찰에 있어서 유용하게 사용될 수 있다. 측방 두부 방사선 사진의 경우 치아들의 중첩에 의해 절치 치근간의 구별은 불가능하나, 만곡된 치아 혹은 중절치 상방으로 수평매복된 치아의 경우 다른 해부학적 구조물에 대한 상대적 위치관계의 파악에 유용하게 사용될 수 있다.

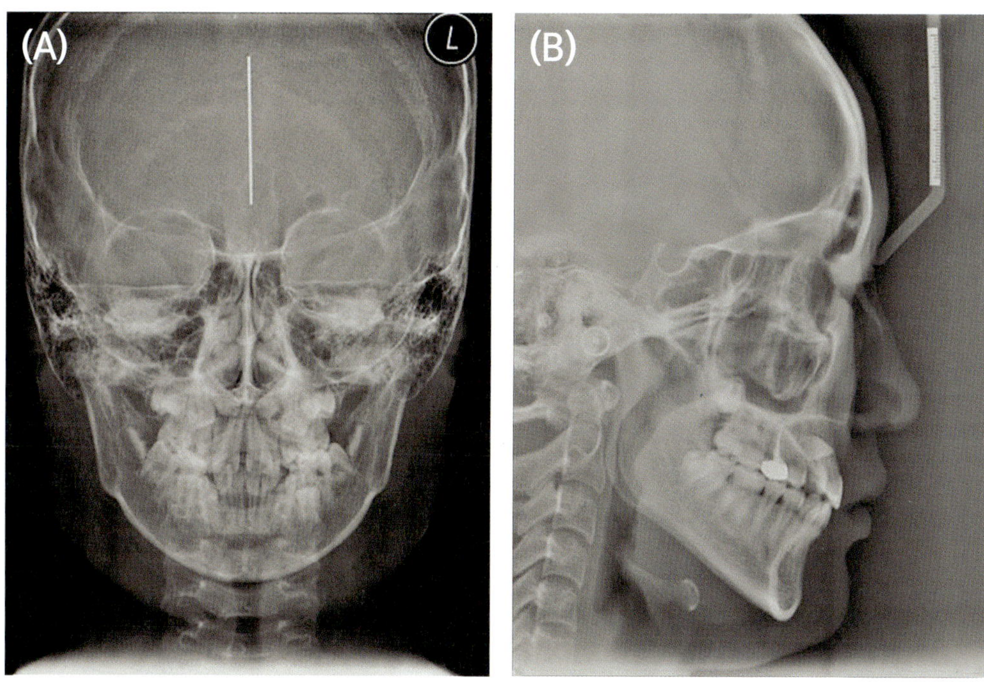

그림 4-1. **후전방 두부 방사선 사진 및 측방 두부 방사선 사진**

(A) 후전방 두부 방사선 사진에서 보이는 매복된 #13,23
(B) 측방 두부 방사선 사진에서 보이는 수평 매복된 상악 전치

4 파노라마 방사선 사진

파노라마 방사선 사진은 상하악골 및 안면 구조를 연속된 한 장의 사진으로 보여준다(그림 4-2). 상하악골의 광범위한 병소의 평가, 치아 발육 및 맹출 평가, 치아 주위 조직의 전방적인 평가, 악안면 골절, 상악동 평가 등이 가능하다. 파노라마 방사선 사진을 통해 매복치의 수직적 위치 및 수평적 각도를 대략적으로 파악할 수 있으며, 치근단방사선사진 혹은 교합방사선사진 등을 조합하여 매복치의 상대적 위치 관계를 결정하는 데 활용할 수 있다.

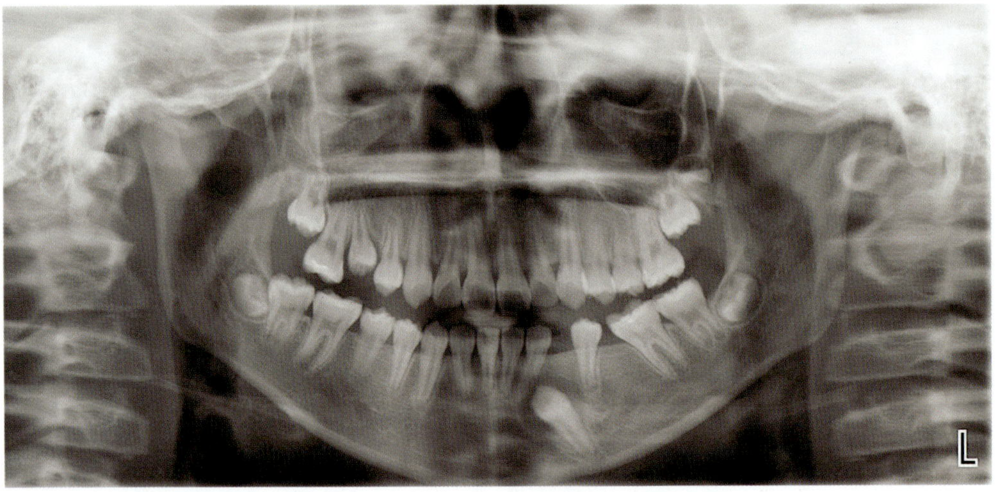

그림 4-2. 파노라마 사진에서 관찰되는 #33 매복

1) 파노라마 분석의 한계

매복치의 진단 및 치료계획 수립에 있어서 파노라마와 CBCT가 가진 장점 때문에, 두 영상이 많이 사용된다. 파노라마 방사선 사진은 적은 방사선 노출량으로 치아와 악골의 전체적인 관계를 쉽게 파악할 수 있다는 점에서 임상적으로 많이 사용되지만, 확대율의 변화, 상의 왜곡, 영상 잡음과 같은 중대한 오류가 존재한다. 특히, 2차원 영상이라는 한계로 인해 인접치와 매복치의 정확한 위치관계 파악에는 어려움이 있다. (그림 4-3)의 파노라마 사진에서 매복된 #13에 의한 #12 치근흡수를 관찰할 수 있다. 하지만 추가적으로 촬영한 CBCT 자료를 통해 #13 치관이 #12 치근 협측에 존재하며, #12 치근은 건전한 것을 확인 할 수 있다. 이러한 파노라마 방사선 사진의 한계점들 때문에 3차원 영상을 정확히 보여주는 CBCT의 유용성이 크게 주목되었고, 매복치의 위치관계 파악에 가장 정확하고 예지성 있는 검사방법으로 CBCT가 사용되고 있다.

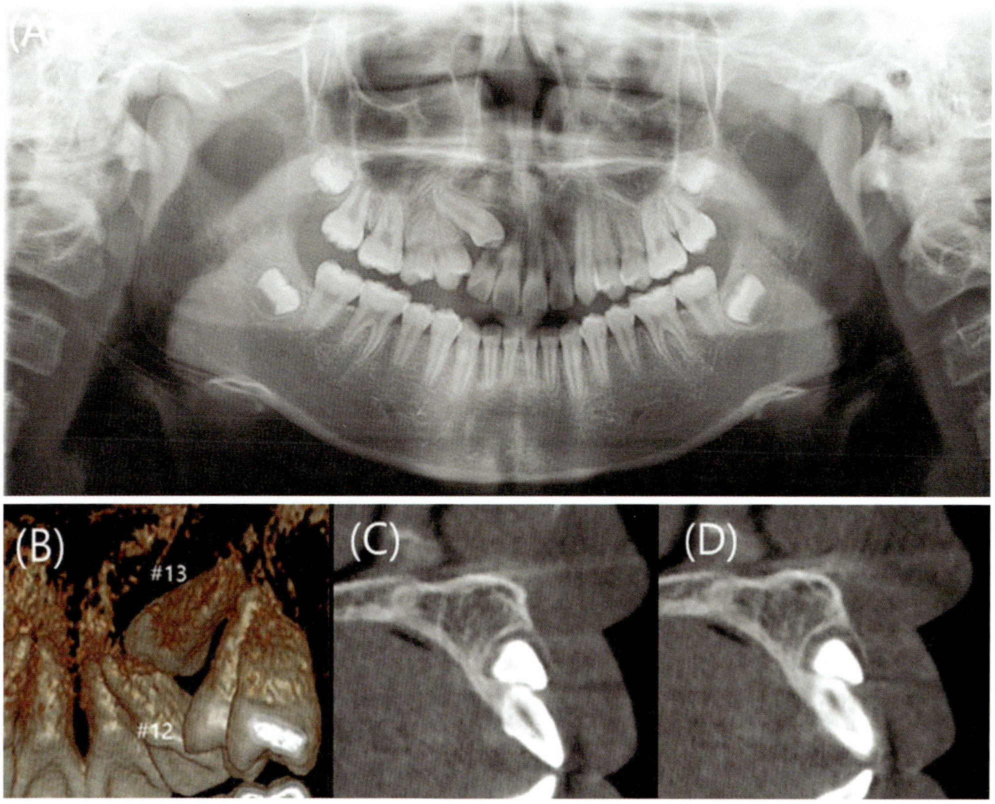

그림 4-3. (A) 파노라마에서 나타나는 #12 치근흡수 (B)~(D) CBCT에서 #12의 건전한 치근을 확인할 수 있다

5 Cone-beam computed tomography(CBCT)

CBCT 영상은 단 한 번의 촬영으로 두경부 전체의 3차원적인 정보를 얻을 수 있는 방사선영상이다(그림 4-4). 전통적으로 사용해오던 방사선 사진에 비해 상의 왜곡이 적어 높은 정확도의 영상을 제공한다. CBCT는 기존의 medical CT에 비해서는 적은 조사량을 가진다는 장점이 있지만, CBCT의 종류나 촬영방법에 따라 방사선 조사량이 상이하고 파노라마방사선 촬영에 비해 방사선 조사량이 많다는 단점도 있다. 그럼에도 매복치의 진단에 CBCT가 적극적으로 활용되는 이유는 다른 어떤 방사선영상보다도 매복치의 3차원적인 위치관계, 인접치아의 치근손상 및 치근흡수, 주변 치조골 흡수 정도를 정확하게 파악할 수 있기 때문이다. 또한 관련 소프트웨어를 활용하여 목적에 맞는 원하는 형태의 영상정보로 가공이 가능하므로 진단과 치료계획 수립에 많은 도움이 된다.

1) CBCT를 이용한 매복치 위치관계 분석

CBCT 영상은 그 자체로 3차원적인 영상을 보여줄 뿐만 아니라 소프트웨어를 이용한 가공을 통해 2차원적인 영상도 획득이 가능하다. 3차원 영상과 더불어 3개의 축(coronal view, sagittal view, axial view)을 기준으로 한 영상을 통해서 매복치의 위치 및 인접치와의 관계를 확인할 수 있다.

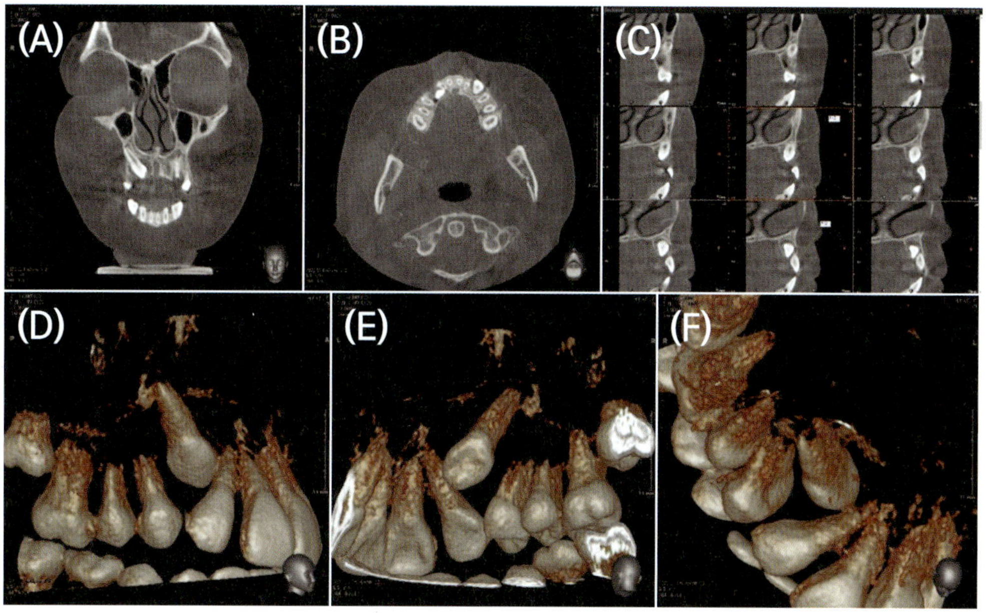

그림 4-4. **#13 매복환자의 CBCT 분석**

(A) conoral view, (B) axial view, #13치관과 #12치근과의 관계를 확인할 수 있다.
(C) sectional view, (D), (E), (F) 3D cut.

#13 치관은 #12 치근첨부위로 근심설측 경사되었고, #13 치근은 #14 치근 상방에 존재한다.

본원에서는 매복을 주소로 환자가 내원한 경우, 각 방사선 사진의 특성을 고려하여, 파노라마 사진 및 CBCT를 활용하여 매복의 진단 및 치료계획을 수립한다. 다음은 파노라마와 CBCT를 이용하여 매복치의 위치를 분석한 증례이다.

증례 1.

"부정교합이 심하고 없는 이가 있다"는 주소로 내원한 9세 여환이다. 상악 양측 측절치가 결손되었고 하악 양측 전치가 이소맹출되었다(그림 4-5).

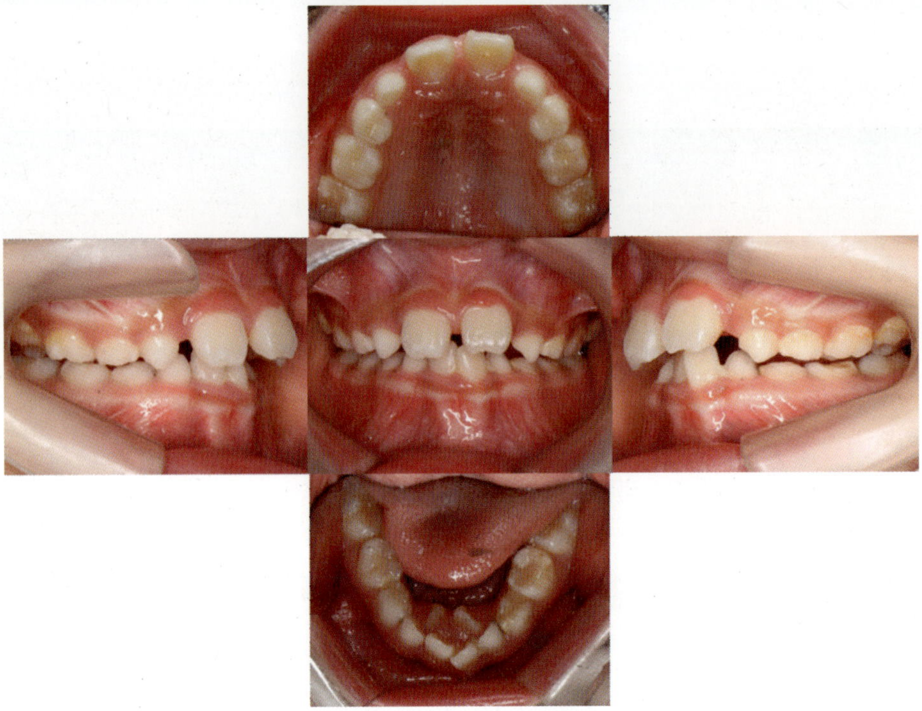

그림 4-5. 초진시 구내 임상 사진

파노라마 사진상 상악 우측 견치와 제1소구치가 전위되어 있었다. 상악 견치의 치관과 제1소구치의 치관이 중첩된 상태로 관찰되었다. 견치 치근은 상악 우측 제1유구치 상방에 상악동 부근에 있었고, 제1소구치 치근첨은 상악 우측 유견치 상방에 있었다(그림 4-6). 그러나 CBCT에서 견치와 제1소구치의 치근첨 위치는 근원심에 위치하는 것이 아니라 협설측의 동일 선상에 위치했다(그림 4-7, 4-8). 파노라마와 CBCT에서 나타나는 치근첨의 위치 차이는 파노라마의 촬영 시 빔이 투사되는 방향과 연관되어 있다. Nohadania et al(2008)은 맹출되지 않은 소구치의 협측에 있는 치근이 설측에 있는 치관보다 파노라마 사진의 원심에서 나타난다고 보고했다. 파노라마 방사선 촬영 시 투사되는 영역의 차이가 있기 때문에, 협설측 단면에서 동일 선상에 위치하더라도 근심이나 원심으로 변위된 것처럼 나타날 수 있다는 것을 의미한다. 특히, 본 증례의 환자는 상악

악궁이 좁은 형태로 인해 파노라마에서 치근첨의 위치 차이가 실제보다 과장되어 나타날 수 있다. 따라서 파노라마를 사용하여 치아의 위치를 판단할 때 왜곡현상이 발생할 수 있고, 악궁이 좁은 경우에 있어 영상 왜곡의 심도가 증가할 수 있음을 예상해야 한다.

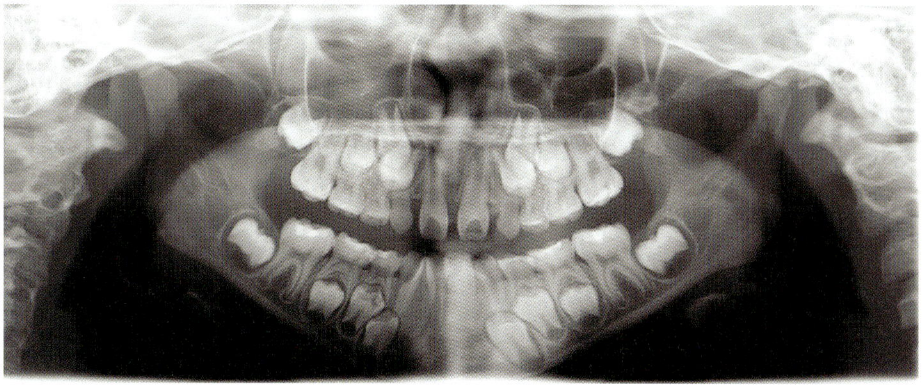

그림 4-6. **초진시 파노라마 사진**

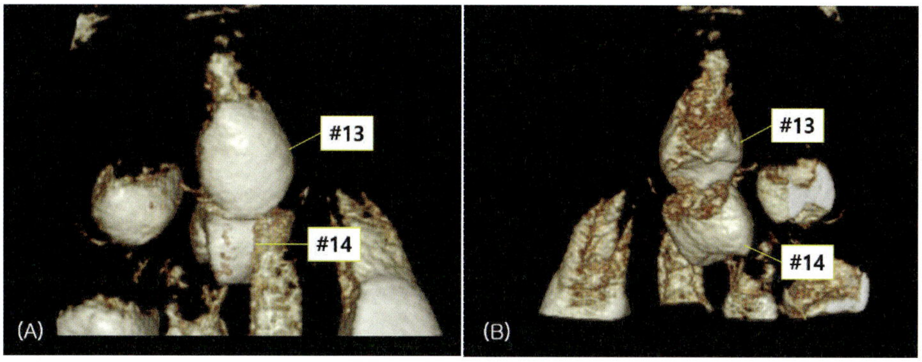

그림 4-7. **CBCT상에서 상악 우측 견치와 제1소구치의 위치관계** (A) 협측면, (B) 구개측면

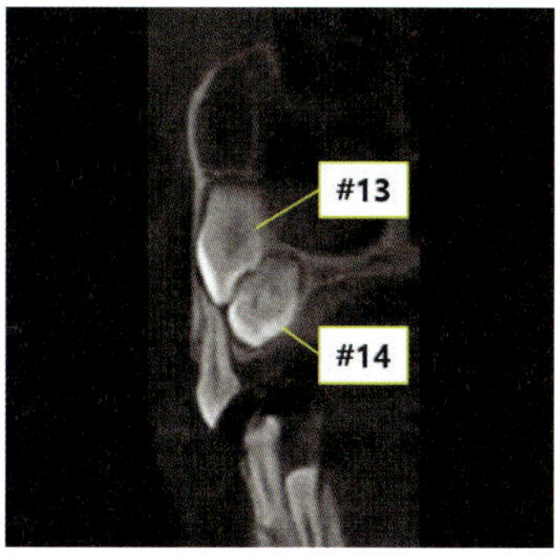

그림 4-8. **CBCT sagittal view에서 관찰한 상악 우측 견치와 제1소구치의 위치관계**

증례 2.

"오른쪽 송곳니가 누워있어요"를 주소로 내원한 11세 남자환자이다. 구내사진상 상악 우측 유견치가 잔존해있었다(그림 4-9). 파노라마사진상 상악 우측 견치가 근심 경사되어 매복되었다. 견치 치관이 측절치 치근 중앙의 구개측에 있고, 견치 치근은 제1 소구치의 치근과 동일한 높이에 위치했다(그림 4-10).

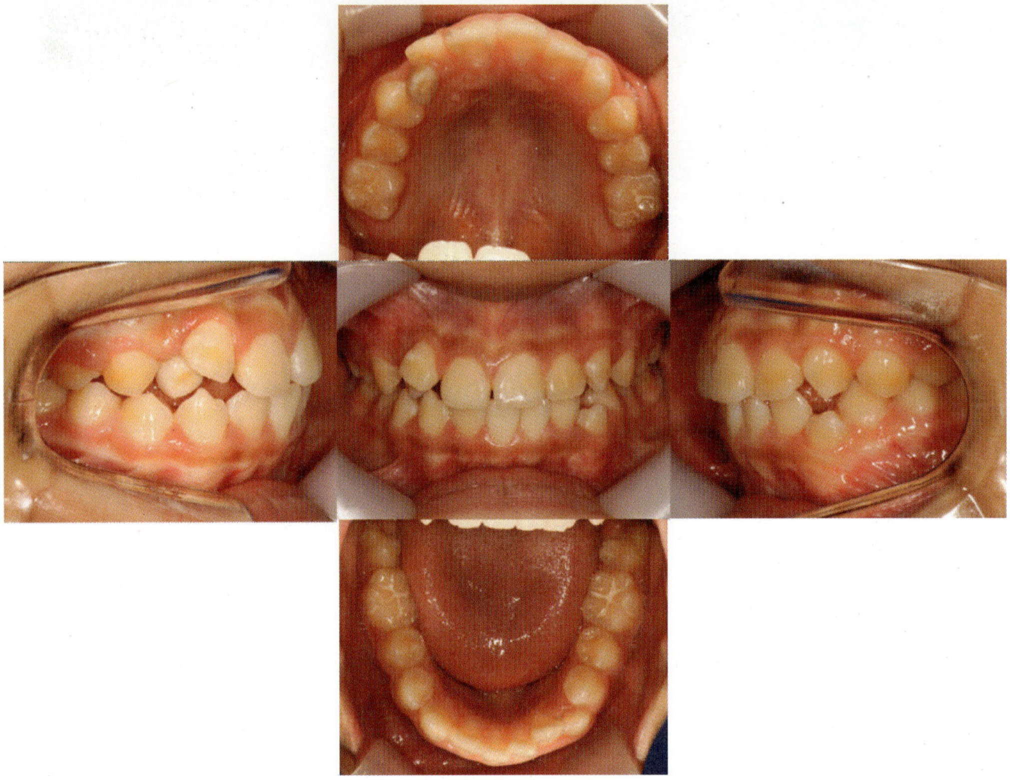

그림 4-9. **초진시 구내 임상사진**

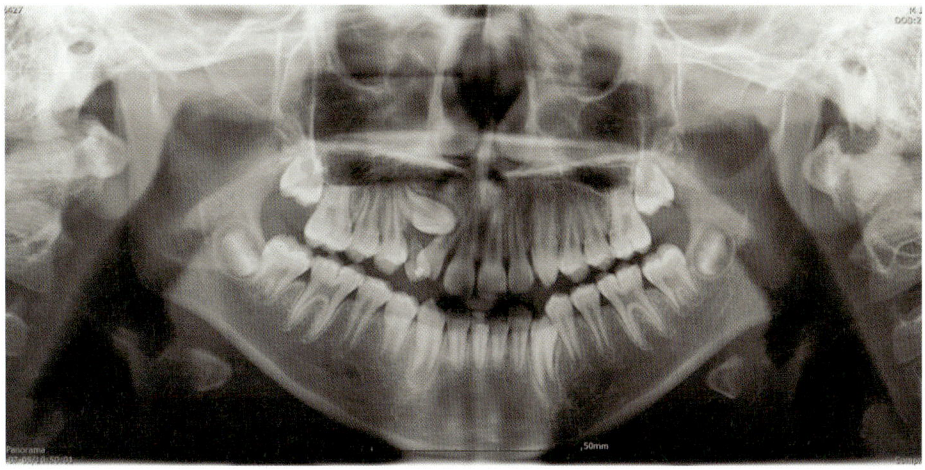

그림 4-10. 초진시 구내 파노라마 사진

CBCT 사진상 상악 우측 견치가 근심과 구개측으로 경사되어 견치 치관은 측절치 치근의 구개측에 접해 있었다. 또한 견치 치근은 제1소구치의 치근과 유사한 높이에 있었고, 제1소구치 치근에 비해 순측에 있었다.

CBCT는 매복치의 근원심 뿐만 아니라 3차원적인 위치관계를 평가하기 위해 적절한 영상을 제공한다. 본 증례에서도 매복된 상악 우측 견치의 치관의 위치뿐만 아니라 치근의 위치까지 영상으로 명확하게 평가할 수 있었다. 또한 파노라마 사진에서 확인하기 어려운 매복치와 인접치아의 근접 정도를 평가하여 향후 치료계획을 세울 때 매복치의 견인방향을 결정하는데 도움이 되며, 견인과정에서 발생가능한 인접치아의 치근흡수 가능성에 대해 예측할 수 있다(그림 4-11, 4-12).

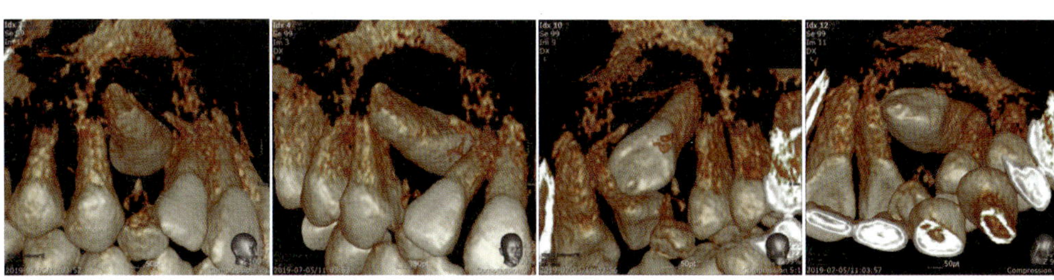

그림 4-11. CBCT 사진 상에서 상악 우측 견치

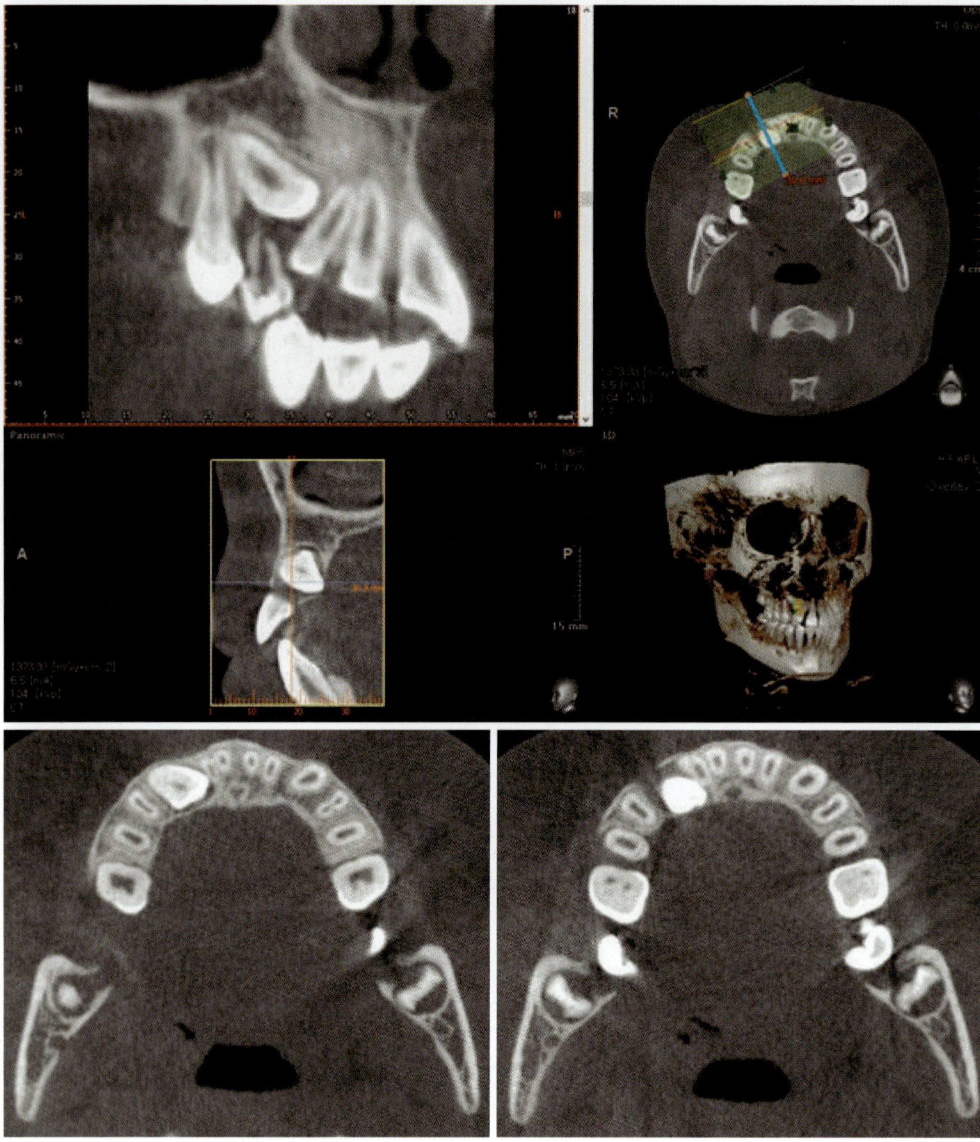

그림 4-12. 매복된 상악 우측 견치의 CBCT 단면

Ghoneima et al.(2014)은 매복치가 인접치아의 치근흡수 없이 상악동 하방 높이에서 근심 경사되어 매복될 확률을 6.3%로 보고했다. 한국인의 치근흡수 유병률이 49.5%로 전체의 절반에 가까운 비율로써 CBCT영상에서 실제적인 치근흡수가 관찰되지 않더라도 치근의 손상이 없다고 진단하는 것은 어렵다. 따라서 CBCT를 활용할 때 치료계획을 세우는 것에 참조할 수 있으나 실제적인 치근 흡수가 존재한다고 확정 지을 수 없음을 환자와 보호자에게 설명해야 할 필요가 있다.

제5장

매복치의 예측인자

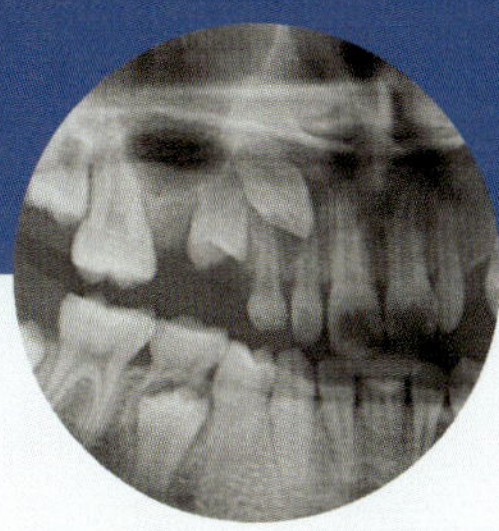

1 임상 소견

2 방사선 검사

제5장 매복치의 예측인자

매복 된 치아에 대해 적절한 치료가 조기에 시행되지 않으면 인접치의 치근흡수가 일어나고 이로 인해 통증이 생길 수 있으며, 또한 매복된 치아에서 낭종이 발생하기도 하고 주위 조직에 감염을 유발할 수도 있다. 따라서 조기에 매복을 진단하고, 치료하는 것이 필요하다. 이를 위해서는 임상 소견, 방사선 촬영 검사 등을 고려할 수 있다.

1 임상 소견

1) 맹출 시기

먼저 해당치아의 맹출시기를 인지하고 이를 고려하는 것이 필요하다. 일반적인 맹출시기에서 18개월까지는 정상으로 보며, 좌우측의 맹출시기가 차이가 나는 경우 6개월까지는 정상으로 본다.

① 상악 견치

상악 견치는 11세 전후(9~11세)에 맹출하며, 하악 제2대구치 맹출 전후에 맹출하는 경우가 많다. 견치가 출은하기 1년반 전, 평균적으로 10세에는 구강 내에서 손으로 촉진 시 유견치 상방의 치조 점막 부위에서 견치 발육에 따른 융기(canine bulge)가 느껴져야 한다. 만약 이러한 융기가 관찰되지 않는 경우, 매복을 의심할 수 있으며 방사선사진을 촬영하여 확인하여야 한다(그림 5-1).

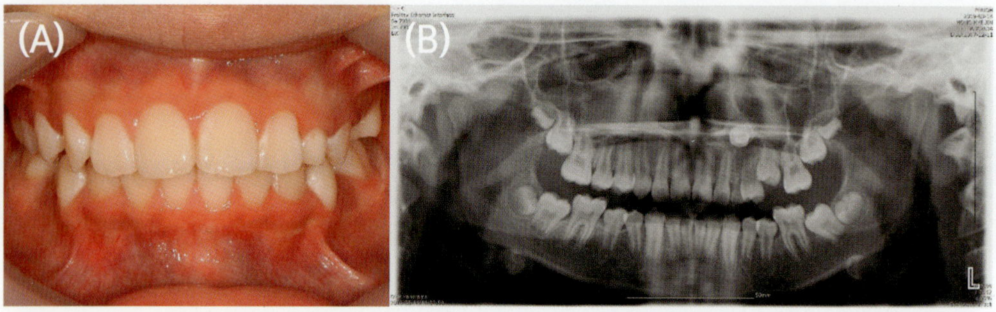

그림 5-1. A. 10세 환자의 구내사진이며, 유견치 상방으로 견치 발육에 따른 융기가 보이지 않고 있다.
B. 파노라마촬영 결과 상악 좌측 견치의 매복을 관찰할 수 있다.

② 제1 대구치

- 일차적 맹출의 실패(Primary failure of eruption)

일차적 맹출의 실패는 특별한 물리적 방해가 없음에도 불구하고 영구구치의 맹출이 실패하는 것이 특징이고, PTH1R 유전자의 돌연변이로 인해 나타난다고 여겨진다. 해당 치아는 유착되어 있지 않으나 맹출하지 않고 교정력에 반응하지 않는다. 임상적으로는 후기 혼합치열기에 일반적으로 제 1대구치가 양측성으로 저위된 양상(infraocclusion) 및 치조정이 제1대구치 치경부에 위치하는 양상을 나타내는 것이 특징이다(그림 5-2).

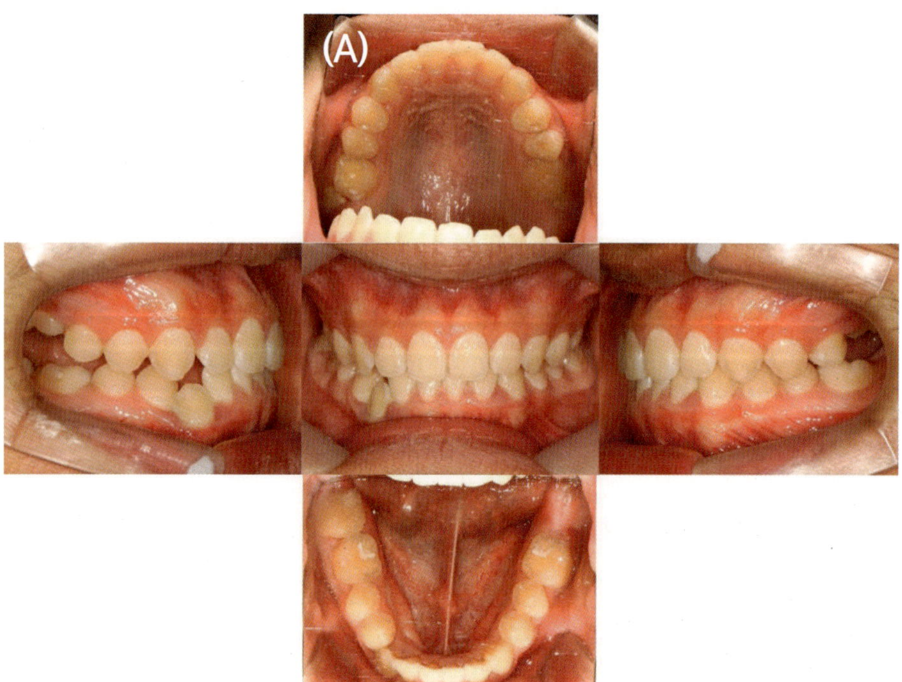

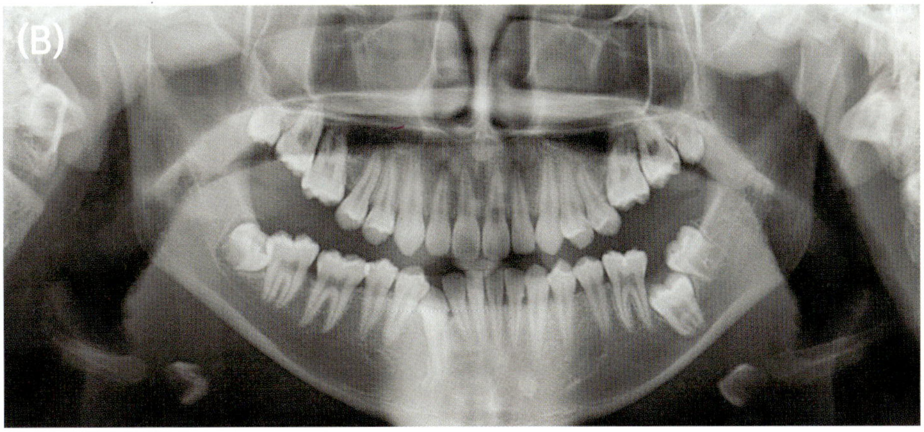

그림 5-2. **상악 좌우측 제1대구치가 양측성으로 저위되어 있고, 하악 좌측 제2대구치 매복되어 있다.**
A. 구내 사진, B. 파노라마 방사선 사진

2) 맹출 공간 부족

상악골의 열성장으로 인한 맹출 공간 부족으로 견치와 제1대구치 등의 이소맹출이 나타날 수 있다. 또한 맹출 공간이 부족한 경우 특히 상악에서는 견치의 순측 매복 가능성이 높다고 보고되어 있다. 한편 공간이 충분한 경우 다른 요인에 의해 상대적으로 구개측 매복 가능성이 높다.

유견치의 조기탈락으로 인해 공간폐쇄가 된 경우에도 영구치의 매복가능성이 높아진다(그림 5-3).

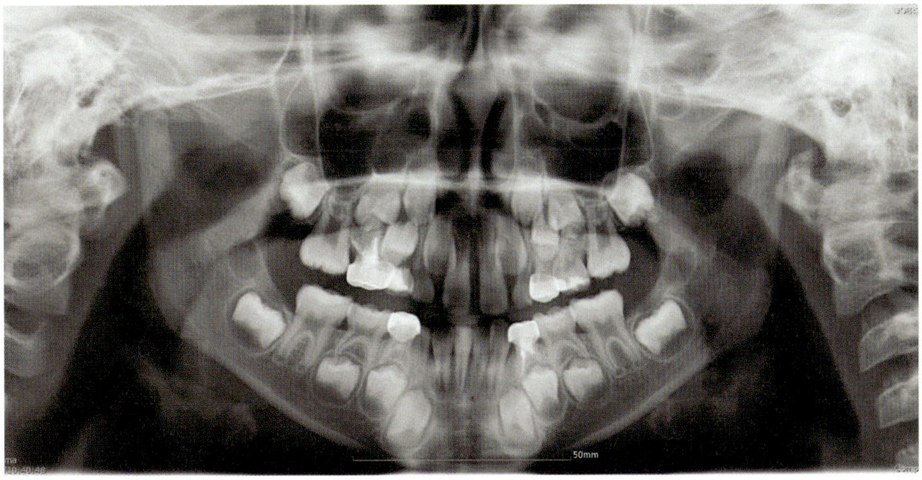

그림 5-3. **하악 좌측 유견치의 조기탈락으로 공간폐쇄가 되어 하악 좌측 견치의 맹출공간 부족을 보이는 아동의 파노라마사진이다.**

제2대구치의 경우, 공간부족으로 maxillary tuberosity와 ramus에 갇혀 맹출에 어려움을 겪는 경우도 있다(그림 5-4).

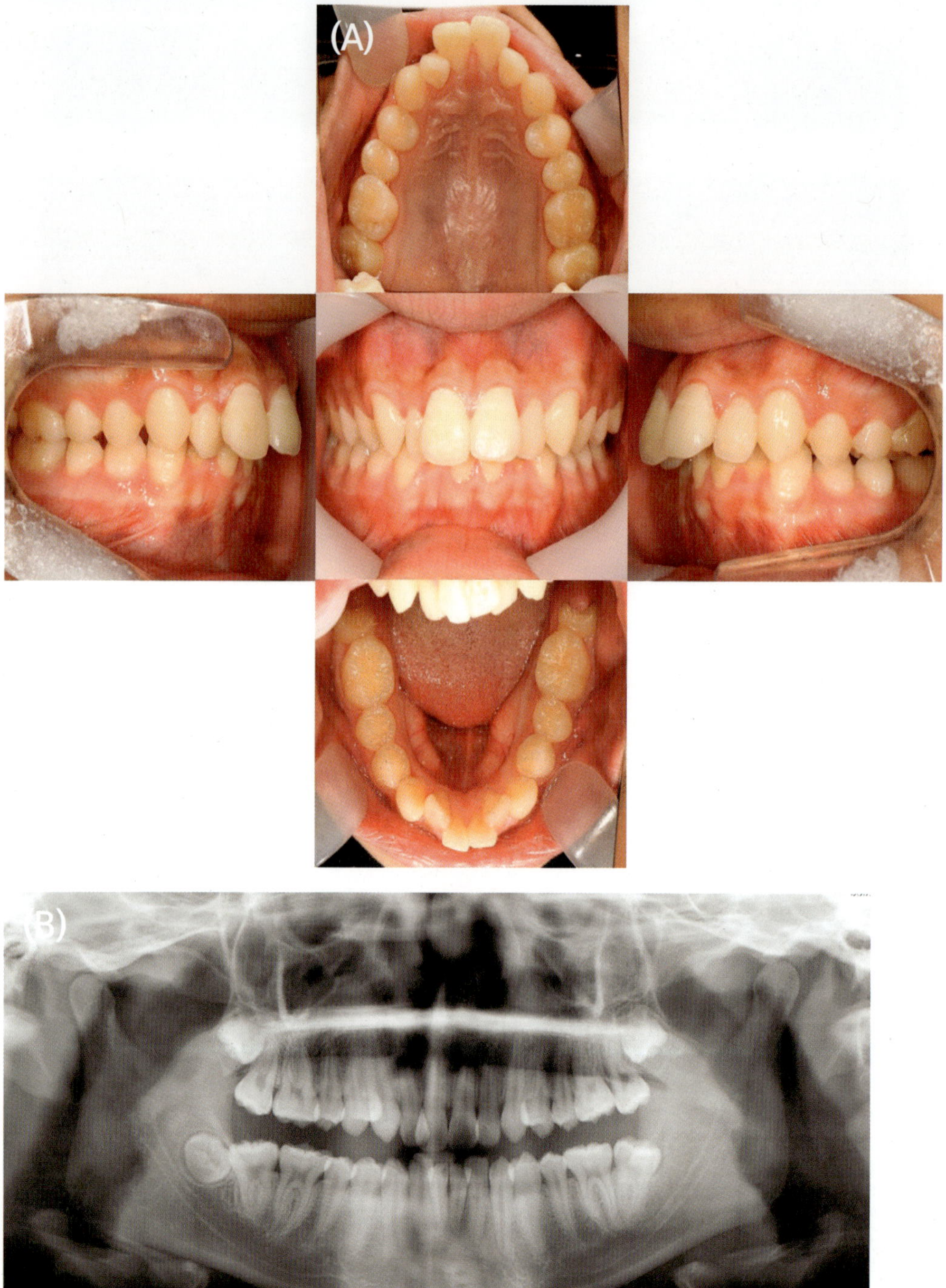

그림 5-4. 하악 맹출공간의 부족으로 하악 좌우측 제2대구치의 부분맹출 양상 관찰할 수 있다.
A. 구내 사진, B. 파노라마 방사선 사진

3) 상악 측절치의 이상

상악 견치의 정상적인 맹출 과정에 따르면, 맹출 초기에 미맹출 견치가 절치부 치근을 향해 근심을 향하게 되고, 이로 인해 절치부의 치간이개가 발생한다. 이를 Ugly duckling stage 라고 한다. 맹출 과정의 후기에는 견치가 측절치 치근의 원심을 따라 내려오면서 자연스럽게 절치 공간이 닫힌다. 이렇듯 측절치 치근에 의해 맹출 중인 상악 견치의 직립이 유도된다. 따라서 측절치에 이상이 있을 경우, 측절치 치근에 의한 guidance의 결여로 상악 견치의 매복 가능성이 높으며, 특히 구개측 매복 가능성이 높다. 상악 견치 구개측 매복의 39%에서는 측절치가 쐐기형 측절치(peg lateralis) 이거나(그림 5-5), 측절치가 매복되어있거나, 결손되어 있다. 특히 상악 측절치 결손 환자의 13%에서 상악 견치의 구개측 매복이 관찰된다.

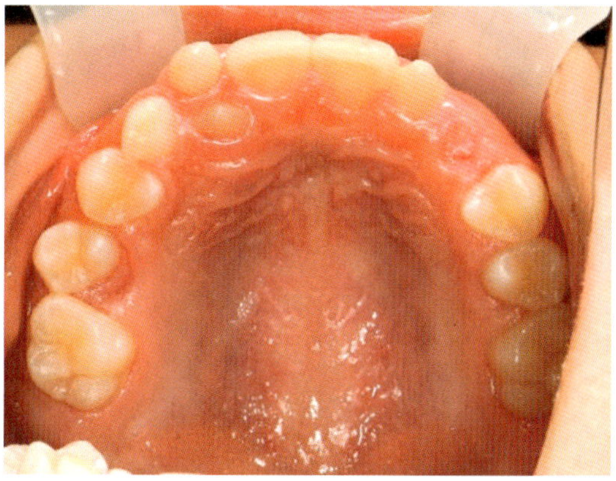

그림 5-5. 쐐기형 측절치(peg lateralis)가 있는 환자에서 상악 우측 견치가 구개측 이소맹출을 보이고 있다.

2 방사선 검사

1) 후전방두부 방사선 사진 및 측방 두부 방사선 사진

후전방 두부 방사선 사진에서 매복을 예측할 수 있으며, 이때 개인점수(individual score)를 사용하게 된다. 개인점수(individual score) 산출식에 따르면 후전방두부 방사선에서 상악 견치 치관이 정중시상면에서 멀리 위치할수록, jugal process가 정중시

상면에서 멀리 위치할수록 매복될 가능성이 높다(그림 5-6). 또한 8세에 개인점수(individual score) 산출시 임계 점수(Critical score)인 -0.565보다 작을 경우 매복될 가능성이 높다고 보고되었다.

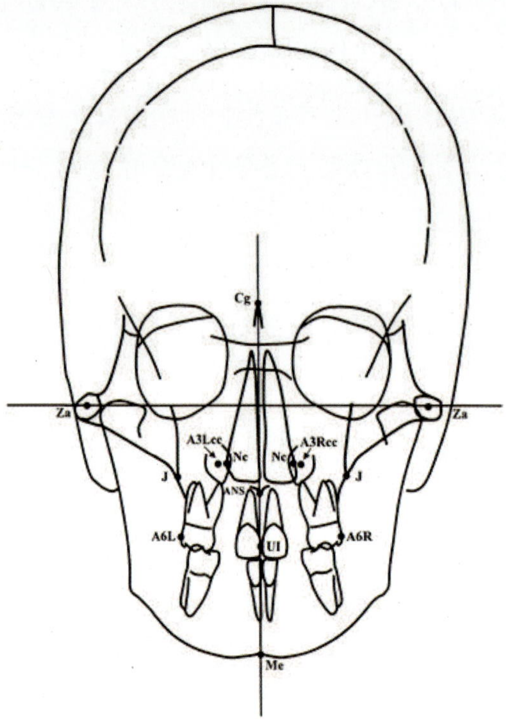

Individual score = [A3cc to Cg Vertical (0.883)] − [J to Cg Vertical (0.345)] − 1.039

그림 5-6. **후전방 두부 방사선 사진에서 매복을 예측하기 위해 사용되는 계측값과 개인점수(individual score)**

2) 측방 두부 방사선 사진

측방 두부 방사선 사진에서 매복을 예측하기 위해서는 프랑크푸르트 평면(FH plane)을 이용한다(그림 5-7). 측방 두부 방사선 사진에서 맹출 중인 상악 견치 치축이 프랑크푸르트 평면(FH plane)의 수직선과 이루는 각에 따른 맹출률을 조사했을 때, 10°가 가장 이상적이며, 15°~25°인 경우 치료 필요하며, 25°~45°인 경우 치료의 어려움이 증가, 45°보다 큰 경우 교정적 치료가 불가하다고 보고하고 있다. 또한 각도가 15°보다 큰 경우 견치의 높이와 정중선 변위 위치에 따라 전치부 치근 흡수를 일으킬 수 있다.

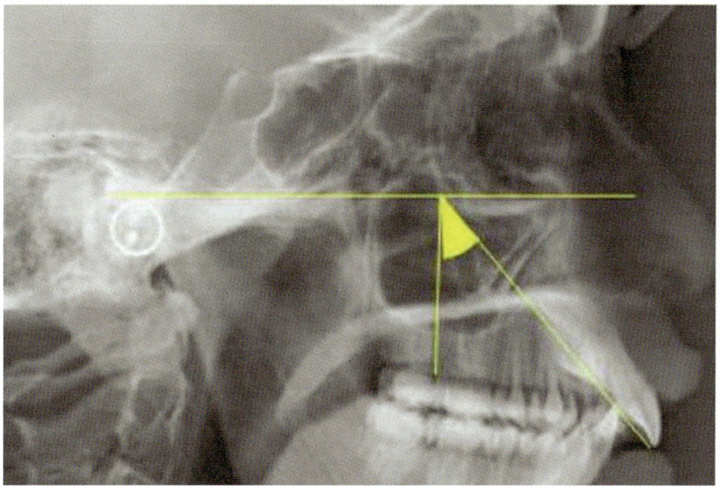

그림 5-7. 측방 두부 방사선 사진에서 프랑크 푸르트 평면(FH plane)과 상악견치의 치축간 각도

3) 파노라마 방사선 사진

일반적으로 치아의 위치를 평가하는 진단 자료는 파노라마 방사선 사진이다. 파노라마 방사선 사진에서 맹출 중인 상악 영구 견치의 치관 위치나 각도에 따라 매복 가능성이 달라진다.

① 측절치의 치관과 치근이 이루는 각에 따른 매복 가능성

최근 측절치의 치관과 치근이 이루는 각도에 따른 매복 가능성을 조사한 결과 측절치 치근이 조금 더 근심쪽으로 기울어져 측절치의 치관과 치근이 이루는 각도가 0° 보다 큰 경우 상악 견치의 구개측 매복 가능성이 높다고 보고되었다(그림 5-8).

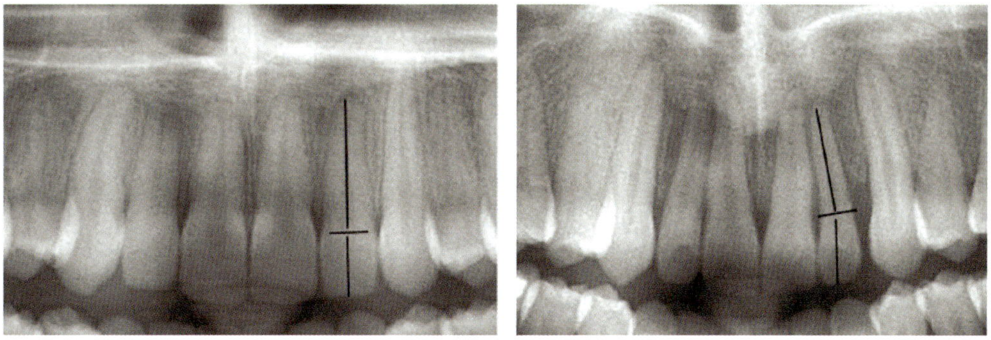

그림 5-8. A. 측절치의 치관과 치근이 이루는 각이 0°이다.
B. 측절치의 치관과 치근이 이루는 각이 0°보다 크며, 이 경우 상악 견치의 매복가능성이 높다.

② 측절치의 정중선을 기준으로 견치의 치관 위치에 따른 매복 가능성

상악 견치가 근심으로 이소맹출시, 11세 이전에 진단하여 유견치를 발치하면 맹출방향이 자발적으로 개선될 확률이 크다. 이때, 견치 치관의 근심면 위치가 측절치의 정중선보다 원심에 위치하는 경우 자발적 맹출률(91%)이 근심에 위치하는 경우의 자발적 맹출률(64%)보다 크다(그림 5-9).

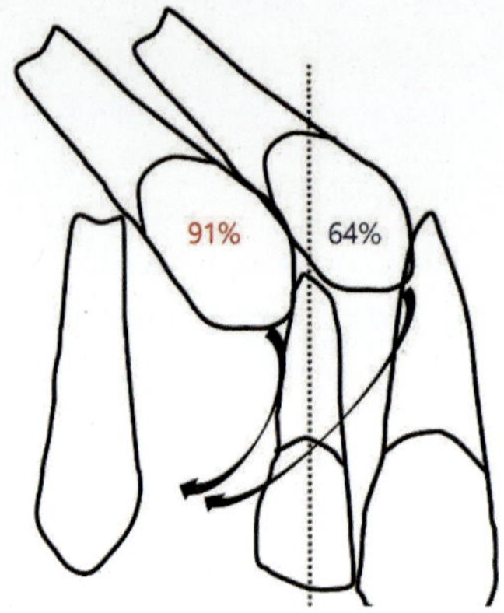

그림 5-9. 견치 치관의 근심면과 측절치의 정중선간의 위치관계에 따른 맹출예측 그림이다.
(유견치 발치 18개월 후 영구 견치가 정상적 맹출할 확률은 측절치 중심선 기준으로
원심에 있을 때 91%, 근심에 있을 때 64%이다.)

③ 상악 견치 치축과 정중선이 이루는 각에 따른 매복 가능성

상악 견치 치축과 정중선이 이루는 각도가 작을수록 유견치 발치 후 상악 견치의 자발적 맹출이 가능성이 높으며, 특히 55도 미만일 때 상악 견치의 자발적 맹출 가능성이 크다(그림 5-10).

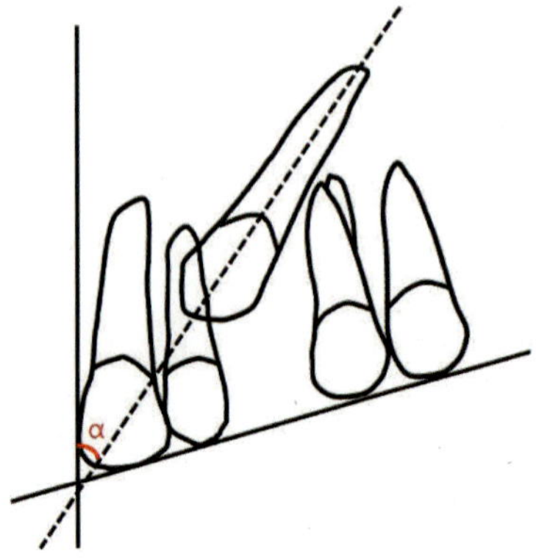

그림 5-10. 상악 견치 치축과 정중선이 이루는 각(α)

④ 상악 견치첨(tip)과 교합평면 사이의 거리에 따른 매복 가능성

8세 이상에서 파노라마에서 매복 된 상악 견치의 견치첨(tip)과 교합평면(occlusalplane) 사이의 수직거리를 측정한다. 여기에서 교합평면은 영구 중절치의 incisor edge를 지나면서 제1대구치의 교합평면을 지나는 것으로 정의한다. 만약 제1대구치, 영구 중절치가 결손 된 경우 측절치와 제2대구치를 이용할 수 있다. 매복되지 않은 경우의 거리와 유의한 차이를 보이며, 매복 되는 경우에서 그 거리가 더 멀다. 특히 매복 되는 경우, 8세에서 약 20mm 정도의 거리를 보이고, 매복 되지 않는 경우는 16mm 정도의 거리를 보인다고 보고되었다(그림 5-11).

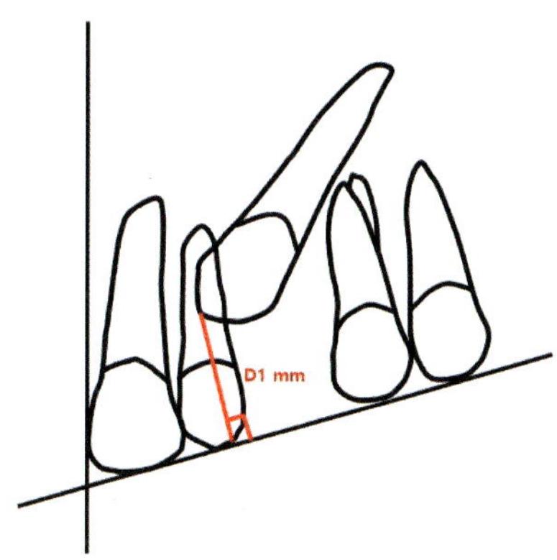

그림 5-11. **상악 견치첨과 교합면 사이의 거리 (d1)**

4) CBCT

정확한 길이 계측 및 치아의 위치 평가를 위해서는, 3차원적으로 관찰할 수 있는 CBCT를 이용하는 것이 더 좋다. CBCT에서 매복치를 예측할 수 있는 요소들로 견치 회전(canine rotation), 견치 치관 위치(canine crown position), 견치 첨과 정중선 및 교합평면의 거리(canine cusp tip to the midline and to the occlusal plane), 정중선과 견치가 이루는 각도(canine angle to the midline), 견치와 측절치가 이루는 각도(canine angle to the lateral incisor)이 있고, 이러한 요소들 중 예지성이 높은 요소들로 만들어진 multivariable prediction model이 있다. 이에 따르면, 견치의 치관 위치가 협측보다는 구개측에 위치하는 것이 매복 가능성이 높으며, 견치 치관이 교합평면에서 거리가 멀수록, 견치와 측절치가 이루는 각이 클수록 매복 가능성이 높다.

$\exp(\mu)/(1+\exp(\mu))$ 이고,

$\mu = -5.66 + 2.11\times 1 + 3.28\times 2 + 0.27\times 3 + 0.11\times 4$

x1= 견치 치관이 협측에 위치할 경우 1, 그렇지 않은 경우 0
x2= 견치 치관이 구개측에 위치할 경우 1, 그렇지 않은 경우 0
x3= 정중시상면에서 관찰시, 견치 치관첨(tip)이 교합평면에서 떨어진 거리(mm)
x4= 관상면에서 관찰시, 측절치와 견치가 이루는 각도

5) 매복치 진단에서 파노라마(panorama)와 CBCT의 비교

앞서 살펴보았듯이 매복치의 예측 및 진단에 있어서 파노라마를 유용하게 이용할 수 있으나, 파노라마에서 치아길이, 치관 너비, 수직적 거리, 측방 변위(Lateral shift)는 실제보다 큰 값을 나타낸다. 반면에 교합평면(occlusal plane)에 대한 치아의 각도는 파노라마에서 실제보다 더 작은 값으로 측정되므로, 파노라마 방사선 사진만으로 견치의 위치를 평가하는 경우 기울어짐을 과장하여 생각할 수 있다. 특히 수직적 거리와 교합평면에 대한 치아의 각도는 구개측 매복일 때 계측값 차이가 더 크다.

따라서 파노라마 방사선 사진은 순측으로 매복된 증례에서 매복 견치의 경사도를 평가하는 데 유용하며, 치관의 크기와 치아의 길이는 CBCT보다 크게 나타나지만 비교적 근접한 계측값을 가지므로 유용하게 사용될 수 있다. 반면에 교합 평면에 대한 견치 치관첨의 높이와 정중시상면에 대한 견치의 변위 정도, 구개측으로 매복된 증례에서의 견치의 경사도는 CT 계측시와 상당한 차이를 보이므로, 견치의 위치 평가 시 유의해야 할 것이다. 또한 인접치 치근 흡수에 대한 평가는 파노라마에서의 감수성이 떨어져 임상에서 유용하게 사용하기에 부족하므로 CBCT등의 추가적인 검사가 필요하다.

증례 1.

"9세 여자 환자가 영구치가 없다"는 주소로 내원했다. 상악 좌측 견치는 정상 맹출하였으나 우측견치는 맹출하지 않고, 오히려 치관부에 낭성 병소가 관찰되었다(그림 5-12). 이후 유견치 발치하고 염증 제거한 후 맹출을 관찰하였다. 앞선 내용에 따른 파노라마 방사선 사진분석을 시행했을 때의 결과는 다음과 같다.

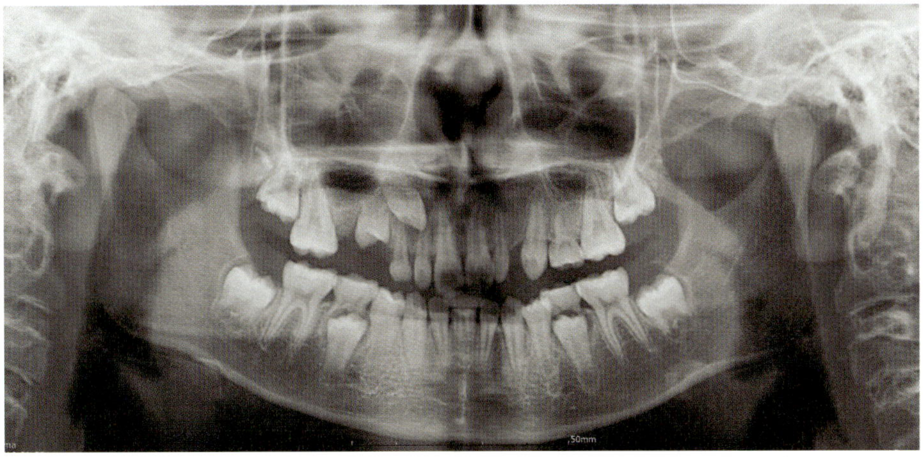

그림 5-12. 환자의 9세경 파노라마 사진으로 상악 우측 견치는 맹출하였으나 좌측견치는 맹출하지 않았다.

1. 상악 우측 견치 치관이 측절치 치근 중심선 기준 원심에 위치해 있다.

2. 상악 교합평면에 대해 좌우측 견치의 높이 측정시, 우측 11.5mm, 좌측 17.6mm로 측정되었다. 매복되지 않는 경우에서 16mm를 보이므로 맹출의 가능성이 높다고 생각할 수 있다.

3. 안면정중선과 상악 좌우측 견치의 각도 측정시, 좌측은 31°, 우측은 6.6°였다. 상악 좌우측 견치 모두 55° 미만이므로 유치 발치시 자발적 맹출 가능성이 높다.

상악 우측 유견치 발치 1년 6개월 후 상악 우측 견치가 정상적으로 맹출이 완료된 것을 볼 수 있다(그림 5-13).

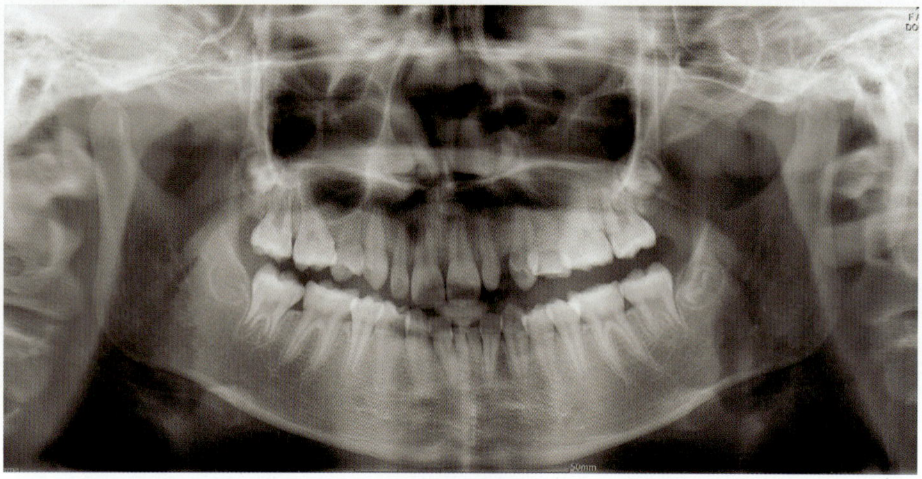

그림 5-13. 상악 우측 유견치 발치 1년 6개월 뒤 상악 우측 견치 정상 맹출한 것을 관찰 할 수 있다.

제6장

매복치의 처치

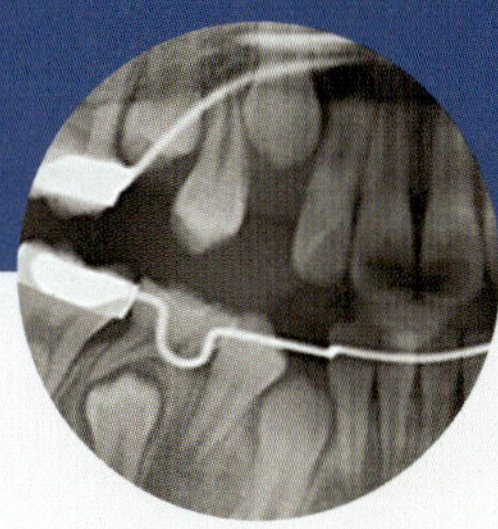

1 주기적인 관찰

2 예방적 치료

3 외과적 노출술을 동반한 교정치료

4 외과적 재위치술

5 발치

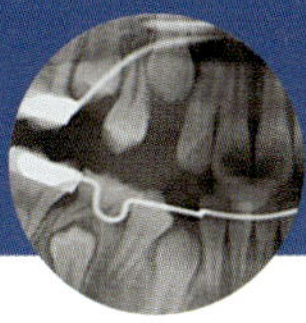

제6장 매복치의 처치

매복치는 앞 장에서 언급한 것처럼, 조기 검진을 통한 조기 진단과 적절한 치료의 개입이 매복치 치료의 핵심이다. 매복치는 다양한 합병증을 유발할 수 있기 때문에 조기 진단과 처치는 전체 치료기간을 단축시킬 수도 있고, 치료를 단순화 시킬 수도 있기에 중요하다. 특히 상악 영구 견치의 매복의 조기 발견을 위해서는 8세경 구내 임상 검사에서 유견치 상방의 bulging이 관찰되지 않거나, 측절치 치근 원심면을 촉진하였을 때, 견치의 위치를 확인하기 어려울 때는 반드시 방사선 검사를 통한 확인이 필요하다.

본 장에서는 각 시기별 혹은 매복의 심도별, 매복치를 치료하는 다섯 가지 치료 옵션(treatment options)을 소개하고, 증례를 통해 알아보고자 하였다.

여기서 소개할 매복치 치료 옵션들(treatment options)은 다음 다섯 가지이다.

1. 주기적인 관찰 (No active treatment)
2. 예방적 치료 (Interceptive treatment)
3. 외과적 노출술을 동반한 교정치료 (Surgical exposure and orthodontic treatment)
4. 외과적 재위치술 (Surgical repositioning)
5. 발치(Extraction)

1 주기적인 관찰 (No active treatment)

첫 번째 치료 방법으로 단순한 주기적인 관찰이다. 매복된 치아가 능동적 맹출 시기에 있지 않거나, 맹출을 방해하는 물리적 장벽(physical barrier)이 존재하는 경우,

맹출 경로에 위치하는 방해물을 제거하고 맹출을 경과 관찰하는 방법이다. 매복치 주변으로 낭종이 형성되어있다면, 낭종을 처치하는 과정에서 자연스러운 감압효과와 골 재형성 등으로 매복치가 자연스럽게 맹출하는 경우가 많다. 따라서 능동적인 맹출 시기보다 매복치로 진단한 시기가 더 빠르고, 상방에 명확한 맹출 저해 요인이 존재하는 경우, 맹출 경로를 확보해주고 주기적으로 관찰하는 것만으로도 매복치를 적절히 유도해줄 수 있다.

증례는 구개측으로 매복된 상악 제2 소구치이다. 매복치 상방에 명확한 맹출 방해 요인 즉 제2유구치가 여전히 존재하고 있는 것이 관찰된다. 따라서 매복 제2소구치의 맹출 시기를 고려하여, 맹출 경로 확보를 위해 제2 유구치를 발거하고 맹출 공간을 유지하면서 자발적인 맹출을 관찰하기로 하였다. 제2 유구치 발거 후 맹출 시기까지 주기적인 관찰과 공간 유지 장치만으로 매복 상악 제2 소구치의 맹출을 적절하게 유도할 수 있다(그림 6-1).

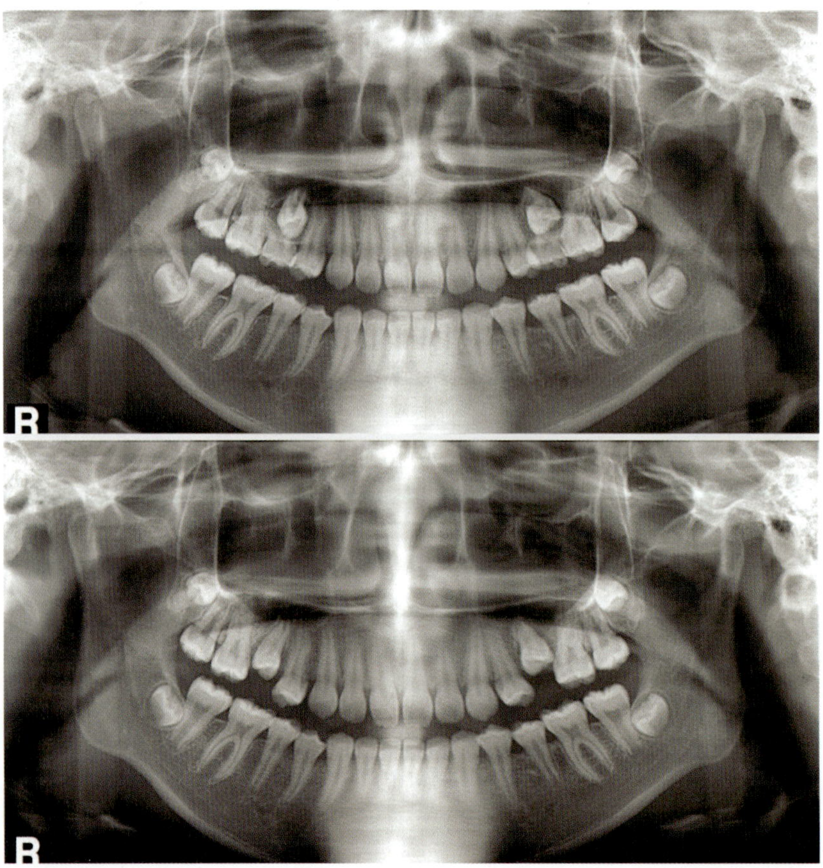

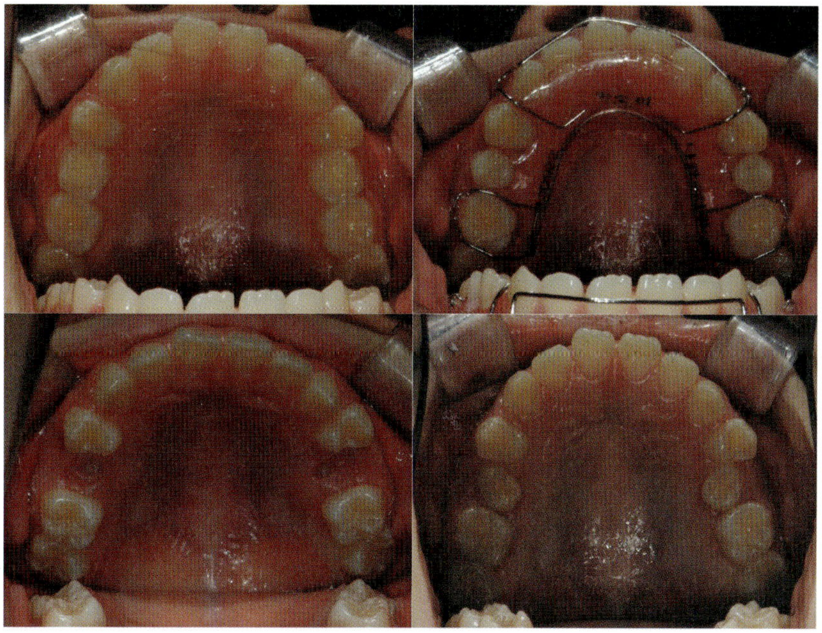

그림 6-1. **유구치 발거와 주기적 관찰**

A)유구치 발치전파노라마 사진 B)유구치 발치전파노라마 사진 C)유구치 발치전 구내사진 D)유구치 발치후 공간유지장치 E)제2소구치 출은전모습 F)제2소구치 맹출 (창원 가지런이 치과 강대근원장 제공)

종종, 영구치 맹출이 지연되는 경우, 흔히 상방 유치의 동요도 만을 확인하고, 동요도가 심하지 않은 경우 맹출을 기다려보자고 설명하는 경우가 있다. 그러나 유치 유착은 영구치 맹출 경로를 방해하는 대표적인 현상중의 하나이다. 이 경우, 유치의 동요도가 유착에 의해 감춰져, 시간이 많이 지나서야 비로소 깨닫게 된다. 흔히 유치의 유착은 초기에 진단하기 상당히 까다롭다. 가장 대표적인 유치 유착의 증상은 인접치아와의 변연 융선의 높이 차이가 발생하는 것이다. 그러나 변연 융선의 높이 차이 즉 저위 교합(infraocclusion)이 확연하게 나타났다는 것은 어느 정도 상당시일 유착이 진행되었다는 반증이기도 하다. 따라서 초기에 유치의 유착을 진단하기 어려운 경우가 많으므로, 영구치 맹출 시기에 적절한 임상 검사 및 방사선 검사에 대해서 주저해서는 안된다.

다음 증례의 경우, 하악 제2유구치의 유착 소견이 보인다. 임상 소견상 하악 제1대구치와의 확연한 변연 융선 높이차이를 보이는 저위 교합 양상(infraocclusion)이 관찰된다. 파노라마 사진상에서 또한 확연히 그 차이를 확인할 수 있다. 즉 적절한 임상 검사와 방사선 검사가 적절한 치료시기를 선택하는데 가장 효율적이다. 따라서 유착된 하악 제2유구치를 발거하고 맹출 공간을 확보하기 위하여 공간 유지장치를 장착하였다. 주기적인 관찰과 공간 유지만으로 매복 소구치의 적절한 맹출 가이드가 가능하였다(그림 6-2).

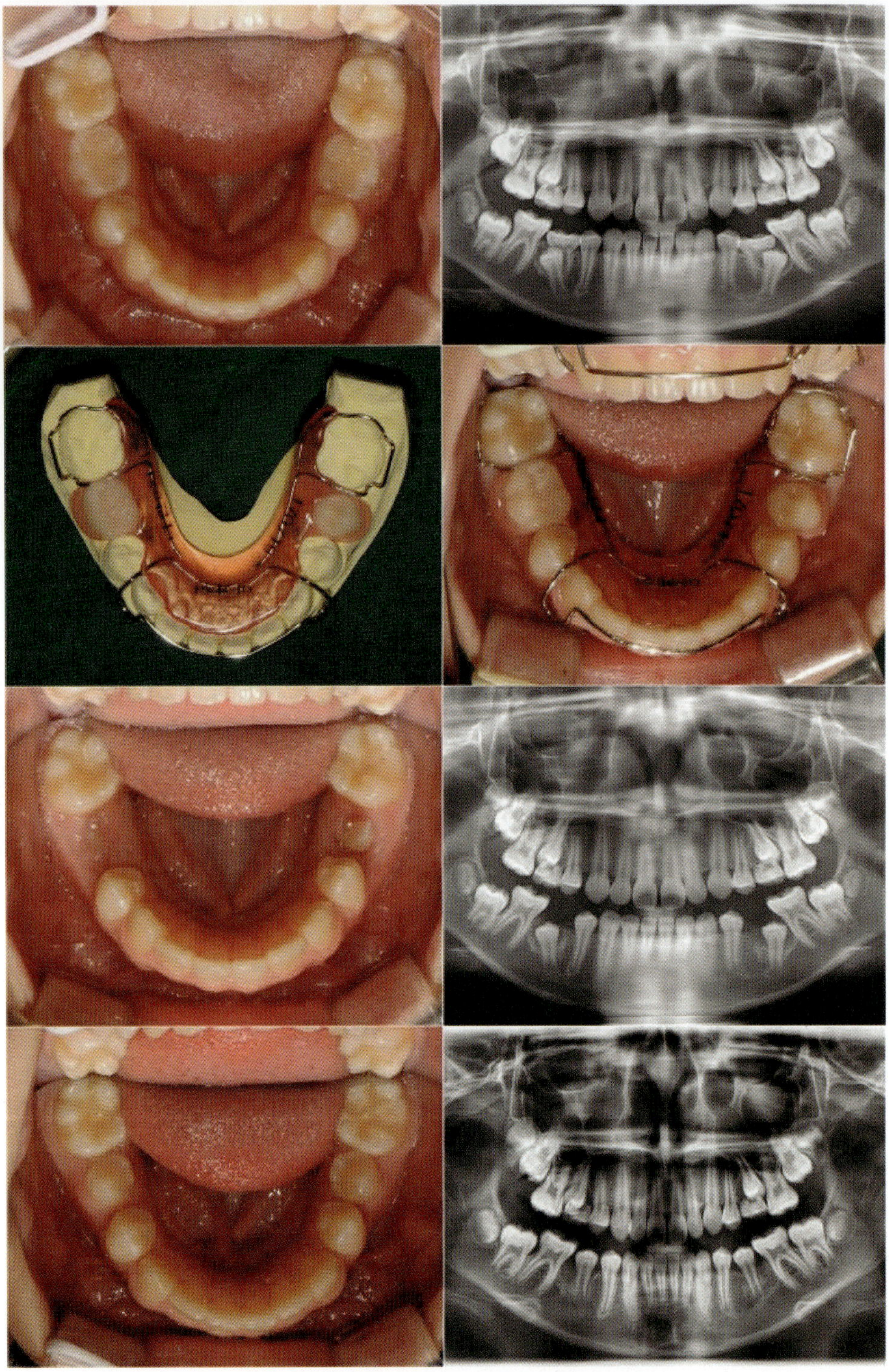

그림 6-2. **유착 유구치의 발거와 주기적 관찰**

A)유착 유구치 B)공간 유지장치와 구내장착 사진 C)유구치발거 후 임상 및 파노라마사진
D)소구치 맹출 임상 사진과 파노라마사진 (창원 가지런이 치과 강대근원장 제공)

영구치 맹출의 저해 요인은 다양하다. 낭종, 상방 유치의 유착, 과잉치 혹은 치아종과 같이 방사선 검사상 뚜렷한 방해요인이 관찰되는 경우도 있지만, 연조직과 관련된 경우도 존재한다. 대표적인 치아가 상악 중절치이다. 상악 중절치는 6세경에 맹출하게 되는데, 일부 경우에서는 상방 유치의 치근이 흡수되어 발거 되었는데도 맹출이 지연되는 경우가 있다. 이러한 경우, 구강 내 소견으로는 해당 부위 치은이 중절치 치관 모양으로 비후되어 있어, 치아가 맹출하고 있음을 금방 확인 할 수 있고, 방사선 검사상에서도 상방에 맹출 방해요인이 없음을 확인하게 된다. 그럼에도 불구하고 종종 상악 중절치가 맹출이 지연되는 경우, 두꺼운 연조직이 중절치의 치은 출은을 방해하는 경우이다. 이러한 경우, 중절치 절단연 상방부위를 blade를 이용하여 가볍게 절개하는 방법만으로도 맹출을 유도할 수 있다. 다음은 6세 아동으로 우측 상악 중절치의 맹출지연을 보인다. 임상 검사상 상방부 치은이 풍융하고 방사선 사진상 맹출을 저해할 구조물은 없다. 두꺼운 연조직에 절개를 가하여 중절치가 치은 밖으로 나오는데 저항을 줄여주는 것이 필요하다. 상방에 절개만을 가하고 주기적으로 관찰하여 정상적으로 상악 중절치가 맹출하는 것을 확인하였다(그림 6-3).

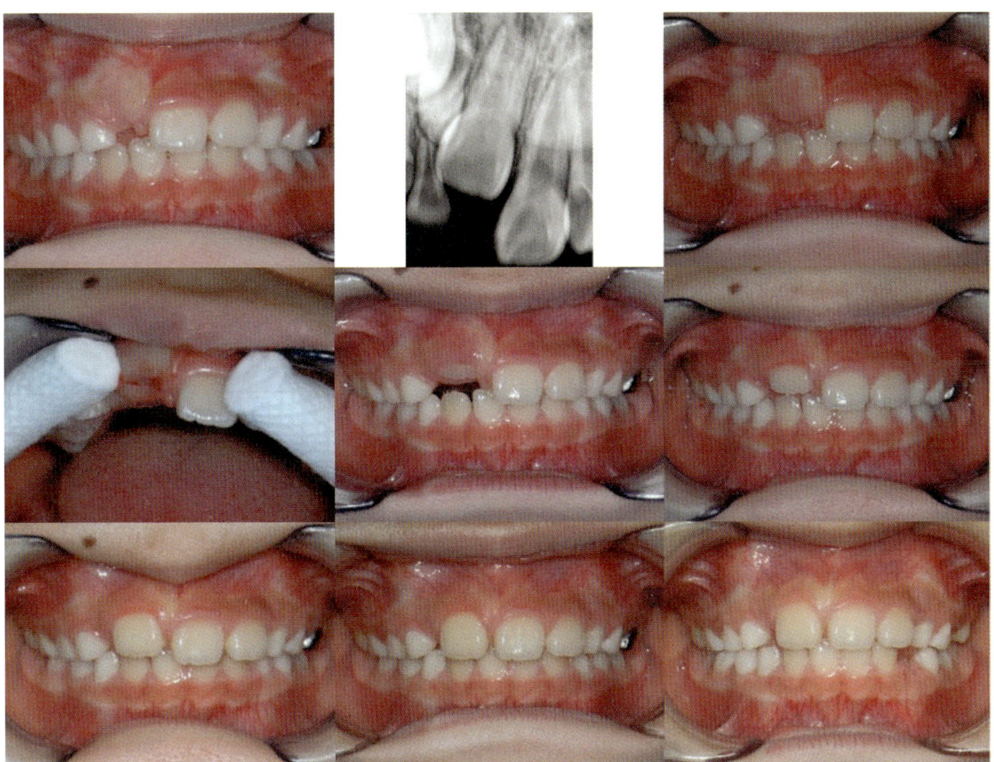

그림 6-3. **치은 절제술과 주기적 관찰** (창원 가지런이 치과 강대근원장 제공)

2 예방적 치료 (Interceptive treatment)

매복치 치료에 있어 예방적 처치는 대부분 구개측 매복 견치의 위치를 개선하기 위한 일환으로 시행한다. Ericson과 Kurol은 1988년 10에서 13세 나이의 구개측 매복을 보이는 견치의 맹출 방향 개선을 위해서 유견치를 조기에 발거할 것을 제안하였다. 그림과 같이 파노라마 이미지 상에서 매복 견치의 tip이 측절치의 장축을 넘어가지 않은 경우, 91% 이상 맹출로의 개선이 이루어졌으며, 중절치의 장축을 넘어선 경우라도, 어린 나이에 유견치를 발거하는 경우 상당량의 개선효과가 있음을 보고하였다. 몇몇 연구자들은 좀더 늦은 시기 10~12세의 혼합치열기에서도 구개 확장 장치를 통한 구개 확장과 유견치의 발거를 시행한 경우, 구개측 매복 견치의 맹출 경로 개선효과가 상당량 있었음을 보고하였다. 따라서 구개측 매복으로 의심되는 상악 견치를 보이는 8~13세 사이 아동의 경우 유견치의 조기 발거를 통한 매복 견치의 경로 개선을 시도해 볼 수 있다. 이것은 매복 견치의 방향을 개선하여 나타날 수 있는 합병증을 예방하기 위한 차단 교정(interceptive treatment option)의 하나이다(그림 6-4).

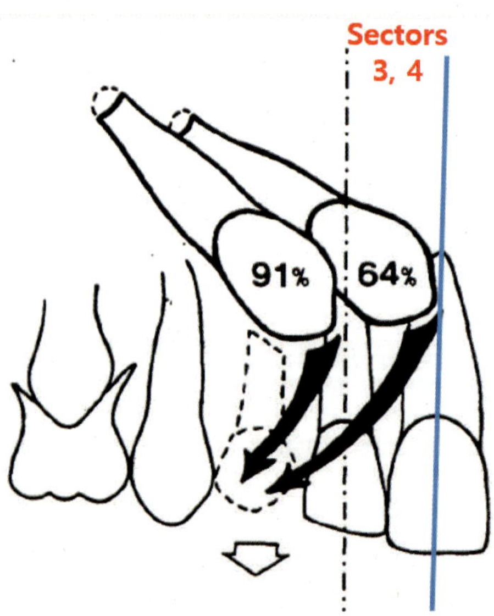

그림 6-4. Ericson과 Kurol의 견치 매복 위치와 예후에 대한 설명

매복 견치의 위치가 측절치 장축보다 원심면이면 맹출 가능성이 높음. Sector 분석상 Sector 3,4에 위치하는 경우 맹출 확률이 64%로 보고됨.

구개측 매복 견치의 맹출 경로 개선에 대한 유견치 발거시도는 효과적인 치료 선택일 수 있으나, Bacetti 등 여러 연구자에서와 같이 부가적인 구개 폭경 확장과 제1유구치와 유견치를 동시에 발치하는 등의 다양한 치료 방향은 interceptive treatment option에서 각 증례에 맞추어 변형된 가이드라인을 만들 필요가 있다. 그러나 치료의 가이드라인이 개인별로 환자의 상황과 치아상태, 골격관계, 맹출치아의 치근 발육 정도 등 다양한 요인에 의해 결정되기 때문에 쉽게 설정하기 어려운 점 또한 고려하여야 한다.

다음 증례는 양측성 상악 견치 매복을 보이는 환자이다. 상악 우측 견치는 상악 우측 측절치의 장축을 넘어선 상태(Sector 3)이며, 좌측 견치의 경우는 좌측 측절치 원심면에 이르렀다(sector 1). 잔존 유견치의 발거는 맹출력이 잔존하고 있는 경우에, 상악 매복 견치의 맹출경로를 개선시켜줄 가능성이 존재한다. 물론 본 증례의 경우 8~10세 이하의 어린 환자 집단은 아니지만, 치료 옵션으로 interceptive treatment로 유견치의 발치를 충분히 고려해볼 수 있다(그림 6-5).

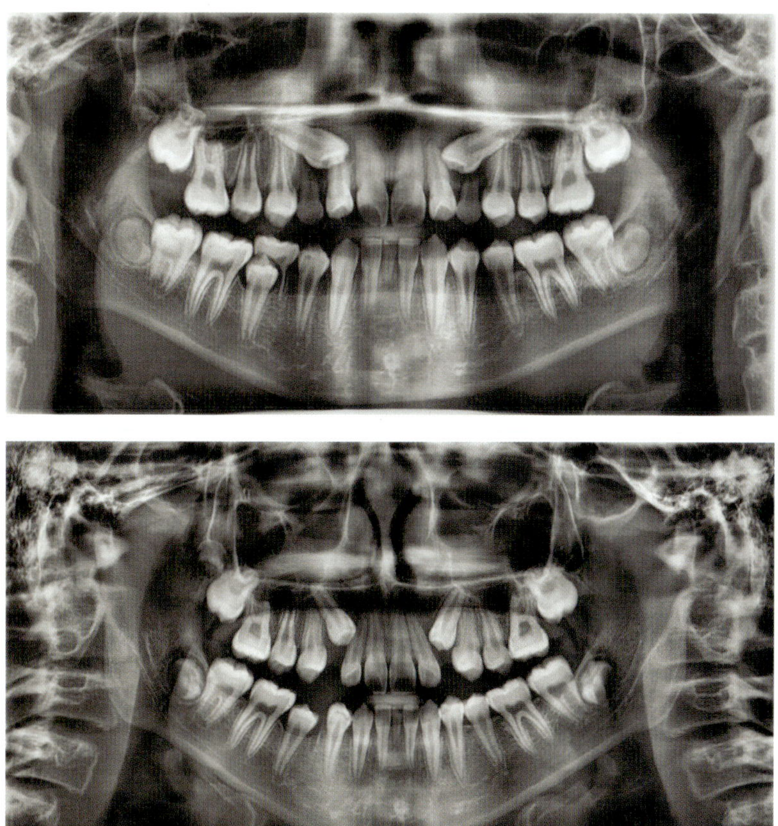

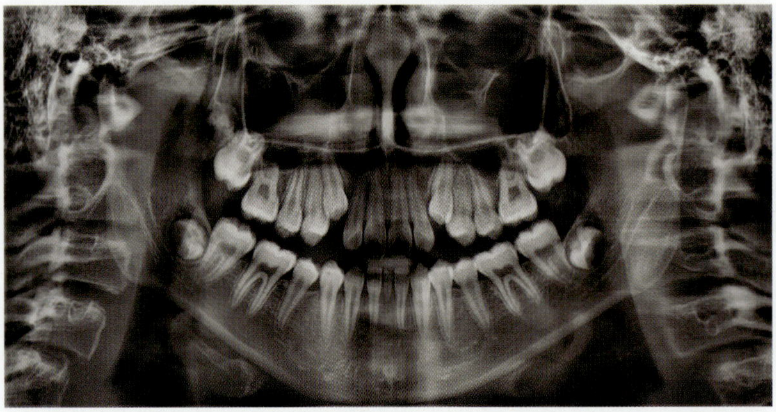

그림 6-5. 유견치 발치를 활용한 맹출 경로변화를 나타내는 파노라마사진 (Interceptive treatment)
(창원 가지런이 치과 강대근원장 제공)

유견치 발거 후 6개월 간격으로 촬영한 파노라마 방사선 사진이다. 유견치를 발거한 후, 매복 견치의 맹출 경로가 개선되었다. 비록 매복 견치의 완벽한 배열을 위해 추가적인 공간이 더 필요할 수 있음을 사전에 인지하였으므로, 최종적인 매복 견치의 배열은 총생 및 high canine의 형태로 배열될 수 있음과 향후 전반적인 교정치료가 필요할 수 있음을 설명하여야 한다.

상악 견치의 매복은 구개측이 많고, 편측으로 매복되는 경우를 흔히 접하게 된다. 여러 보고에서도 구개측 매복과 편측 매복 경향에 대해 많은 보고들이 있었다. 대부분의 연구자들은 비록 편측 구개측 매복의 경우라 하더라도, 양측 유견치의 발거를 권장하고 있다. 이것은 편측 유견치 발거로 인해 치열 정중선의 편위가 나타날 수 있기 때문이다. 만약 편측 유견치 발거로 정중선 변위가 나타나지 않았다하여도 후방 구치부의 전방이동에 따른 유견치 발거 어느 정도 발생 할 수 있음을 기억해야 한다.

따라서 유견치의 편측 발거가 정중선 변위와 관련성이 없을 수도 있으나, 이러한 결론을 단정적으로 내리기보다 증례에 따라 적절한 치료 방법을 선택하는 것이 반드시 필요하다.

1980년도 Ericson과 Kurol의 연구 이후로도 많은 연구자들이 interceptive treatment option으로써 유견치 발거가 매복 견치의 맹출 경로 개선에 효과적인지에 대해 보고하였고, 최근에는 CBCT 등 새로운 이미지로부터 얻어진 정보를 활용하기도 하였다. 그럼에도 불구하고, 가장 보편적인 예측 인자는 여전히 Ericson과 Kurol이 파노라마 방사선 영상에서 제안한, Sector analysis에서 3~4 sector 이내의 매복 견치 위치에서는 상당한 맹출 경로 개선 효과가 있다는 것으로, 이는 여러 연구자들이 인정하고 있다. 따라서 그림과 같은 위치의 상악 견치 매복의 경우 유견치 발거를 통한 interceptive treatment의 적응증이 될 수 있음을 기억해야 한다(그림 6-6).

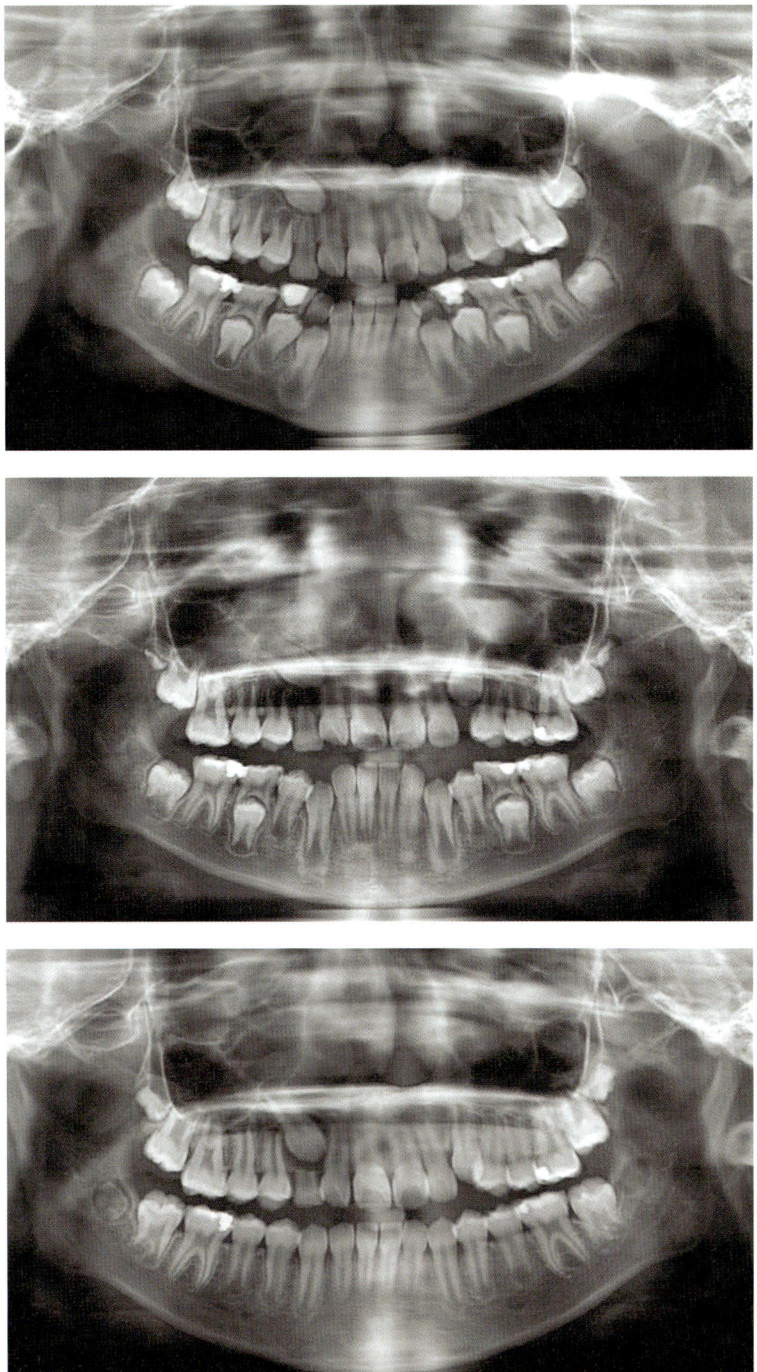

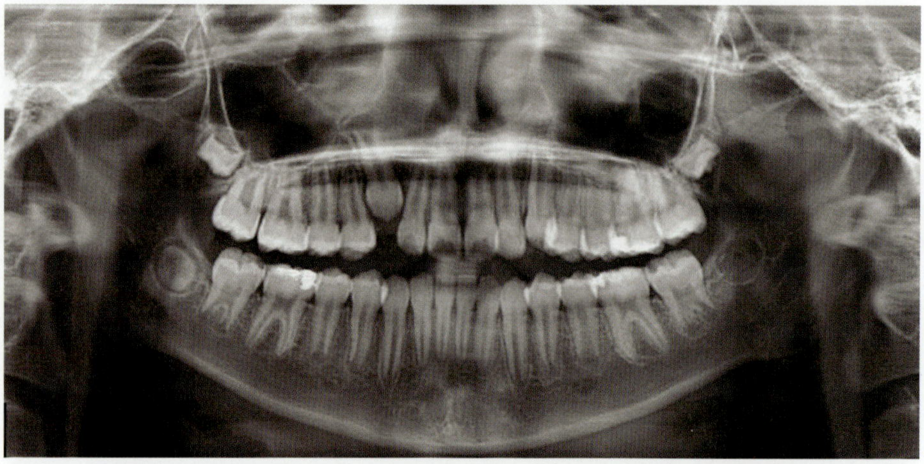

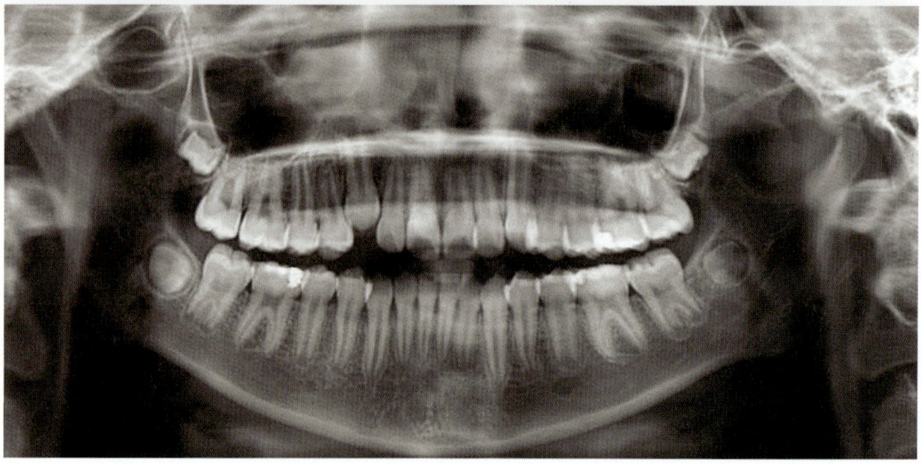

그림 6-6. **적절한 시기의 유견치 발거는 견치의 맹출을 적절히 유도할 수 있다(Interceptive treatment)**
(창원 가지런이 치과 강대근원장 제공)

3 외과적 노출술을 동반한 교정치료(Surgical exposure and orthodontic treatment)

앞서 소개한 예방적 처치 술식으로는 매복치의 맹출 경로의 개선을 기대하기 어렵거나, Ericson과 Kurol의 sector분석에서 4~5정도의 심한 변위가 있고, 치근단의 폐쇄가 어느정도 완성된 경우는 적극적인 외과적 노출술을 동반한 교정적 견인을 시도해야한다. 교정적 견인을 위해서는 외과적 노출술을 통해 교정장치를 매복치에 적절한 위치에 부착하여야 한다.

본 장에서는 매복치을 노출 시키는 몇가지 방법 즉, 연조직의 단순 절제(치은 절제술), 근단변위 판막술 (apically positioned flap, APF), 폐쇄맹출술(closed eruption technique)에 대해서 소개하고자 한다. 아래 표는 매복치의 위치와 부착치은의 상태에 따른 적절한 노출술 선택을 위한 가이드라인이다. 각각의 매복 상태에 따라 적절한 외과적 술식을 선택하여 교정적 견인을 시도하는 것이 치료 기간 및 치료 후 치은의 심미적 개선을 얻는데 도움이 된다(표 6-1).

표 6-1. 매복치 위치 및 부착치은 상태에 따른 외과적 노출술의 선정기준

	condition	excision	APF	Closed
Labiolingual position	labial	✓	✓	✓
	center			✓
Vertical position	coronal	✓	✓	✓
	apical		✓(△)	✓
Amount of gingiva	sufficient	✓	✓	✓
	insufficient		✓	

첫째로, 치은 절제술이다. 이는 연조직의 단순 절제를 의미한다. 부착치은이 넓다면, 치은 절제술의 시행이 충분히 가능하다. 부착 치은 표층부에 위치되어 불룩해진 치은 하방으로 치아가 촉진되면 적응증이 될수 있다. 이런 유형의 치아는 상악 견치 부위에서 주로 볼 수 있으나 하악 소구치 부위, 상악 중절치 부위, 그리고 미성숙 후속 영구치 치배가 골내 깊은 곳에서 미처 맹출할 준비가 되어 있지 않는 상태에서 유치가 조기 발거된 곳에서도 볼 수 있다. 치유가 일어나면서 영구치가 비후된 점막을 뚫고 나오지 못하기 때문이다. 섬유성 점막 피개를 제거하거나 그것을 절개한 후 재봉합해줌으로써 절단연이 노출되도록 해주면 대개 연조직에 매복된 치아, 특히 상악 절치 부위에서는 상당히 빠르게 맹출이 일어난다. 치아에 의해 연조직이 더 불룩하게 되어 있을수록, 치유되는 연조직에 치아가 다시 매복될 가능성도 적어지고, 맹출 속도도 더 빨라진다.

보다 깊이 매복된 치아일수록 더 광범위한 노출 시술을 필요로 하며 노출된 치아 위로 연조직이 재치유되는 것을 막기 위해 perio-pack을 해 줄 필요가 있다. 만기잔존 유치는 영구 계승치가 완전 맹출될 발육 단계에 도달했을 때에도 구강 내에 여전히 남아있는 치아를 말한다. 이러한 유치는 그것이 없으면 진행될 것으로 기대되는 정상 발육을 방해하는 것으로 간주될 수 있다. 이러한 유치는 발거되어야 하지만, 유치의 발거가 영구 계승치의 맹출을 촉진할 것인지가 예측되어야만 한다. 이렇게 지연 맹출되는 많은 영구치들은 치조골 내에서 비정상적으로 낮게 위치하며, 유치가 발거되면 치조와의 치유조직에 의해 다시 묻혀버릴 위험이 있기 때문이다. 따라서 치아의 치관은 그것의 최대 직경 부위까지 노출되어야 하며, 수술 또는 치주 포대를 그 위에 위치시키고 봉합하여 2~3주간 둔다. 이렇게 하면 치주와의 벽을 타고 하방으로 상피화가 잘 일어나게 되며 미맹출 상방으로 골이 재형성되는 것을 방지할 수 있게 된다(그림 6-7, 6-8).

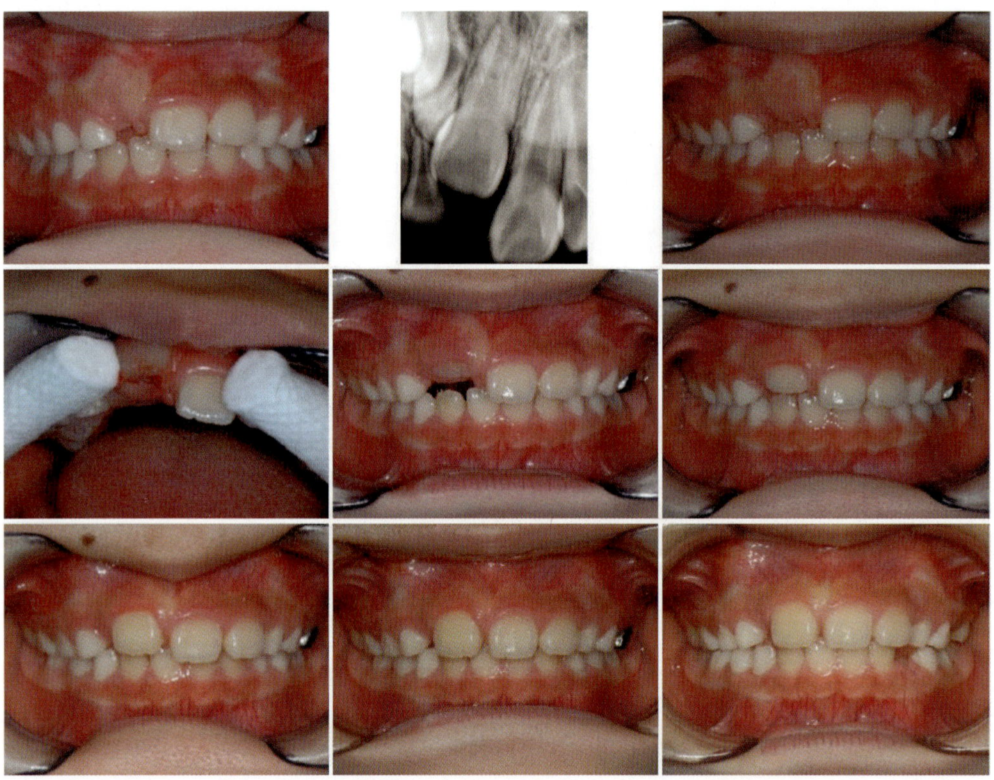

그림 6-7. **치은 절제술** (창원 가지런이 치과 강대근원장 제공)

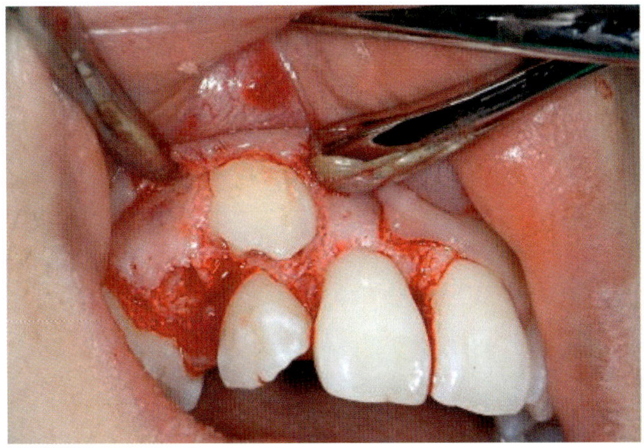

그림 6-8. **치은 절제술과 상방 치조골의 삭제** (창원 가지런이 치과 강대근원장 제공)

둘째로, 근단변위 판막술 (Apically positioned flap, APF)이다. 이 술식은 순측 치은을 매복치의 치근단측으로 재위치시켜, 예측 가능한 부착치은을 형성하도록 하는 것이다. 현실적으로 대부분의 외과적 노출술 시, 구강 전정 점막부위에서 치관 바로 위를 덮고 있는 골소와를 노출시키기 위한 절개를 시행한다. 결과적으로, 매복치의 견인 방향이 얇은 점막으로 둘러싸이게 되어 견인 완료 후, 장기 예후와 치은의 심미성이 떨어진다. 즉, 매복치 견인 방향이 부착치은 상방에서 열구 점막을 통해 자연스럽게 나올 수 있도록 외과적 노출술을 적용하여야 한다.

Vanarsdall과 Corn은 치주 판막 형성시 협측 치은의 전 범위가 포함되도록 디자인 하였다. 판막은 견치를 노출시키기 위해 하부 경조직으로부터 분리시키고, 다시 판막은 노출된 치주조직과 매복치의 치관의 순측에서 봉합되며, 치관의 나머지 부위는 구강 내로 노출 시키게 된다. 치은 조직의 치유와 함께 맹출이 일어나게 되며 치아가 치열궁 내 최종 위치를 차지하게 될 때에는 충분한 폭의 부착 치은으로 둘러싸이는 것을 볼 수 있다. 치료하지 않고 놔두면, 미맹출치가 점막을 뚫고 그 최종위치에 도달하는데 수개월이 걸린다. 그러나 판막을 근단측으로 재위치하면 맹출이 매우 빠르게 일어난다. 게다가 봉합된 연조직이 치아 협측에 약간의 압력을 적용하게 되고, 협측 변위가 자연히 감소될 수 있다.

미맹출치가 매우 높이 있다면 판막은 치조정 상의 부착 치은 하방이나, 유치의 변연치은으로부터, 전정 깊이까지 위로 신장되어 지나치게 커진다. 이런 상황에서 근단측으로 재위치된 판막은 광범위한 순측 골판을 불필요하게 구강 내에 노출시키게 되므로 추천되지 않는다.

한편 몇몇의 편측성으로 이환되고 치료된 증례에서, 매복치의 임상 치관 길이가 치료받지 않는 치아보다 더 길었으며, 평탄하지 않고 비심미적인 치은 변연이 야기되기도 하였다. 또한 어느 정도의 부착치은 소실 및 골 소실이 치료한 매복치의 순면에서 나타났는데 이는 아마도 치태 침착과도 연관되어 있으리라 판단된다. Vermette 등은 치료 종결 후 교정 장치를 사용하여 맹출된 치아의 61%에서 수직적인 relapse가 나타났다고 보고하였다. 이유는 근단측으로 재위치된 이후에 치은 조직이 인접 점막으로 치유되어 치은 반흔의 연조직띠를 만들기 때문이라고 생각하였다. 치아가 절단 쪽으로 당겨짐에 따라 이 점막이 치아와 함께 치조정을 향해 하방으로 신장된다. 그러면 힘이 제거될 때 회귀 경향이 초래되는 것이다. 그러나 대조측에 비교해 볼 때, 치주 부착은 영향 받지 않았다. 그럼에도 불구하고 이 방법이 교정치료 하는데 있어서 중요한 장점은 협측으로 매복된 견치가 구강 내로 노출되어 견인 장치의 접착이 쉽게 가능하다는 것이다(그림 6-9, 6-10).

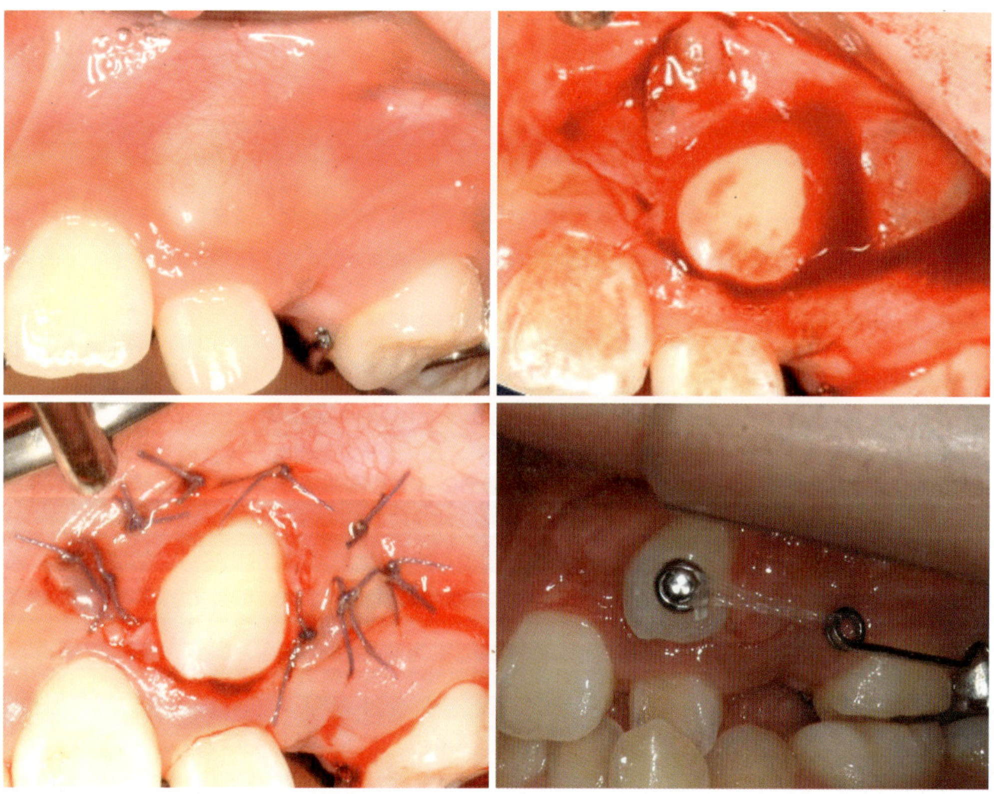

그림 6-9. 매복견치의 근단변위판막술을 시행하고 교정적 견인을 위한 장치를 부착한 증례

A)치료전 B)치주 수술중 부분판막 거상 C)봉합 D)치유후 장치부착 및 견인 2020년 1월 28일

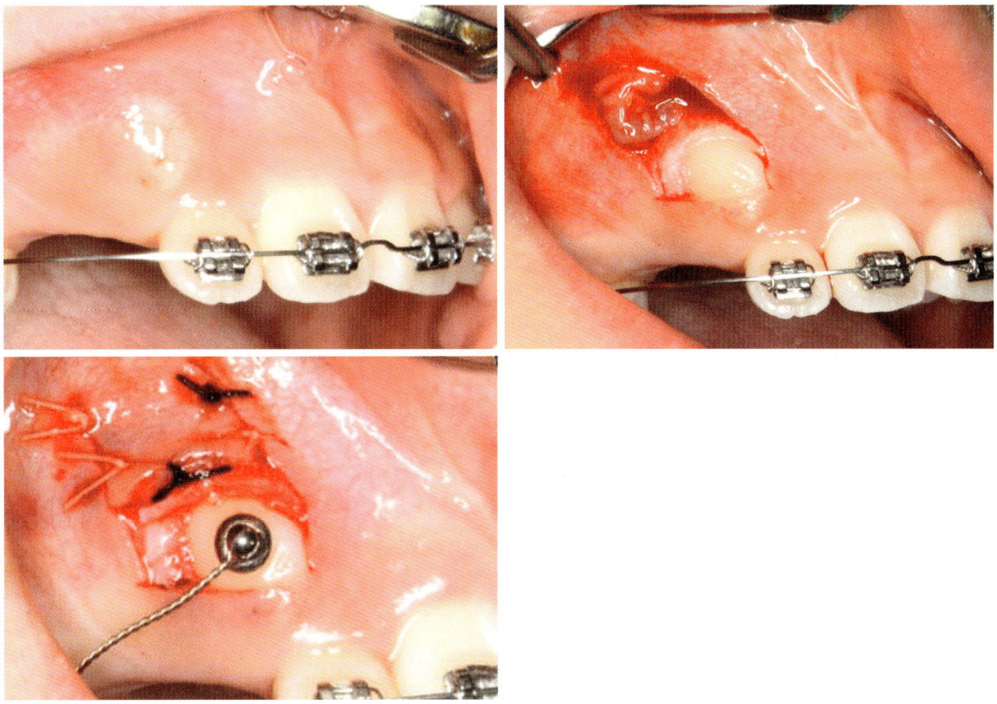

그림 6-10. **매복치의 외과적 노출을 위한 근단변위판막술** A)술전 B)부분판막 거상 C)봉합 및 장치 부착.

마지막으로 폐쇄맹출술(closed eruption technique)이다. 이 방법은 McBride에 의해 제안된 것으로, 견치의 높이에 상관없이 이용될 수 있는 술식이다. 치주판막이 매복치의 치관을 노출시키는데 필요한 만큼 거상시키고, 치관부위에 교정적 견인 장치를 부착한뒤 판막을 원 위치로 돌려놓고 봉합한다. 이때 견인 장치와 연결된 결찰선재(ligature wire) 혹은 체인을 치조정 상에서 재위치된 판막의 봉합된 변연부를 통해 구강 내로 노출시키거나 발거된 유치 치조와를 통해서 매복치를 하방으로 끌어당긴다(그림 6-11).

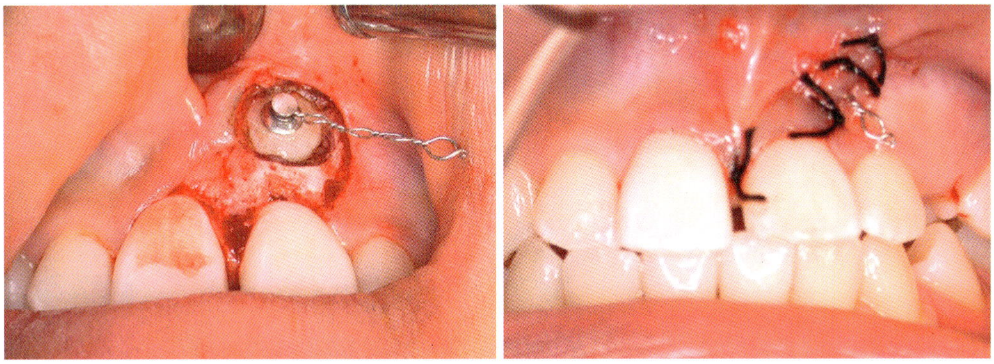

그림 6-11. **Closed method를 활용한 교정적 견인 장치 부착** (창원 가지런이 치과 강대근원장 제공)

근단변위판막술 후 치아가 노출된 상태로 있을 때보다 자발적인 맹출이 일어나는 경향은 덜하며 맹출을 유도하기 위해서는 교정력을 적용하여야 한다. 견인 방향은 부착치은을 통해 맹출하도록 유도하여야 하고, 견인 장치의 설계와 힘의 적용도 이를 반영해야 한다.

폐쇄맹출술 방법은 근단변위 판막술과 종종 비교되는데, 폐쇄맹출술에선 부착치은이 하방으로 내려가서 임상치관이 길어지는 경향이 적으며, 부착 소실도 상대적으로 적게 나타난다.

단지, 외과적 술직중에 철저한 지혈 후 교정적 견인 장치를 부착해야 한다. 그러나 치아의 위치가 불량하고, 접착할 수 있는 치관 부위를 충분히 노출시키기 어려운 경우에 견인 장치를 다시 부착해야하거나, 장치부착술식시 오염에 의해 견인중 장치가 탈락하는 경우가 발생할 수도 있다. 따라서 외과적 노출시 매복치의 위치가 불량하여 견인 중 장치의 재부착이 필요할 경우, 외과적 노출술을 한 번 더 시행할 수 있음을 환자에게 미리 언급해 두어야 한다. 증례는 상악 중절치의 역위 매복이다. 장치를 부착할 수 있는 부위는 매복치의 설측이지만 적절한 견인력을 가하여 회전을 유도하기 위해서는 견인 중간에 장치를 협측으로 변경하여 재부착 해야 한다. 따라서 두 번의 외과적 노출술이 필요하다(그림 6-12, 6-13).

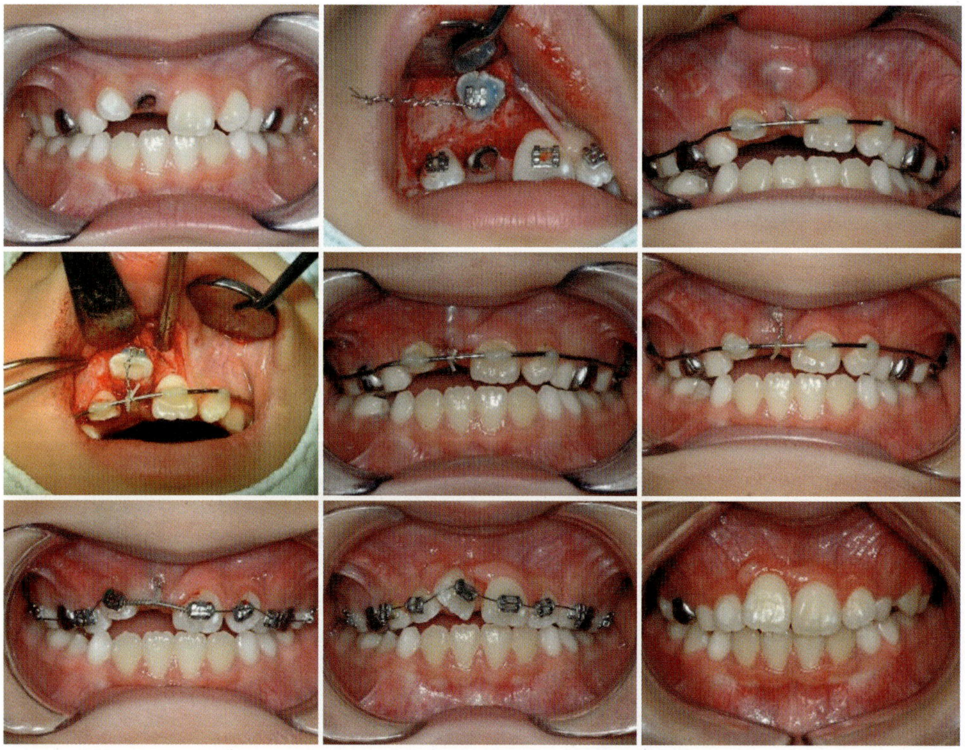

그림 6-12. 역위매복된 중절치의 외과적 노출술(폐쇄맹출술) - 2차례 진행하여 장치부착 위치를 조절하였다.
(창원 가지런이 치과 강대근원장 제공)

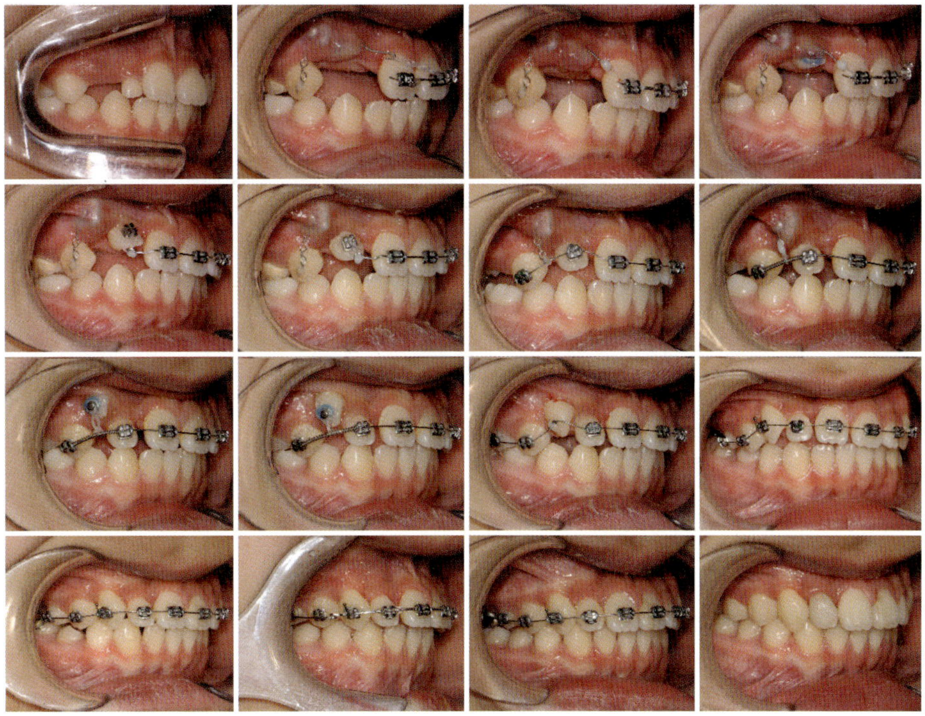

그림 6-13. **폐쇄맹출술을 활용하여 상악 견치 측절치를 견인하는 증례** (창원 가지런이 치과 강대근원장 제공)

교정 장치를 부착함에 있어서, 전통적인 교정용 브라켓을 이용하려는 유혹에 빠지기 쉽다. 그러나 치아의 협측 풍융부, 협측골 부족, 그리고 재위치된 판막의 상대적인 긴장과 브라켓의 넓고 높은 외형으로 인해서 점막 치은 조직이 손상받게 된다. 이때, 이를 덮게 될 조직에도 손상을 입혀 열개 또는 균일한 'button-holding'을 초래할 수 있다. 그러므로 작은 크기와 보다 낮은 외형의 견인 장치를 적어도 치아가 맹출되어 호선에 접근될 때까지 사용하는 것이 장점이 더 많다.

구개측에 위치된 매복치는 구개점막 직하방에서 촉진되는 경우가 많다. 치아를 노출된 상태로 두기 위해 그 상부 점막을 원형으로 외과적으로 제거하는 방법이 명백한 장점을 갖는다. 그러나 구개 점막 피개는 매우 두껍고 넓은 절단면을 남기게 되어 그 절단면이 보다 광범위하게 다듬어지지 않고 치낭이 제거되지 않는다면 그 위로 다시 닫혀버리려는 경향이 있다.

협측 판막 술식에서 기술했던 대로, 구개측 폐쇄맹출술도 노출된 치관에 교정장치를 부착하고 판막을 재봉합함으로써, 연조직 제거 및 외과적 손상을 최소화 할 수 있도록 해준다. 이후 적절한 역학으로 교정력을 가한다면, 점막 치은 조직의 건강과 심미적인 외형뿐 아니라 치아에 대한 골 지지도 양호해진다(그림 6-14).

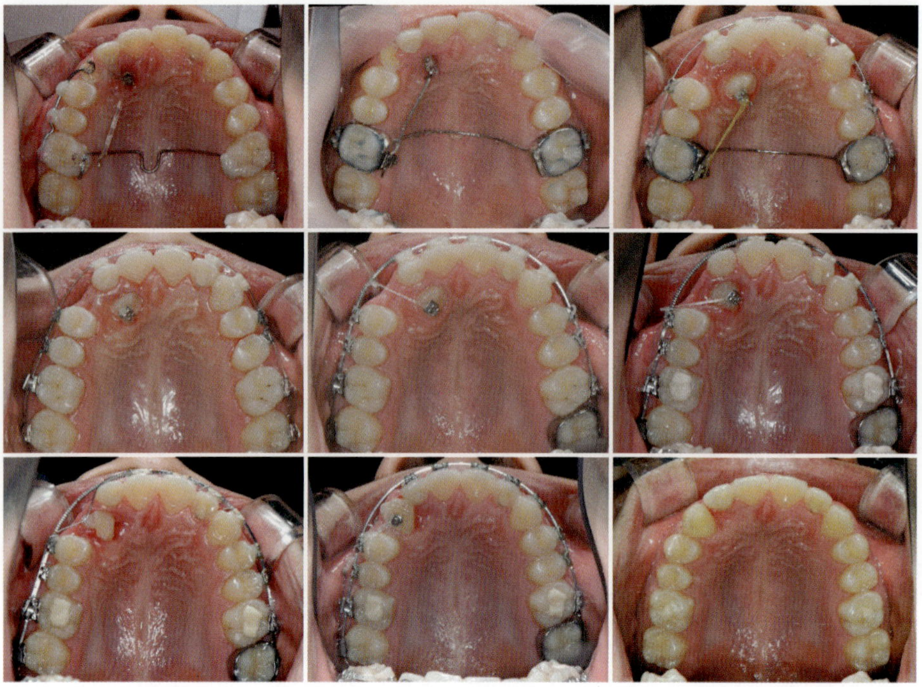

그림 6-14. **구개측 매복의 경우, 적절한 외과적 노출술과 교정적 견인으로 좋은 결과를 얻을 수 있다.**
(창원 가지런이 치과 강대근원장 제공)

4 외과적 재위치술 (Surgical repositioning)

외과적 재위치술은 매복치 치료에 있어 하나의 대안이 될 수 있다. 외과적 재위치술은 치아가 치조골 깊숙이 매복되거나 견인하기에 위치가 불량한 경우, 치아를 발거하고 치열궁내의 적절한 위치에 치조와를 만들고 치아를 다시 심는 것이다. 그러나 치근 외흡수가 치아 재위치 이후에 종종 나타나며, 이것이 실패의 주원인이 되므로 교정적 치아 견인보다 우선적으로 선택되기는 어렵다. 더욱이, 총생등으로 발치를 동반한 교정치료가 필요한 경우에 대안으로 적용하기는 쉽지 않다. 따라서 총생이 있거나, 임플란트 대안으로 선택할 충분한 상황이 전제되어야 하므로 적응증이 많지 않다.

그럼에도 불구하고, 매복치의 견인이 가능할 수 있으나, 견인 동안 인접치의 손상 가능성이 높거나, 치료 기간 등의 문제로 외과적 재위치술은 고려해 볼만한 술식이다. 대부분의 외과적 재위치술은 맹출력이 활발할 것으로 예측되지 않는, 치근이 완성된 이후의 성장이 어느 정도 진행된 환자의 경우에 선택될 수 있다(그림 6-15, 6-16).

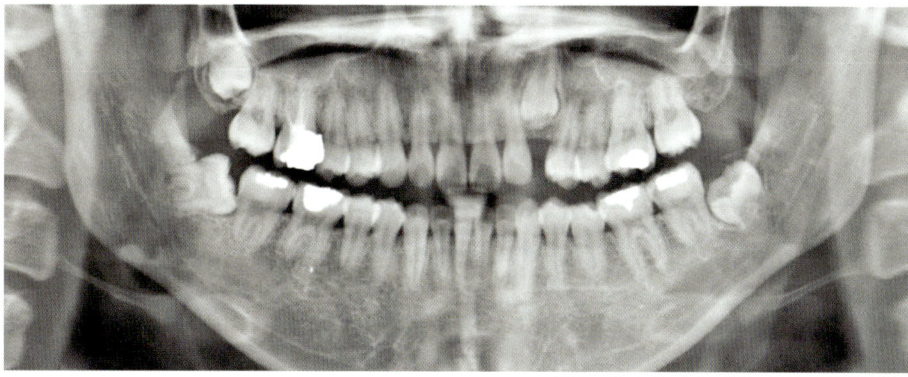

그림 6-15. **매복치의 외과적 재위치술**

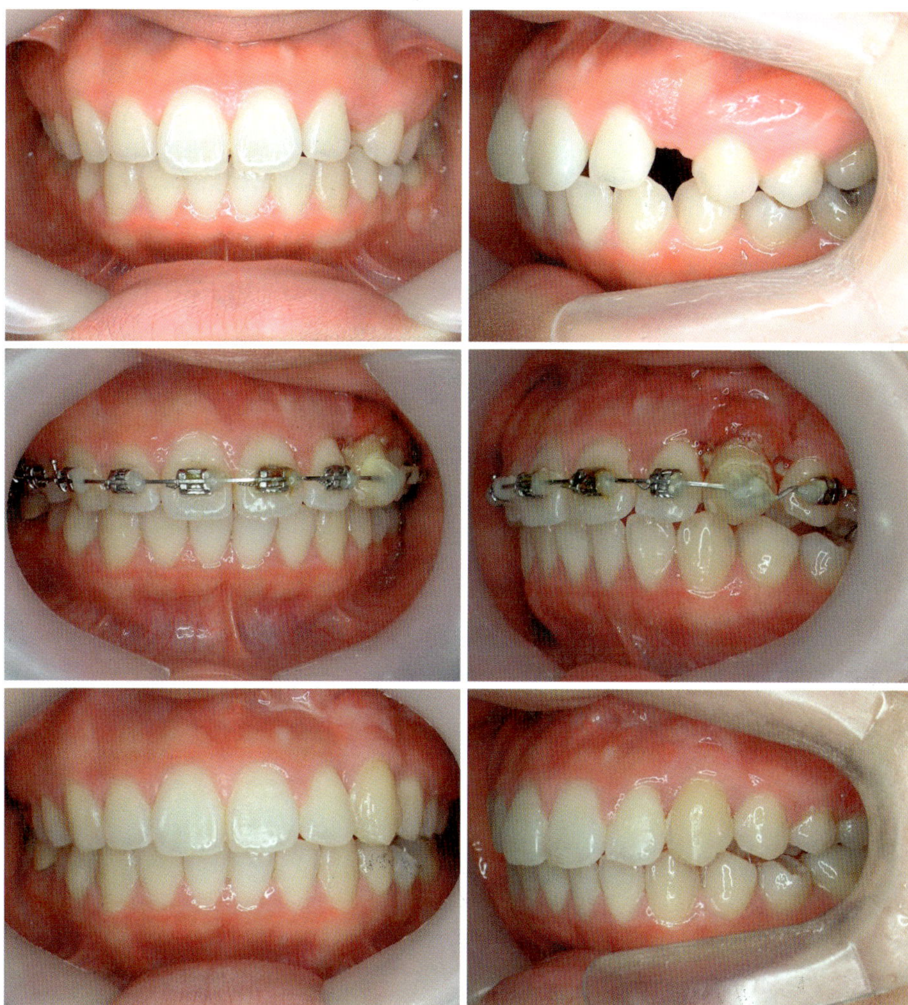

그림 6-16. **외과적 재위치술.**
초진시 구강 내 사진과 파노라마 사진-외과적 재위치술과 스플린팅-치료 후 구강 내 사진

전치부 매복치의 외과적 재위치술은 치아 이동 후 연조직과 치조골의 두께 등 여러 요건이 충족되어야 하므로 심미적인 목표가 달성될 가능성이 있는 경우에 제한적으로 시행하는 것이 필요하다. 특히, 매복 견치의 외과적 재위치술은 악궁의 위치상 견치가 악궁 코너에 위치하고 치조골이 상당부분 풍융한 형태로 존재하고 있는 경우, 재위치가 가능하다. 그렇지 않은 경우, 재위치 후에 심한 치은 퇴축과 유착 등의 부작용이 초래될 가능성이 있으므로 술식을 선택함에 있어 신중을 기해야 한다.

5 발치(Extraction)

매복치의 발치는 치료 선택에 있어 제일 마지막 선택이여야 한다. 매복치 발치는 매복치 자체의 문제에 기인하는 경우도 있지만, 사회 경제적인 환경, 환자의 인식에 의해 치료 대안으로 선택되기도 한다. 사회 경제적 이유로 성인이 되어서야 비로소 전치부 매복치를 치료하고자 하는 경우, 오랜 기간 동안 치조골 내에 위치한 치아의 경우 교정력에 반응하는 것이 어린 나이의 환자에 비해 활발하지 않다. 이 경우 최소 3~6개월 정도 교정치료를 시행해보고 반응이 없는 경우 혹은 지나치게 느린 경우는 이른 시기에 치료계획을 변경할 필요가 있다(그림 6-17).

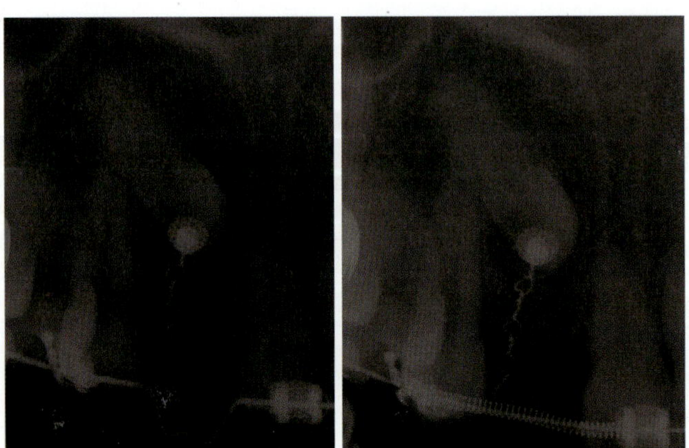

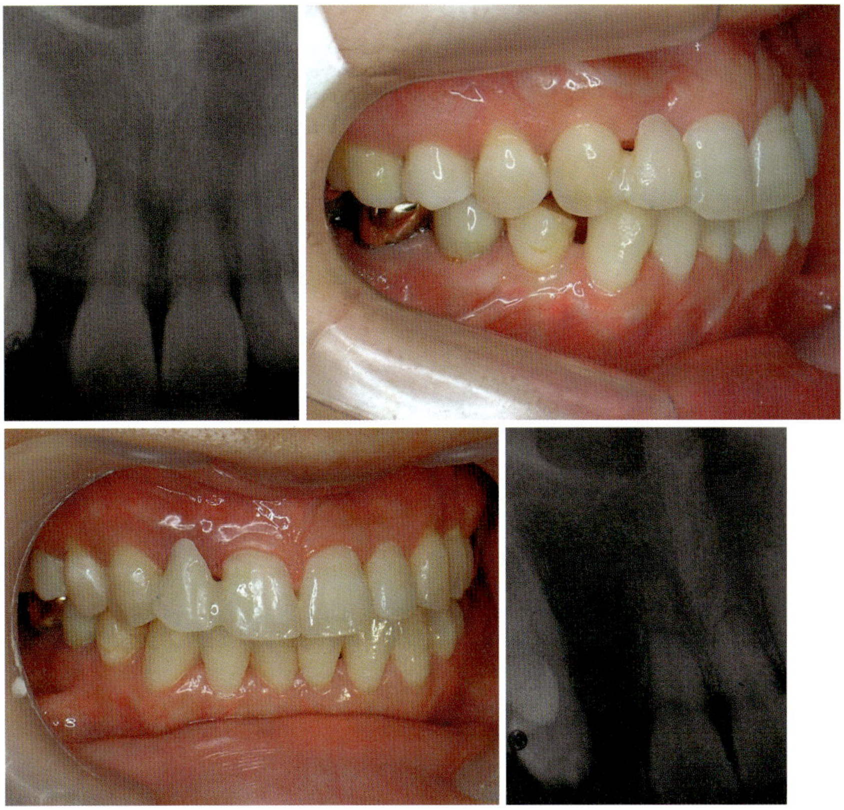

그림 6-17. **성인에서 매복치 견인은 교정력에 대한 반응 정도가 소아 청소년기의 환자와 다르다는 것을 기억해야 한다. 매복치 견인 후 3~6개월 후 반응이 느림을 확인하고 발치를 시행하였다.**

종종 성인이 아니라도 매복치의 위치가 지나치게 불량하여 교정적으로 견인하는 것이 힘든 경우가 존재한다. 이러한 경우 보호자와 상의하여 교정적 견인의 문제점과 발치후 나타날 수 있는 문제점에 대해 충분히 상의하고 발치를 고려할 수 있다(그림 6-18, 6-19).

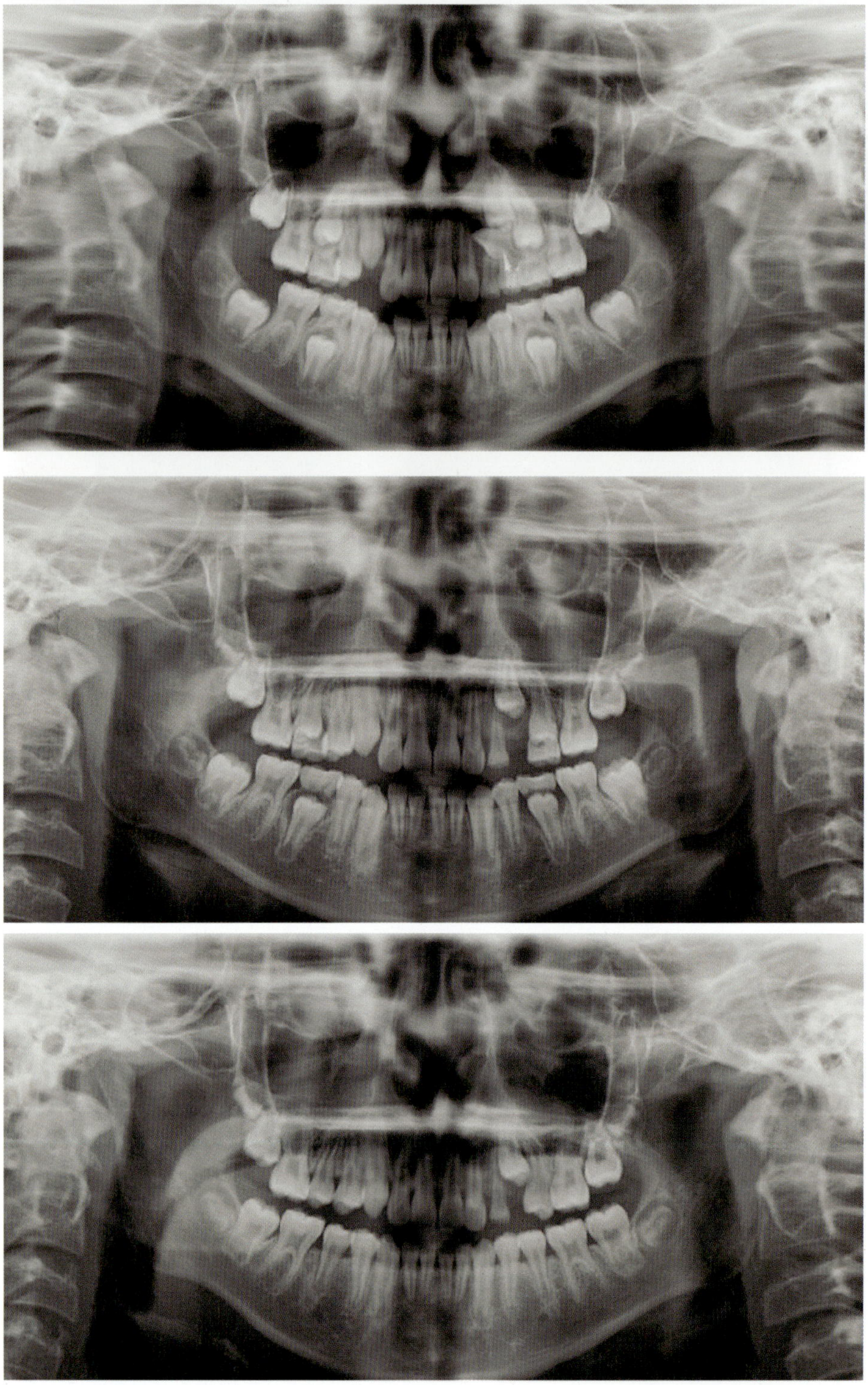

그림 6-18. 수평 매복된 상악 좌측 견치는 견인 방향과 인접치아와의 관계 등을 고려하여 발치하고 상악 제1,2소구치를 맹출유도 하기로 결정하였다.

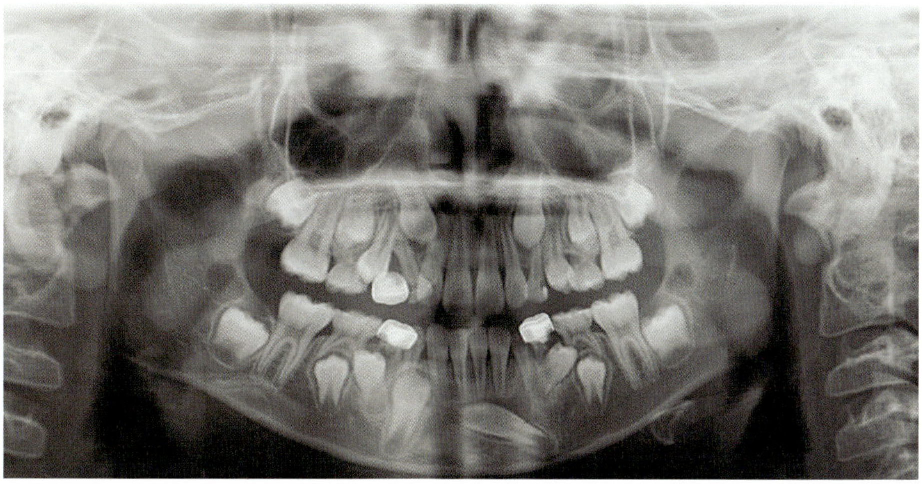

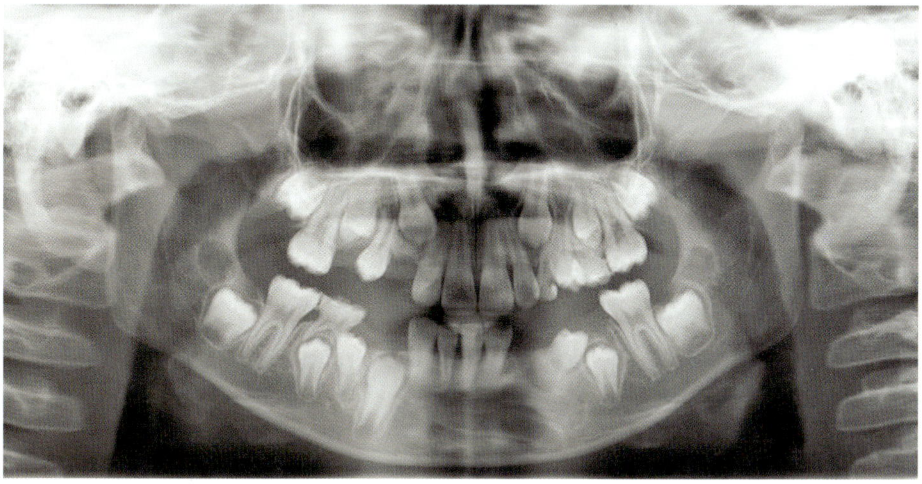

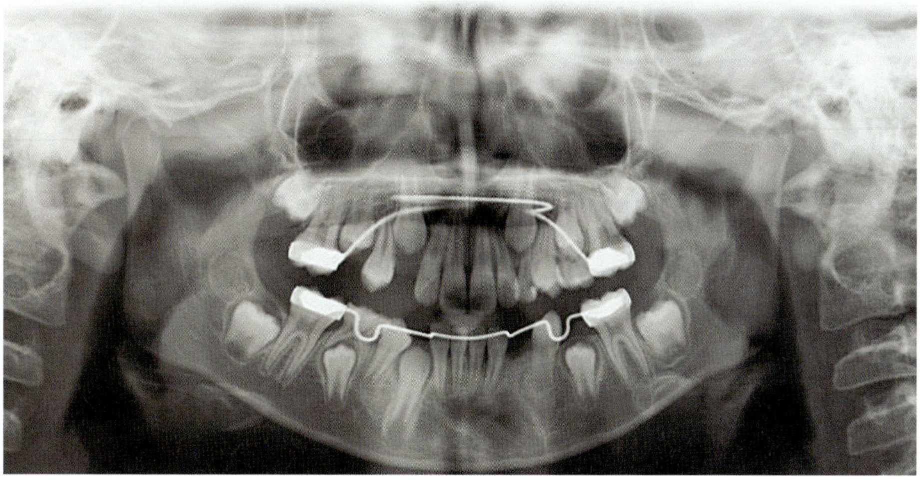

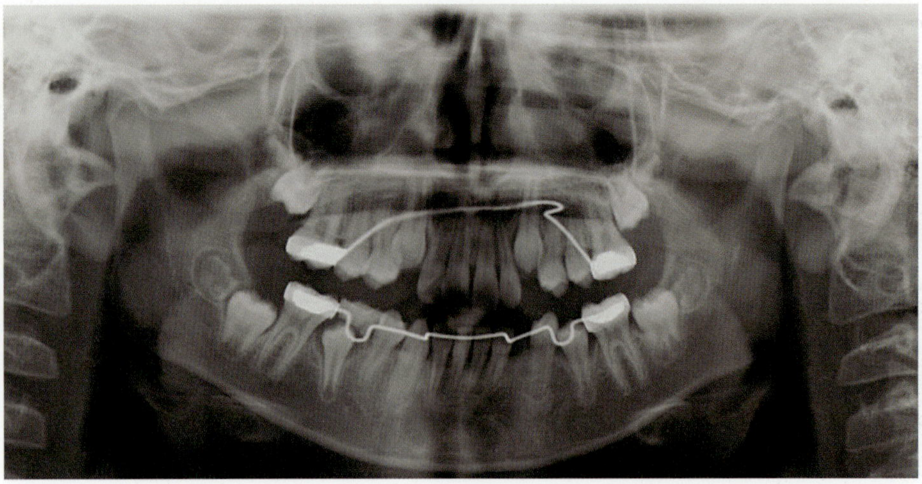

그림 6-19. **하악 견치의 수평 매복은 견인시 인접치아의 손상 가능성이 높다. 견인 시 발생할 수 있는 부작용과 발거시 필요하게 되는 장치등에 대해 상의 후 발치를 결정하였다.**

본 장에서 설명한 다섯 가지의 치료 옵션들은 각 환자의 증례와 사회 경제적 여건에 따라 치료 방향을 결정하고 치료를 진행해 나가야 한다. 그러나 통상적인 매복 영구치의 치료계획은 다음 세 가지의 치료 원리를 따라야 한다.

첫째, 예후는 이동의 양과 노출에 요구되는 외과적 외상에 의존한다. 이동량이 많을수록, 외상이 클수록 예후가 좋지 않다. 심하게 매복된 치아를 발치하고 공간폐쇄를 하거나, 보철적으로 수복하는 것이 치아를 악궁내 제자리로 끌고 오기 위해 영웅적인 노력을 하는 것보다 나을 때가 많다.

둘째, 수술시에 치주 판막은 치아가 부착 치은 조직으로 맹출이 유도되도록, 적절하게 거상하고, 견인 방향이 치조점막을 통과하도록 해서는 안 된다.

마지막으로 치열궁내에서는 매복된 치아가 배열될 수 있는 충분한 공간을 확보하여야 한다.

증례 - 외과적 직립을 통한 매복 하악 제2대구치 치료

15세 4개월의 남자환자가 “아래 양쪽 어금니가 누워있고, 이가 삐뚤해요”를 주소로 본과에 내원하였다. 초진시 안모사진에서 둔한 턱목각도이며, 이순구가 얕고 구순돌출감 보였다.

구강 내 사진을 보면 상하악에 경미한 총생 있으며, 우측은 Ⅲ급, 좌측은 Ⅰ급 견치 및 구치관계였다. 양측 하악 제2대구치는 근심경사 매복되었으며, 양측 하악 제1대구치의 원심경사 보였다. 상하악간 폭경부조화 있으며, 절단교합으로 얕은 전치부 수직피개 및 수평피개를 보였다. 안면정중선에 대해 상악 치열정중선은 우측으로 2.0mm 편위되어 상하악의 치열 정중선이 일치하지 않았다(그림 6-20).

초진시 파노라마 방사선사진을 보면, 양측 하악 제2대구치가 근심경사된 채 매복되어 있으며, 특히 좌측 제2대구치가 더 심한 경사도를 보이며 매복되어 있다. 양측 하악 제2대구치의 치근발육은 2/3이상 진행된 Nolla stage 9단계였다. 양측 하악 제1대구치는 원심경사, 양측 상악 제1대구치는 정출되었으며, 4개의 제3대구치 존재하였다(그림 6-21).

초진시 측모 두부계측 방사선 사진 분석에서 전후방적으로 SNA 79.7°, SNB 76.0°, ANB 3.7°로 골격성 Ⅰ급 부정교합을 보였으며, 수직적으로는 SN-GoMe angle 45.0°, FH-MP angle 35.5°로 과발산양상(hyperdivergent)을 나타냈다. 치열분석에서 상악전치각도는 U1-FH 107.3°로 설측경사되었으나, 하악전치각도는 IMPA 91.7°로 정상범주였다(그림 6-22). 정모 두부계측 방사선 사진에서는 골격적 비대칭 소견은 보이지 않았다(그림 6-23). 이상의 정보들을 바탕으로 양측 하악 제2대구치의 매복을 동반한 골격성 Ⅰ급 부정교합으로 진단하였다.

매복된 하악 제2대구치는 직립시키고, 폭경부조화를 개선하기 위해 상악궁 확장을 시행하고 구순돌출감 개선 및 적절한 상하악 전치 관계 형성을 위해서 상하악에서 소구치 발치가 동반한 치료를 계획하였다. 우선적으로 매복된 #37,47을 직립시키는 다양한 방법 중에 본 증례에 적용시킬 방법을 결정해야 했다. 매복된 하악 제2대구치를 직립시키는 방법으로는 brass wire를 이용하는 방법, 제2대구치 발거 후 제3대구치로 대체하는 방법, 다수 치아나 골성 고정원을 이용하여 교정적으로 견인하는 방법, 외과적 직립 등 4가지로 생각해 볼 수 있다. 본 증례는 매복심도가 깊고, 특히 하악 좌측 제2대구치는 출은조차 하지 않았기 때문에 경미한 locking 증례에 사용할 수 있는 brass wire를 이용한 방법은 배제하였다.

제2대구치 발거 후 제3대구치로 대체하는 방법은 제3대구치가 올바른 위치로 저절로 맹출되기를 기다리거나, 교정적으로 개입하여 견인하거나, 외과적으로 이식하는 방법이 있다. 그러나 11~13세에 맹출하는 하악 제2대구치를 발치 후 17~20세에 맹출하는 제3대구치가 맹출할 때까지는 상당기간 기다려야 한다. 특히 하악의 경우 제3대구치의 맹출양상은 예측하기가 어렵기 때문에 저절로 맹출되기를 기다리면서 대체하는 방법, 교정적으로 견인하는 방법 역시 배제하였다. 또한 제3대구치를 제2대구치 위치로 외과적으로 이식하는 방법은 치근이 타액에 오염되거나 치근첨 혈관손상으로 인한 치수생활력 상실 등의 문제로 인해 성공률이 낮다고 알려져 있다. 따라서 매복된 제2대구치를 발치한 후 제3대구치로 대체하는 방법 역시 배제하였다.

매복된 하악 제2대구치를 교정적으로 견인시, 장치부착이 불가능하다면 장치부착이 가능하도록 외과적으로 해당치아를 노출시켜야 한다. 이후 근심경사된 매복치를 직립시키는데 필요한 고정원은 다수치아나, miniscrew, miniplate에서 얻을 수 있다. 본 증례에서의 적용을 고려할 수 있는 방법이었다. 심도가 깊었기 때문에 다수치아 고정원보다는 골성고정원이 유리하였으나 miniscrew를 식립할 적절한 위치선정에 어려움이 있었다. 매복치 전방부는 치근간격이 좁고, 후방부는 개폐구시 교합될 가능성이 있었기 때문이다. 물론 miniplate나 miniscrew를 closed type으로 식립할 수 있지만, 식립후 탈락가능성이 있고, 차후 부가적으로 제거술을 해야 하는데, 이러한 부분에 대해 환자와 보호자가 원치 않아 배제하였다.

마지막으로 외과적 직립하는 방법이 있다. 이는 socket내에서 straight elevator를 이용하여 근심경사 매복된 하악 제2대구치를 직립시키는 방법으로 심하게 경사되어 매복된 치아, 브라켓을 붙이기 어려운 매복치, 하악 제1대구치와 매복된 하악 제2대구치 치축간 각도가 75도 이상인 경우 그리고 하악 제2대구치의 치근발육에 있어서 치근길이가 1/2~2/3정도 발육되었을 때, 이러한 수술적인 방법을 선택할 수 있다. 본 증례는 모두 75도 이상의 각도를 보이는 심도 깊은 매복 증례였고, 브라켓을 붙이기 어려운 매복치였기 때문에 수술적인 방법을 고려해 볼 수 있었다(그림 6-24). 다만 외과적 직립시 치근첨의 회전각도는 90도 이하로 해야 한다. 왜냐하면 치근첨의 이동량이 많아질수록 치수생활력 상실 등의 위험요소도 증가하기 때문이다. 또한 외과적 직립 후 치수괴사, 치근흡수, 치근파절, 감염, 유착 등의 부작용도 발생할 수 있다. 그리고 매복된 하악 제2대구치를 외과적으로 직립시키기 위해 협측에서 접근하여 협측 골을 제거하는데 교합력이 작용함에 따라 하악 제2대구치가 점진적으로 협측 변위될 수 있다.

매복된 하악 제2대구치를 치료하는 각각의 방법에 대한 장단점에 대해 충분히 환자와 보호자와 상의한 후 외과적 직립술에 동의하였고, 이 외과적인 방법으로 하악 제2대구치를 직립시키기로 계획하였다.

외과적 직립 후 유지관찰기간동안 양측 하악 제2대구치 치근에 이상이 없고 치조골이 정상적으로 형성되면 포괄적 교정치료 진행하기로 하였다. 폭경부조화 개선 위해 상악궁 확장시행하고 돌출 및 적절한 상하악 전치간 관계 형성 위해 상하악 좌우의 제1소구치 발치 동반한 교정치료를 진행하기로 하였다.

근심경사 매복된 하악 제2대구치의 직립을 위해 본원 구강악안면외과에 하악 양측 제3 대구치 발치 및 제2대구치의 외과적 직립술을 의뢰하였다. 그림 6-25는 제2 대구치의 외과적 직립술 후 사진으로 직립된 제2대구치로 인해 전치부 수직 교합이 열린 것을 볼 수 있다.

만약 직립된 치아의 위치가 안정적이지 않으면, 2~4주 동안 스플린트 할 것을 문헌에서는 추천하였고, 본 증례에서는 직립된 치아의 위치변화가 나타날 시, 부분적으로 구치부 교정장치를 붙여 위치개선 및 안정화 도모하기로 하였다

외과적 직립술 후 1달 뒤, 제2대구치의 위치변화로 인해 좌우측 구치부 본딩 시행하였다(그림 6-26). 접착시스템을 이용한 일시적인 교합 이개는 도모하지 않았으나, 경과관찰시 하악 제2대구치의 위치개선이 이루어지지 않으면 교합 이개를 시행하기로 계획하였다. 이때 제1대구치에 접착제를 이용하여 일시적인 교합 이개를 시행해서 제2대구치에 외상성 교합을 배제했었더라면 제2대구치의 협측변위 정도를 줄일 수 있었을 것으로 생각된다.

구치부 본딩 후 하악 제2대구치의 수직적 위치는 개선되었으나, 좌측 하악 제2대구치는 협측변위가 발생하였다(그림 6-27). 이후 6개월 동안 양측 하악 제2대구치의 치근 및 치조골 회복상태를 관찰하였다(그림 6-28).

양측 하악 제2대구치 치근에 이상이 없고, 치조골이 양호하게 형성되어 이후 계획된 상악궁 확장 시행하였다(그림 6-29).

상악궁 확장 후 상하악 좌우 제1소구치 발치하여 레벨링 진행하였다(그림 6-30). 공간폐쇄가 거의 완료된 치료 29개월째에, 좌측 구치부 반대교합 개선하기 위해 toe-in bend 부여 및 criss cross elastic을 적용하였다(그림 6-31).

치료 35개월 후 정중선 일치, 적절한 수평피개, 수직피개, 좌우측 I급 견치 및 구치관계를 달성하였으며, 반대교합 보이던 좌측 구치부 교합관계도 양호하게 개선되어 장치를 제거하였다(그림 6-32).

유지장치로 상하악에 설측 고정식 유지장치를 부착하고, 상악에는 가철식 유지장치를 추가적으로 장착하도록 하였다.

치료 후 좌우측 I급 견치 및 구치관계 보이며, 적절한 수직/수평피개 확립하였다. 치료전후 파노라마 사진을 비교해보면, 외과적으로 직립시킨 하악 제2대구치 근심부위 치조골은 CEJ보다 약간 낮은 위치에서 형성되었고, 치조 백선 역시 잘 형성되었다(그림 6-33). 그리고 치료 후 상하악 치근은 서로 평행하고 교합면에 수직으로 마무리되었다. EPT검사결과 하악 제2대구치의 치수생활력이 상실되지 않았고, 좌우측 제1대구치 원심 및 제2대구치 근원심 치주낭 깊이도 3mm로 양호하였다. 또한 근심경사가 심했던 좌측 하악 제2대구치를 보면 원심치근에 비해 길이가 더 짧았던 근심치근의 발육이 진행되어 양호하게 치근발육이 이루어진 것을 확인할 수 있었다(그림 6-34). 매복된 하악 제2대구치 직립되고 폭경부조화 개선되어, 치료 후 측모 두부방사선 사진을 계측해보면 SN-GoMe 및 FMA값이 감소한 것을 볼 수 있다(그림 6-35). 치료 후 상악 전치각도는 잘 유지되었고, 하악 전치부가 다소 설측경사되어 전치부 수직/수평피개가 형성되었다. 치료 전후의 정모 두부계측방사선 사진 비교시 우측 편위되어 있던 상악치열 정중선이 치료종료 후 하악 치열정중선 및 안면정중선과 모두 일치되었다(그림 6-36).

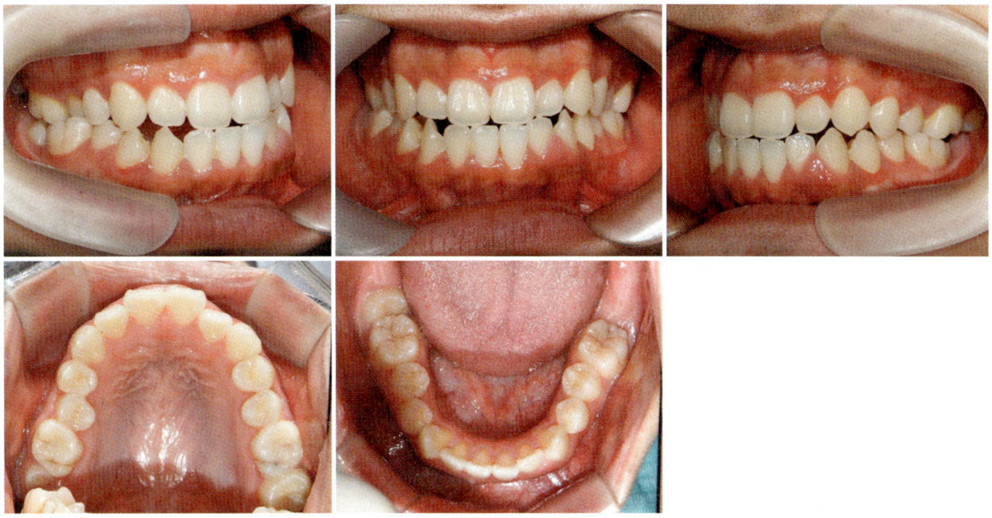

그림 6-20. 초진 시 안모 및 구내 사진

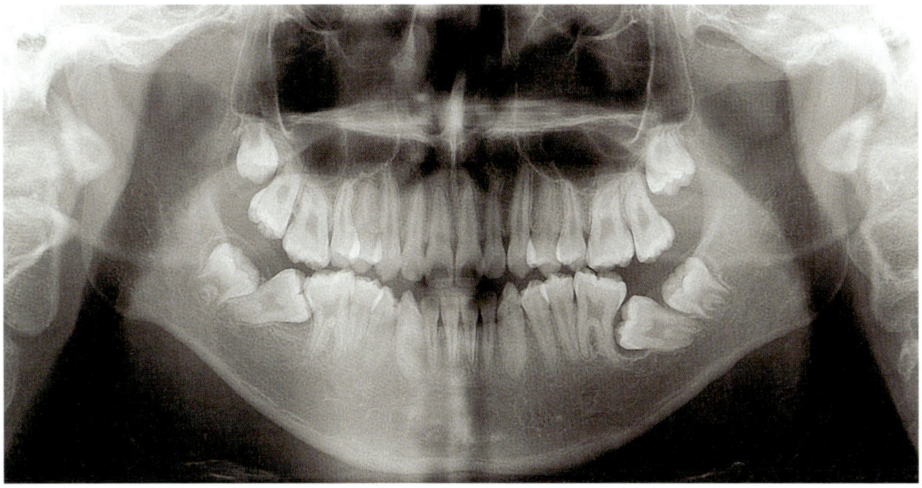

그림 6-21. 초진 시 파노라마 방사선사진

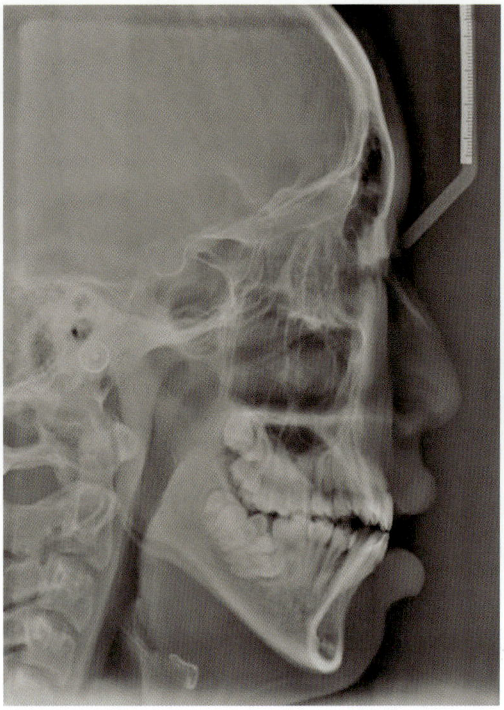

Measurement	Mean	Initial
SNA	81.1	79.7
SNB	78.3	76.0
ANB	2.8	3.7
APDI	81.5	82.4
ODI	70.3	66.3
SN-GoMe	36.0	45.0
FMA	25.0	35.5
FH-Occ. Plane	13.0	8.3
Y-axis to SN	70.9	77.0
U1 to FH	119.9	107.3
IMPA	95.0	91.7
Interincisal angle	121.3	125.5

그림 6-22. 초진 시 측모 두부방사선계측사진

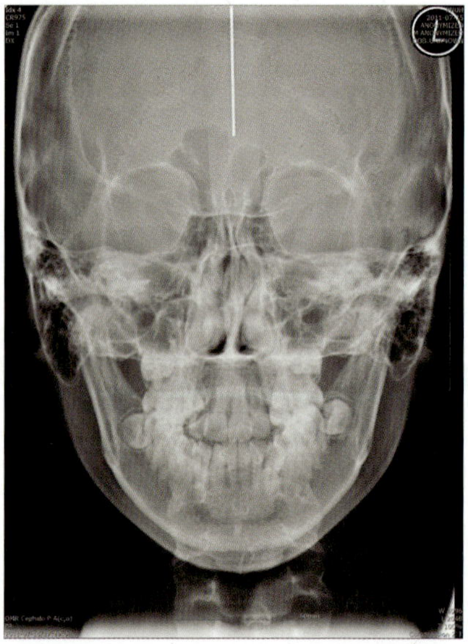

그림 6-23. 초진 시 정모 두부방사선계측사진

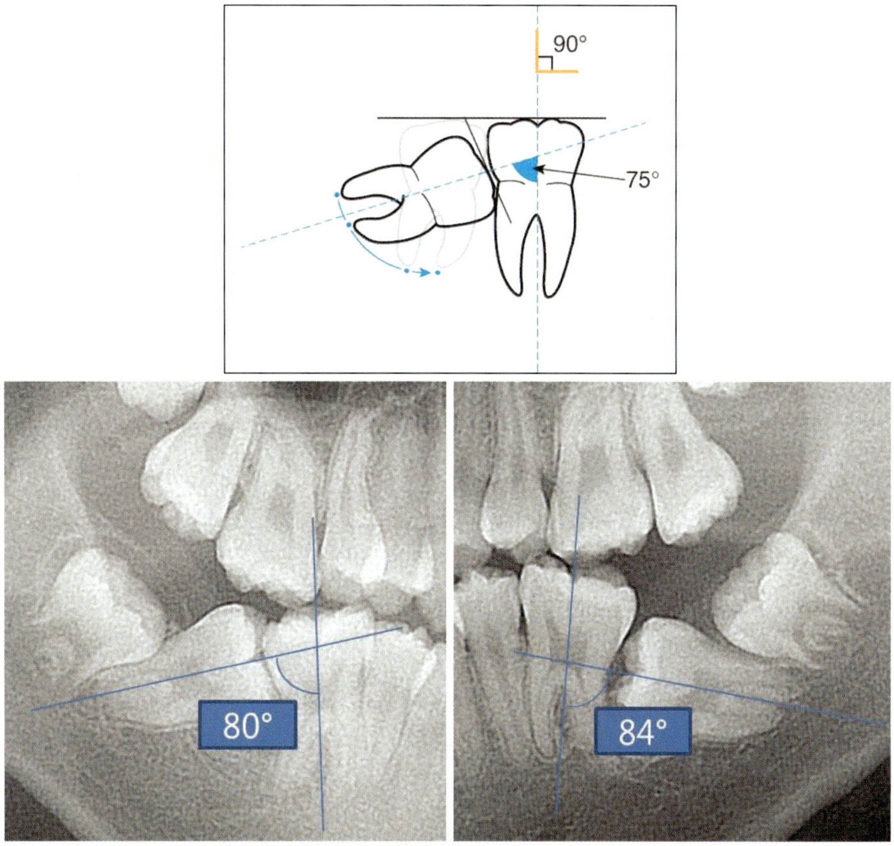

그림 6-24. 하악 제1대구치와 매복 하악 제2대구치 치축간 각도

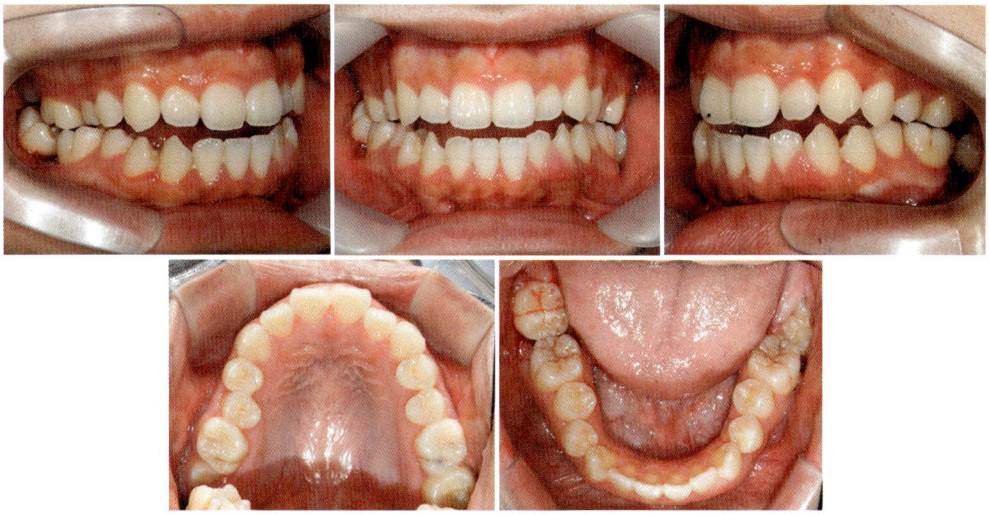

그림 6-25. 본원 구강악안면외과에서 #38,48 발치 및 #37,47 외과적 직립술 후 내원하였다.
직립된 #37,47로 인해 전치부가 이개되었다.

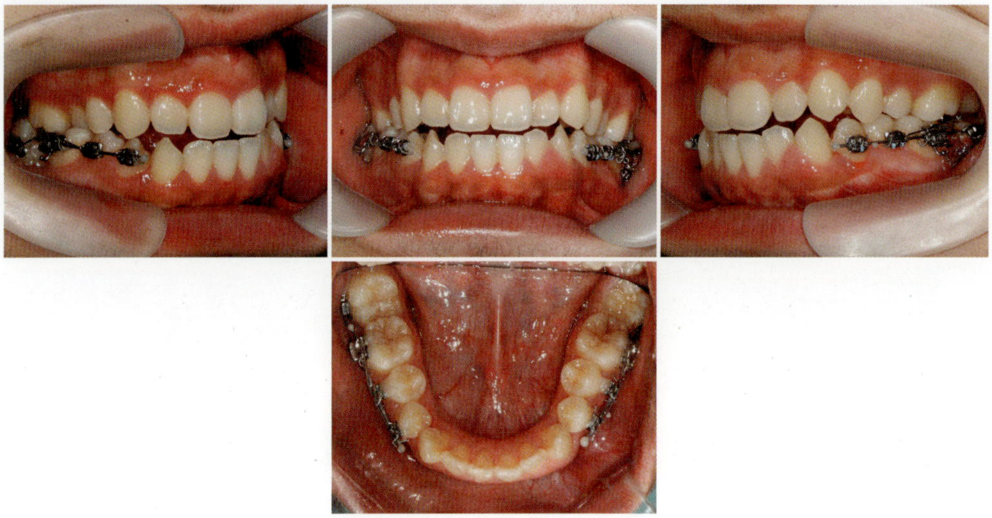

그림 6-26. #37,47 외과적 직립술 1개월 후 구내사진. #37,47 위치변화로 인해 좌우측 구치부 장치부착 하였다.

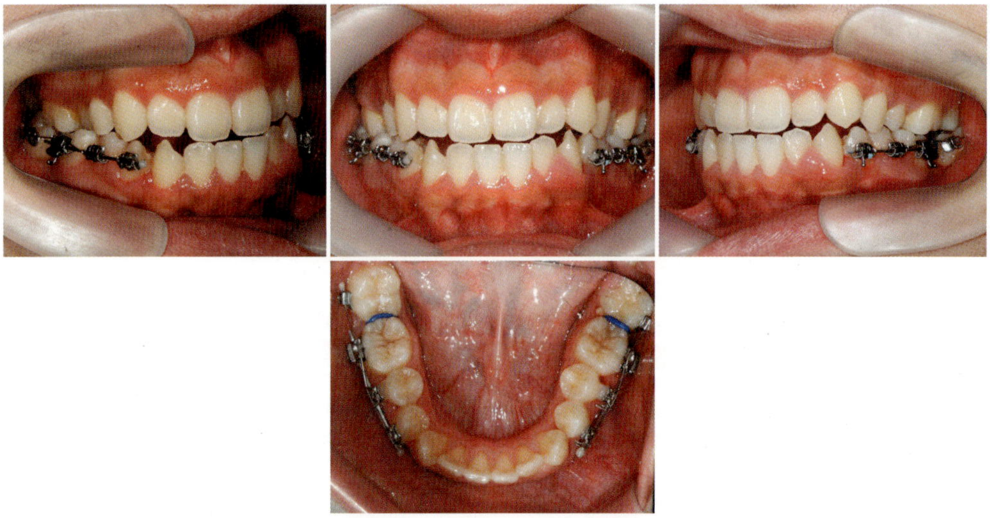

그림 6-27. #37,47 외과적 직립술 2개월 후 구내사진. 하악 제2대구치의 수직적 위치는 개선되었으나, 좌측 하악 제2대구치는 협측변위가 발생했다.

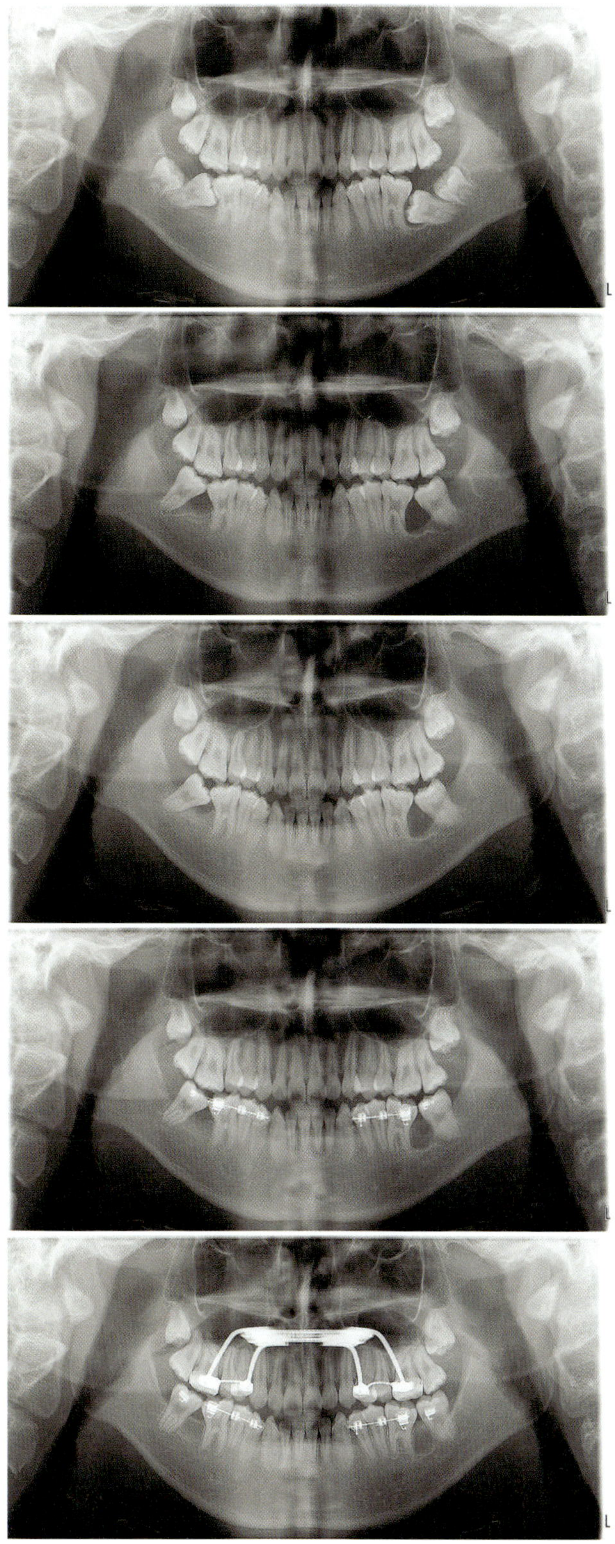

그림 6-28. 초진, #37,47 외과적 직립술 후, 술후 1개월, 2개월, 6개월 경과 파노라마 사진

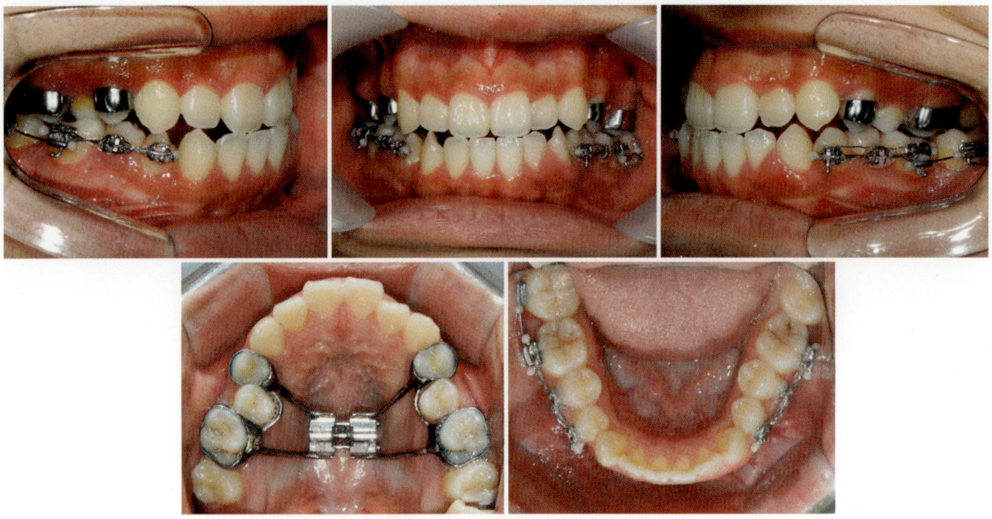

그림 6-29. #37,47 외과적 직립술 6개월 후 구내사진. 하악 제2대구치 근심부 치조골이 양호하게 회복되는 양상 관찰되어 계획된 상악궁 확장 시행하였다.

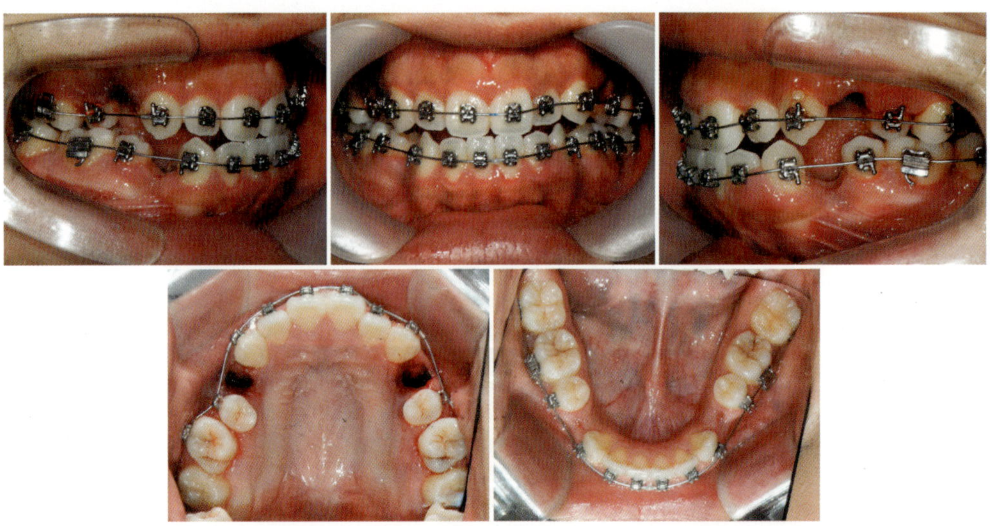

그림 6-30. #37,47 외과적 직립술 10개월 후 구내사진. 상악궁 확장 후 상하악 제1소구치 발치하여 레벨링 진행하였다.

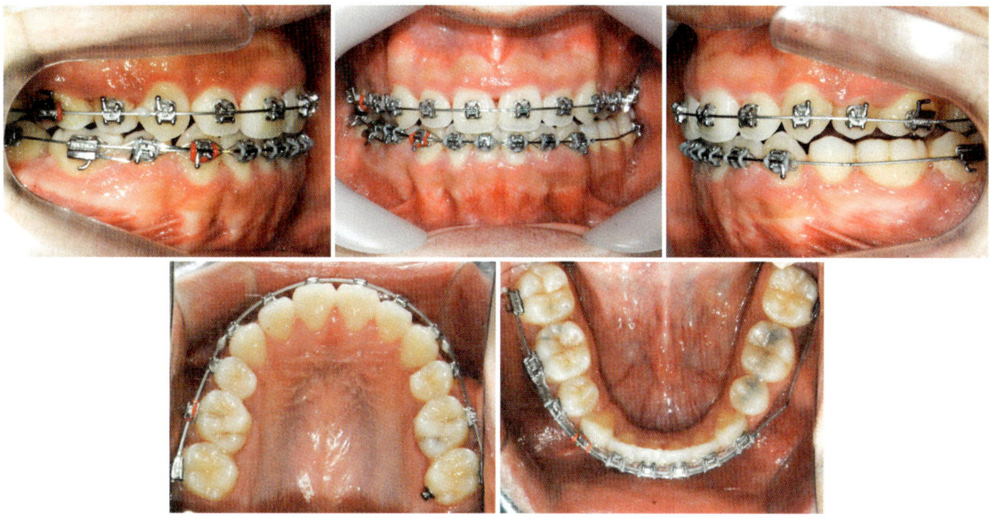

그림 6-31. #37,47 외과적 직립술 28개월 후 구내사진. 공간폐쇄가 거의 완료된 시점으로, 좌측 구치부 반대교합을 개선하기 위해 toe-in bend 부여 및 cross elastic 적용하였다.

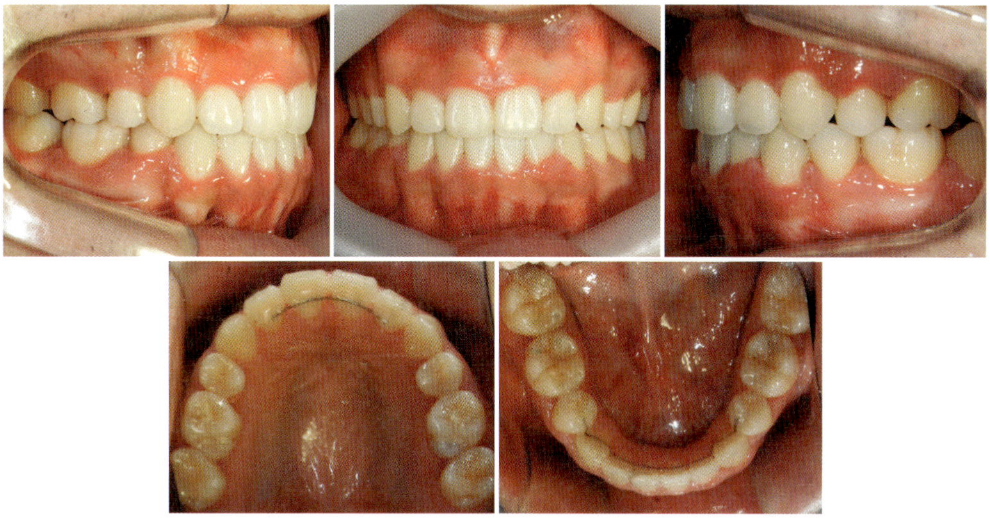

그림 6-32. 치료 종료 시 안모사진 및 구내사진. 개선된 좌측 구치부 교합관계

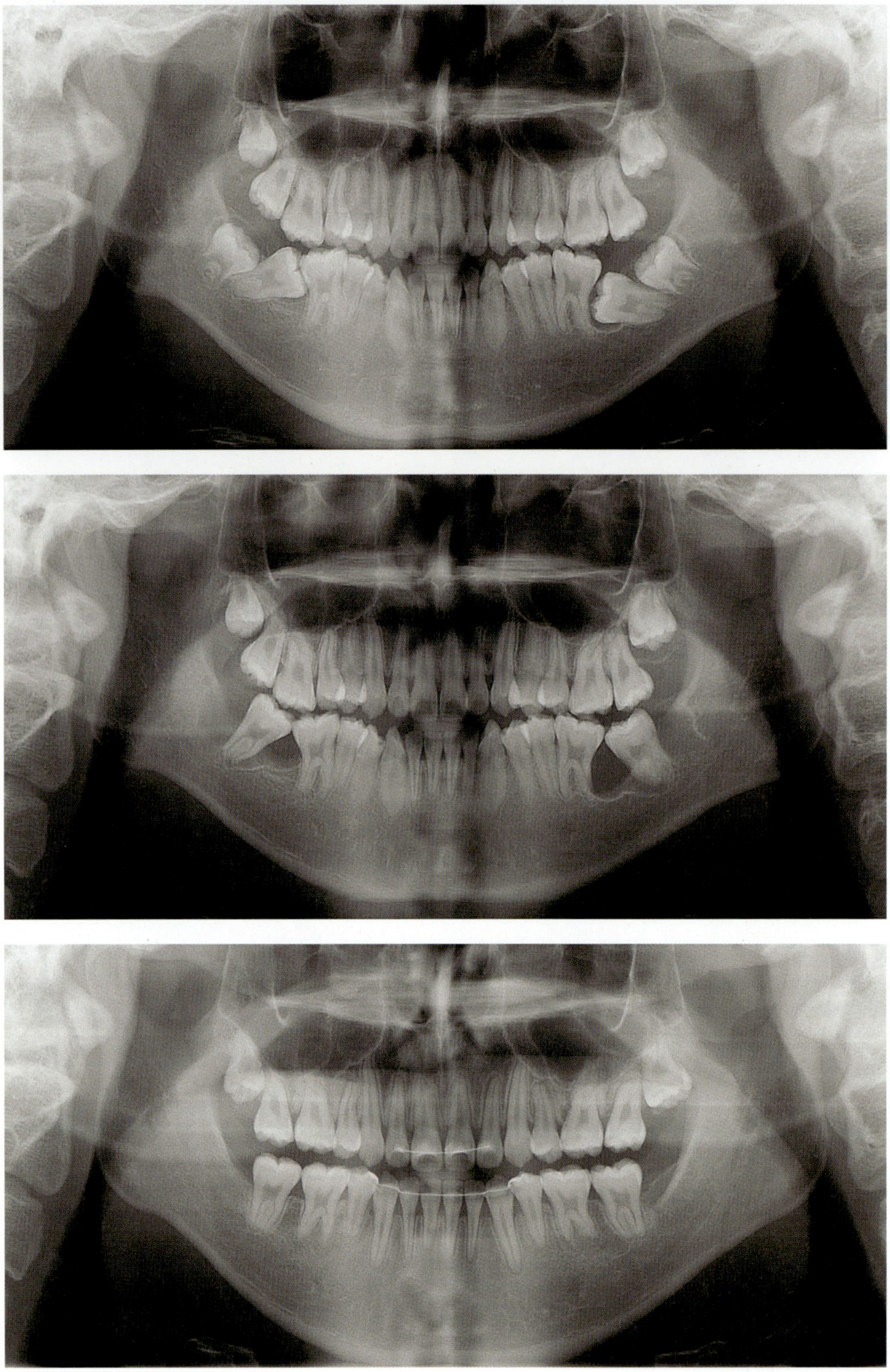

그림 6-33. 치료 전, #37,47 외과적 직립 후, 치료 종료 후 파노라마 방사선사진

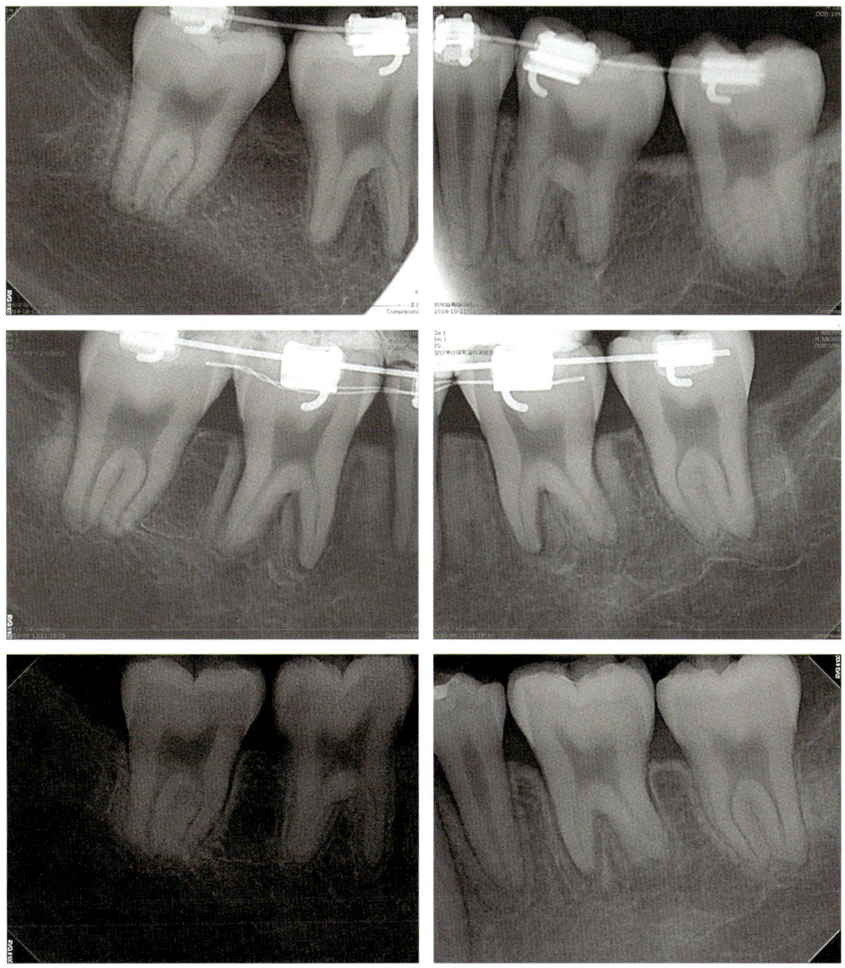

그림 6-34. #37,47 외과적 직립술 1년 후, 2년 후, 치료 종료(35개월) 후 좌우측 하악 제2대구치 치근단 방사선 사진. 근심경사가 심했던 하악 좌측 제2대구치를 보면 원심치근에 비해 길이가 더 짧았던 근심치근의 발육이 진행되어 양호하게 치근발육이 이루어진 것을 확인할 수 있었다.

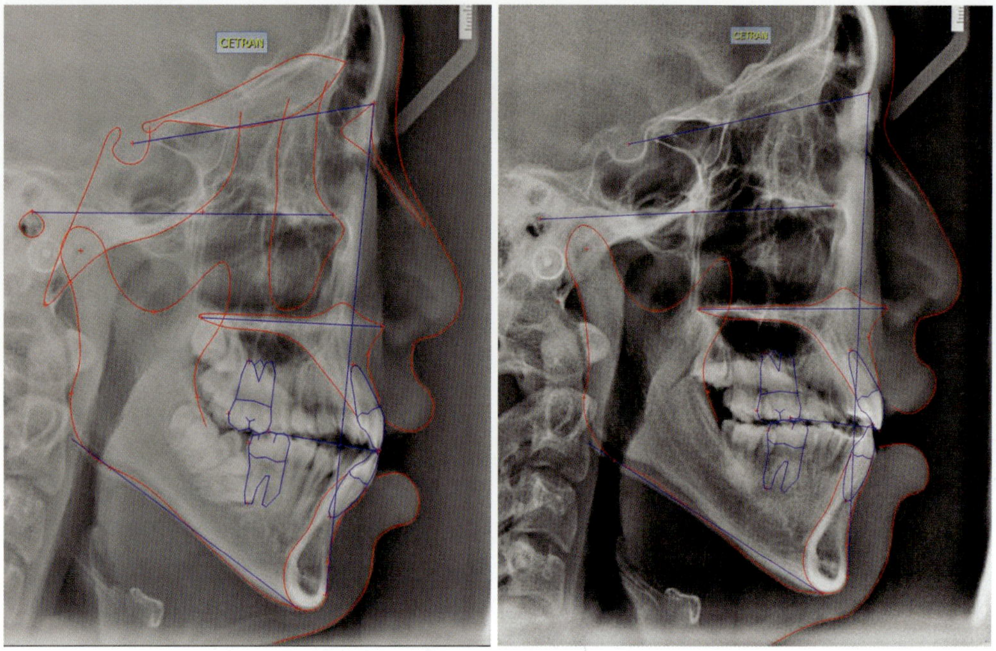

Measurement	Initial	Final
SNA	79.7	79.6
SNB	76.0	76.4
ANB	3.7	3.2
APDI	82.4	83.3
ODI	66.3	66.8
SN-GoMe	45.0	43.3
FMA	35.5	34.2
FH-Occ. Plane	8.3	7.3
Y-axis to SN	77.0	75.8
U I to FH	107.3	106.8
IMPA	91.7	82.6
Interincisal angle	125.5	134.5

그림 6-35. **치료 전후 측모 두부계측방사선사진**

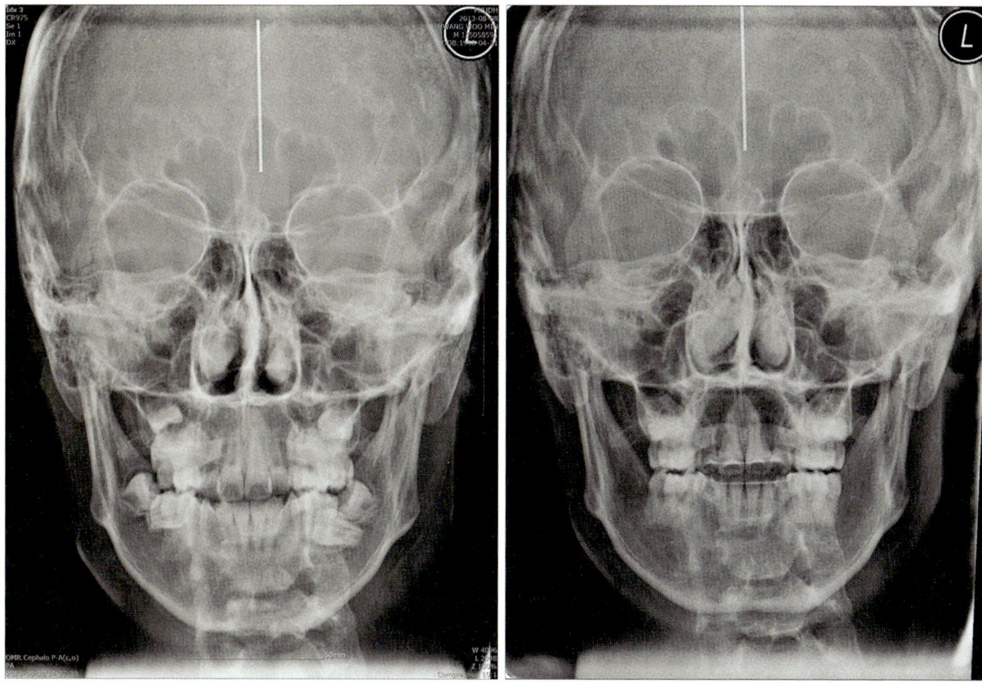

그림 6-36. 치료 전후 정모 두부계측방사선사진

제7장

매복치 견인을 위한 장치

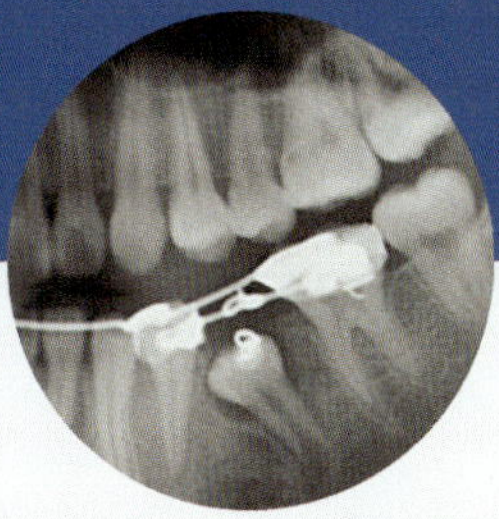

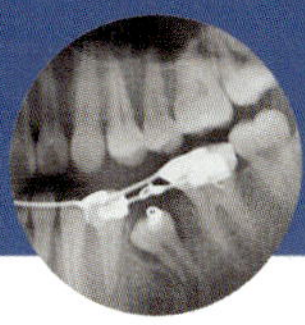

제7장 매복치 견인을 위한 장치

1 매복치 견인을 위한 장치 선택시 고려사항

1) 매복치 양상의 평가 항목들

① 수직적 방향: 치축과 같은 방향 또는 회전된 방향

② 수평적 위치: 순설측 위치 및 수직적 위치

③ 치근 발육 정도

④ 인접치 치근 흡수 손상 정도

⑤ 잔존유치, 과잉치, 낭종, 치아종 등 맹출 장애물 유무

⑥ 매복치 견인 후 배열을 위한 공간(space)의 평가

2) 고정원 보강(Anchorage reinforcement)

① 매복치 견인을 위한 교정치료 시, 매복치는 3차원 평면상에서 정상 위치로부터 심하게 변위되어 있으므로 매복치 견인을 위해 장치를 부착한 치아의 올바른 위치로 배열하기 위해서 충분한 고정원에 대한 고려가 필수적이다.

② 뉴턴의 제3법칙인 작용-반작용의 법칙에 의해, 한 물체가 다른 물체에 힘(작용)을 주면 힘을 받은 물체는 크기는 같고 방향이 반대인 힘(반작용)이 나타난다. 따라서 반작용에 의해 매복치 견인을 위해 장치를 부착한 치아의 원치 않는 치아 이동을 최소화하기 위해서 가능한 많은 영구치를 고정원에 포함시키는 것이 필요하며, 혼합치열기의 환자, 영구치의 불완정 맹출, 또는 영구치 결손에 의해 고정원에 포함시킬 충분한 영구치가 존재하지 않은 환자에서는 골성 고정원(교정용 micro-implant)를 사용한 고정원의 보강을 고려해 볼 수 있다.

3) 교정적 견인 역학

① 매복치 견인시 주변 골과 인접치의 치근 손상을 피하고 매복치의 생리적인 이동을 용이하도록 적절한 역학이 적용되어야 한다. 부적절한 매복치의 교정적 견인은 치아 이동의 실패, 인접치의 치근흡수, 견인 후 부적절한 골지지로 인한 순측 열개(dehiscence), 치은 퇴축 등이 야기될 수 있다.

② CBCT를 포함한 방사선 사진을 통해 매복치 견인시 발생할 수 있는 부작용을 최소로 하면서 올바른 위치로 견인하기 위해 적절한 수직, 수평적 견인 방향을 설정하고 이러한 견인 방향을 가능하게 할 수 있도록 장치 디자인에 반영한다.

4) 매복치 노출을 위한 수술 방법

① 치은절제술(Gingivectomy) : 치은절제술은 노출된 치아 주위로 적어도 3mm의 치은을 남길 수 있을 때 시행될 수 있다. 하지만 대부분의 매복치는 치은치조점막경계선이나 그 상방에 위치하므로 치은절제술 시행시 부착치은의 양이 부족할 수 있으므로 매복치 노출을 위해 많이 사용하지 않는 방법이다.

② 근단변위판막술(Apically positioned flap) : 이 술식은 순측 또는 협측 치은을 매복치의 근단측에 위치시켜 예측 가능한 부착치은 부위를 형성할 수 있다. 하지만 근단변위판막술을 시행 후 매복치를 적절한 위치로 이동시 치은 변연이 인접치보다 치근단에 위치할 수 있는 단점이 있다.

③ 폐쇄맹출법(Closed eruption method) : 이 술식은 피판거상 및 골삭제, 매복치 노출, 부착물 접착, 피판 재위치의 과정으로 이루어지며, 순,협측으로 깊게 위치한 매복치를 견인하기 위해 사용 될 수 있고, 맹출된 매복치는 가장 자연스러운 치은을 형성한다.

④ 외과적 재식술(Surgical replantation) : 수평 혹은 수직으로 심하게 변위된 매복치를 교정적 이동을 용이하게 하기 위해 적절한 위치에 재식한다. 적절한 수직 절개를 통해 피판을 거상하고 조심스럽게 골삭제를 시행한다. 이후 치낭이 달린 치아를 적출하여 적절한 수직적인 위치로 재식한다. 재식된 치아는 교정용 와이어와 레진으로 접착하여 위치시킨 후 3~4개월 재식된 치아의 유지 후 교정적 견인을 시행한다.

2 매복치 견인을 위한 장치

1) 고정식 교정장치와 호선

14세 2개월 여자 환자로 "송곳니가 안 나오고 과잉치가 있다"는 주소로 내원하였다. 상악우측 유견치 만기 잔존되어 있고 상악우측 견치는 상악우측 제1소구치 직상방 순측에 위치하여 매복되어 있다. 상악우측 견치 치관 하방에 치아종 존재하고 상악우측 제1소구치 치근흡수 관찰되었다(그림 7-1, 7-2).

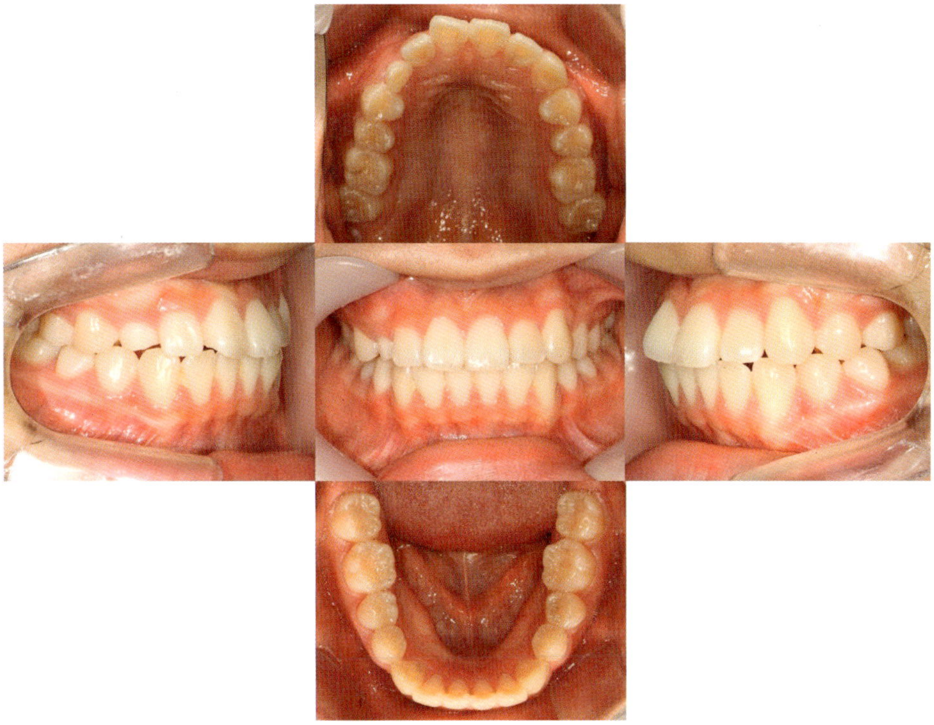

그림 7-1. **초진시 구강 내 사진**

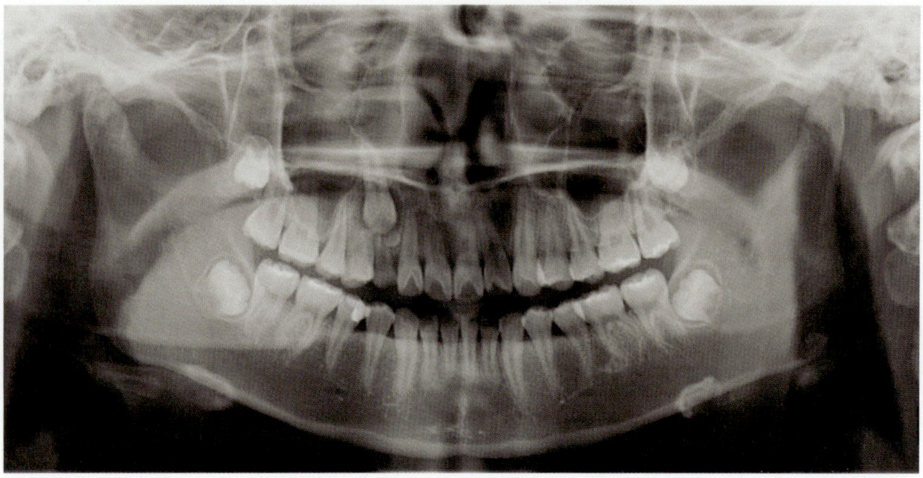

그림 7-2. 초진시 파노라마 방사선 사진

상악우측 유견치 발치 및 상악우측 견치의 외과적 노출 후, 견인 고리 부착하고 치아종 제거하였다. 상악에 고정식 교정장치 부착하여 전체 치열 배열 및 상악우측 견치 배열을 위한 공간 확보하고 교합면 방향으로 견인하였다(그림 7-3, 7-4).

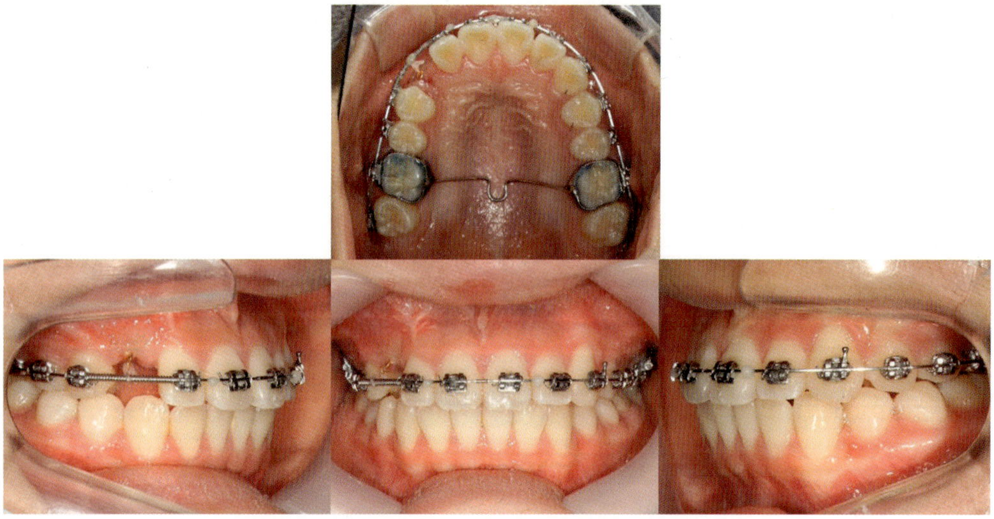

그림 7-3. 치료 8개월 후 구강 내 사진

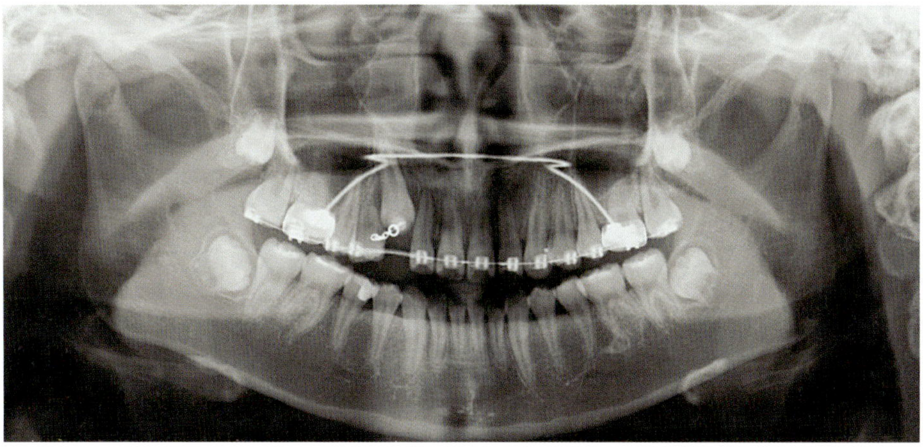

그림 7-4. **치료 8개월 후 파노라마 방사선 사진**

2) Labio-lingual arch

9세 4개월 여자 환자로 "오른쪽 위 송곳니가 숨어있다"는 주소로 내원하였다. 상악 우측 견치가 순측을 향하는 수평매복되어 있고 상악우측 유견치가 만기 잔존되어 있다 (그림 7-5, 7-6).

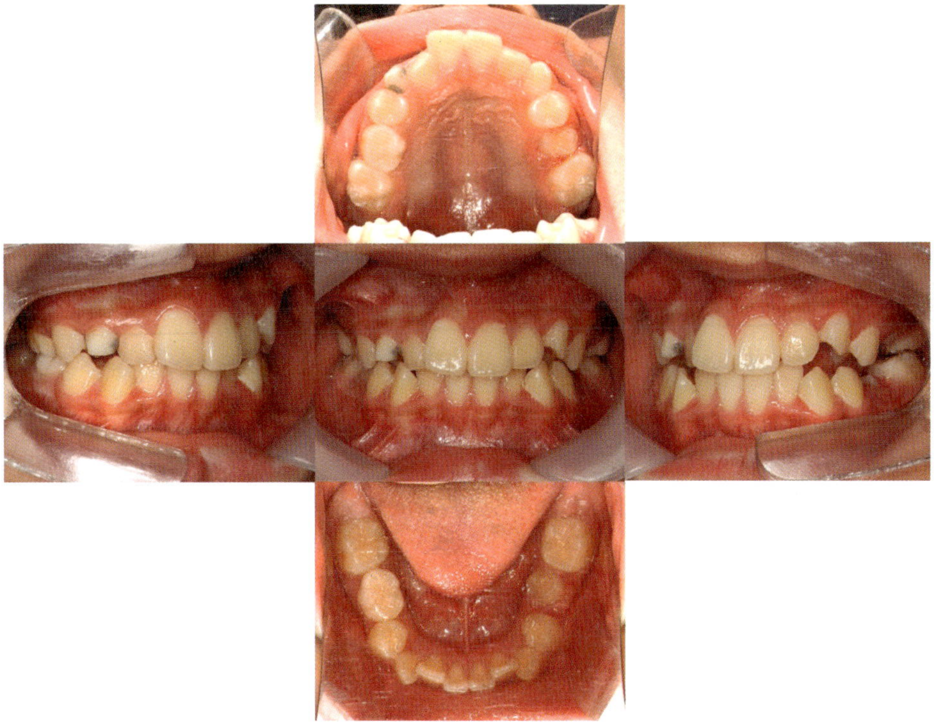

그림 7-5. **초진시 구강 내 사진**

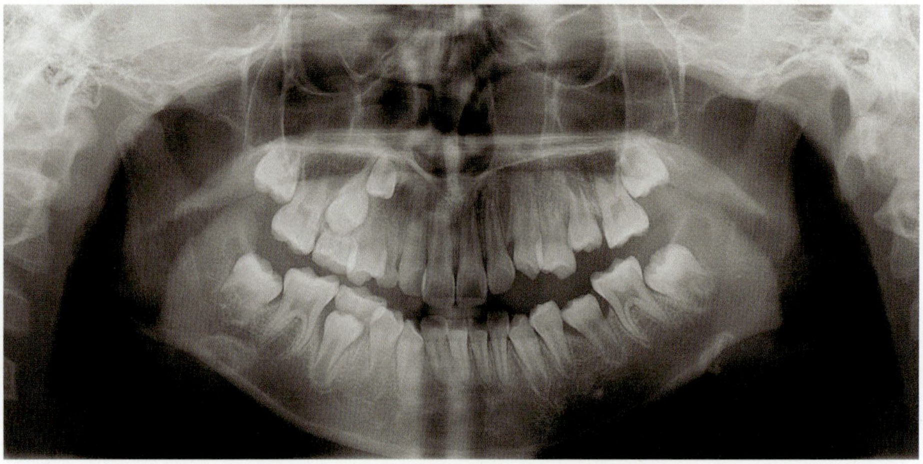

그림 7-6. **초진시 파노라마 방사선 사진**

외과적 노출 후, 상악우측 견치 치관 구개부에 견인 고리 부착 및 상악우측 유견치 발치 시행하였다. Labio-lingual arch 및 Cantilever 이용하여 상악우측 견치의 교합면 방향 견인을 시행하였다(그림 7-7, 7-8).

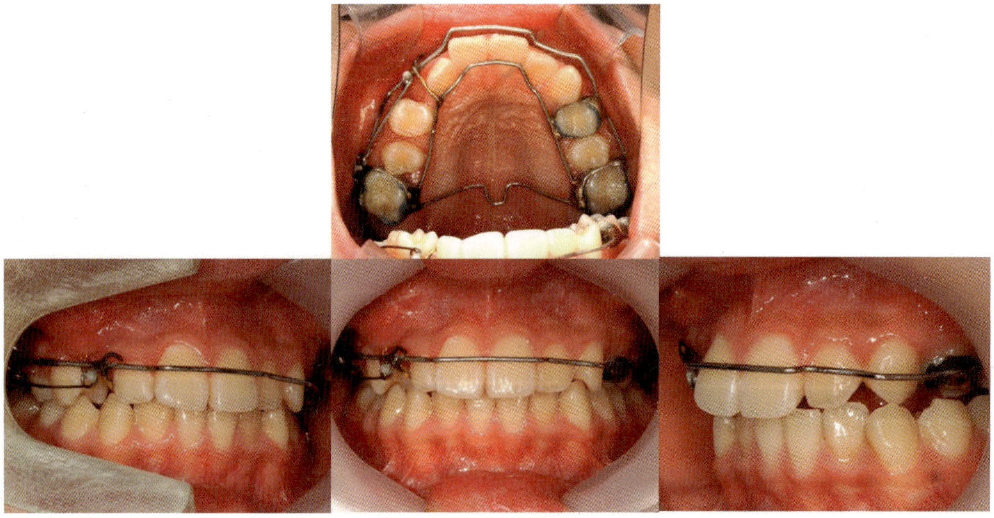

그림 7-7. **치료 8개월 후 구강 내 사진**

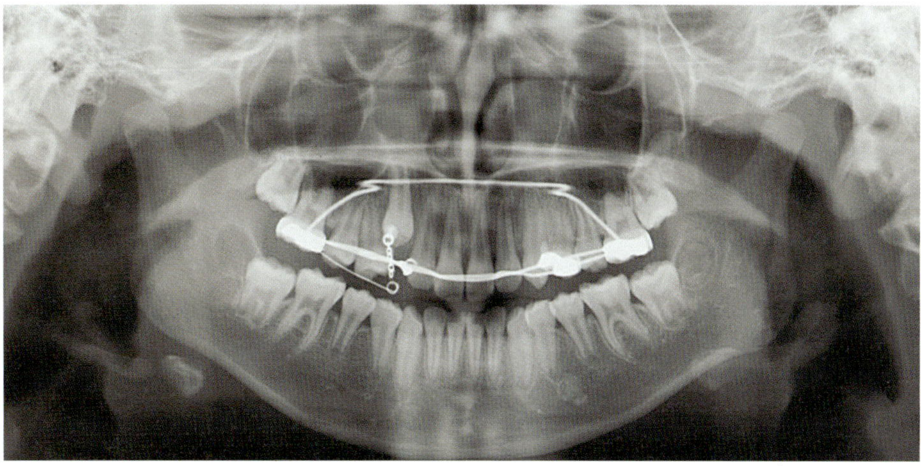

그림7-8. 치료 8개월 후 파노라마 방사선 사진

3) Quad-transverse palatal arch

11세 여자 환자로 "이가 거꾸로 난다"는 주소로 내원하였다. 상악우측 제1,2유구치 만기 잔존되어 있고, 상악우측 제1소구치가 역위되어 치관이 원심방향 및 상악우측 제1,2유구치 치근의 순측에 매복되어 있다(그림 7-9, 7-10).

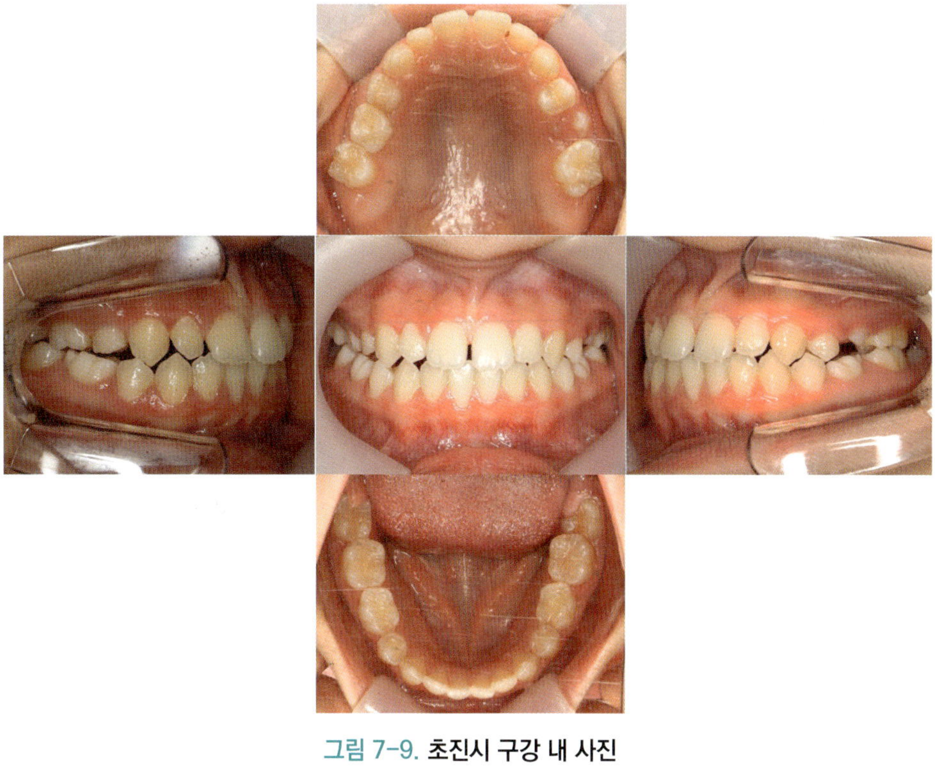

그림 7-9. 초진시 구강 내 사진

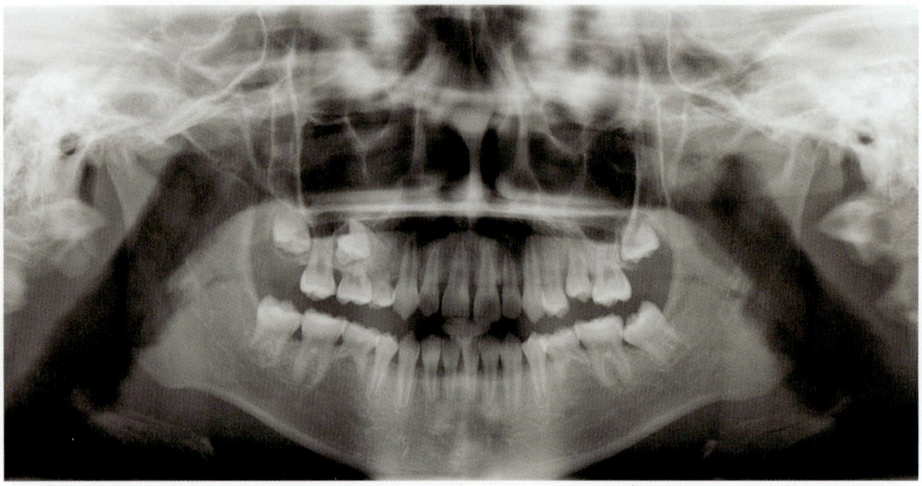

그림 7-10. **초진시 파노라마 방사선 사진**

상악우측 제1,2유구치 발치 및 상악우측 제1소구치 외과적 노출 시행하여 치관 순측면에 견인 고리 부착하였다. Quad-transverse palatal arch 및 Cantilever사용하여 역위되어 있는 상악우측 제1소구치를 회전 및 교합면 방향으로 견인하였다(그림 7-11, 7-12).

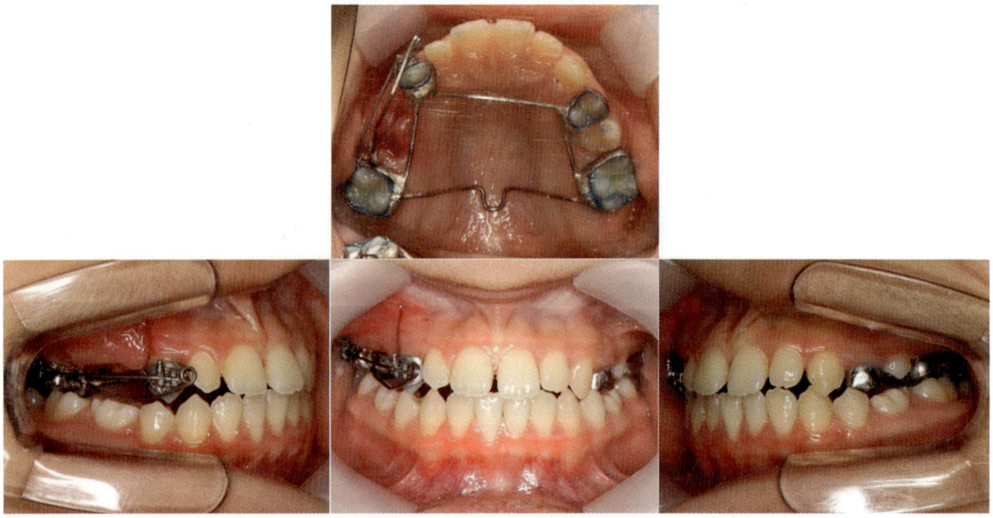

그림 7-11. **치료 2개월 후 구강 내 사진**

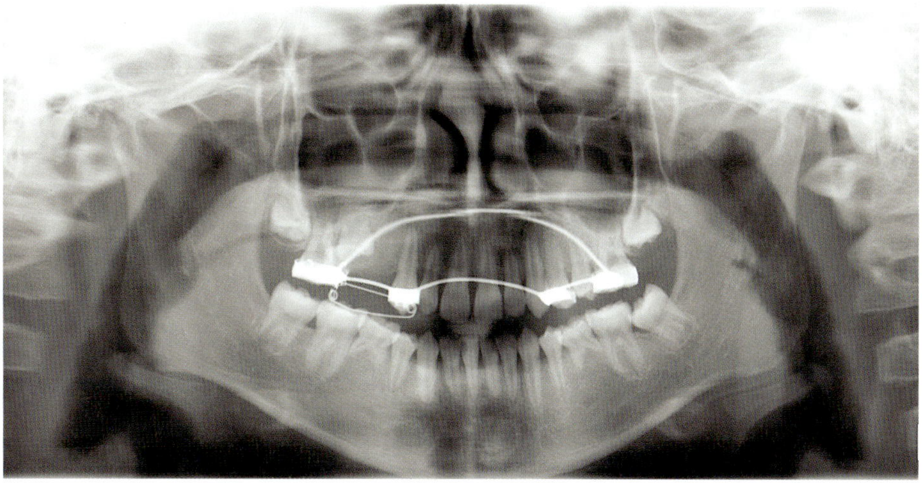

그림 7-12. **치료 2개월 후 파노라마 방사선 사진**

상악우측 제1소구치 치은상방 노출 후, 상악에 고정식 교정장치 부착하여 배열 시행하였다. 상악우측 제1소구치가 180° 회전되어 치은 상방 노출되었고 환자 및 보호자는 이를 수용하기로 하여 회전 개선하지 않고 배열하였다(그림 7-13).

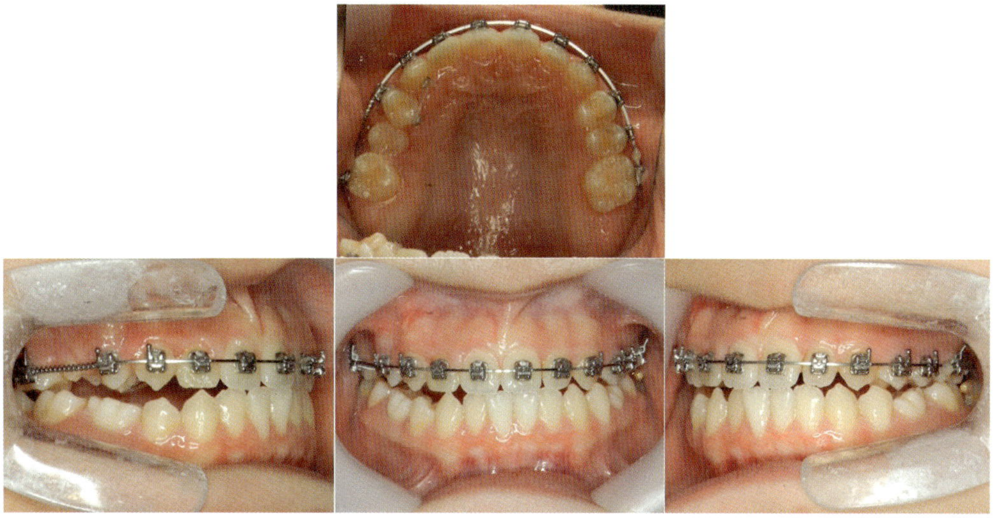

그림 7-13. **치료 11개월 후 구강 내 사진**

4) Modified lingual arch

14세 11개월 여자 환자로 "하악좌측 제2소구치의 매복"을 주소로 내원하였다. 하악좌측 제2소구치는 수직매복으로 치관이 하악 좌측 제2유구치 하방에 위치하고 설측경사 관찰되었다(그림 7-14, 7-15).

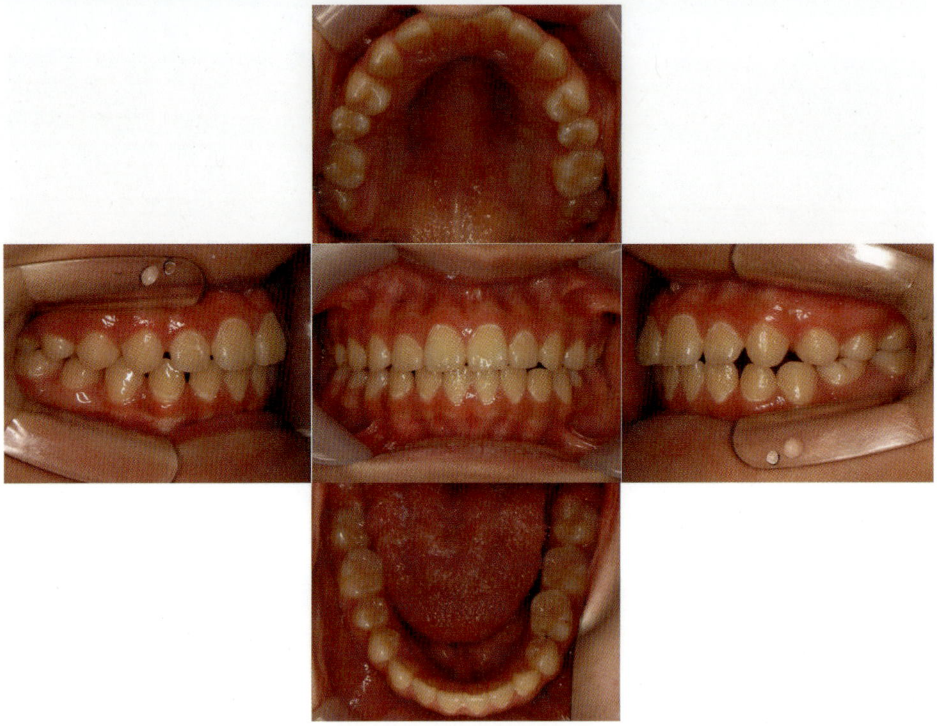

그림 7-14. 초진시 구강 내 사진

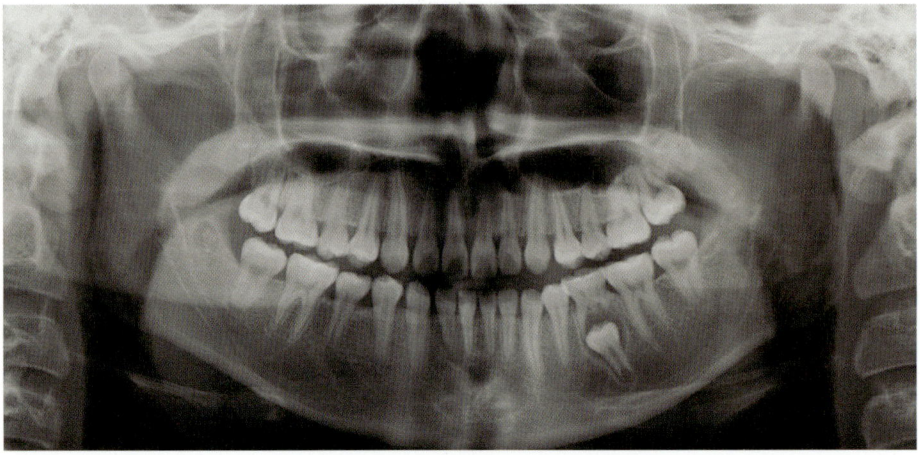

그림 7-15. 초진시 파노라마 방사선 사진

하악좌측 제2소구치 외과적 노출 시행하여 견인 고리 부착하고 하악좌측 제2유구치 발치 시행하였다. Modified Lingual arch 사용하여 하악좌측 제2소구치를 교합면 방향으로 견인하였다. 하악좌측 제2소구치 치은 상방 노출 후, 하악에 고정성 교정장치 부착하여 배열 시행하였다(그림 7-16, 7-17, 7-18, 7-19).

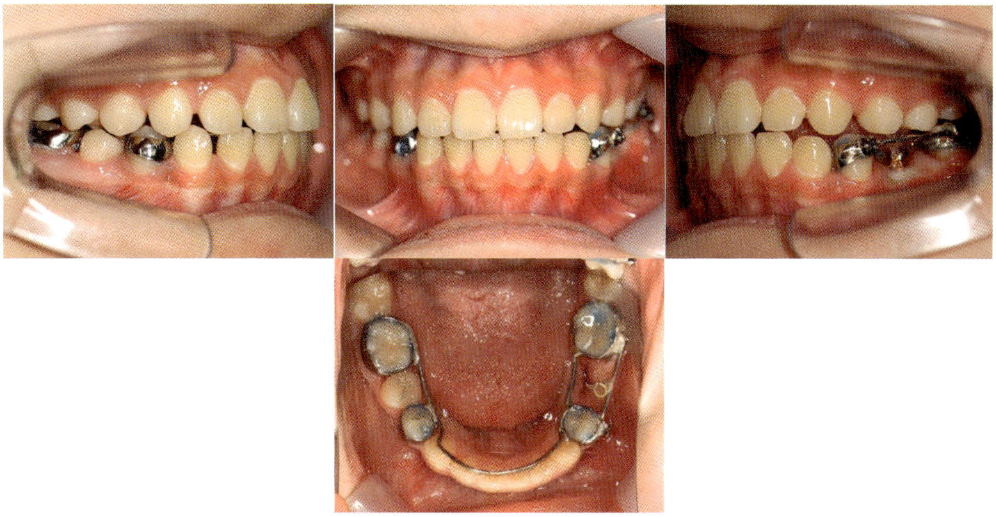

그림 7-16. **치료 4개월 후 구강 내 사진**

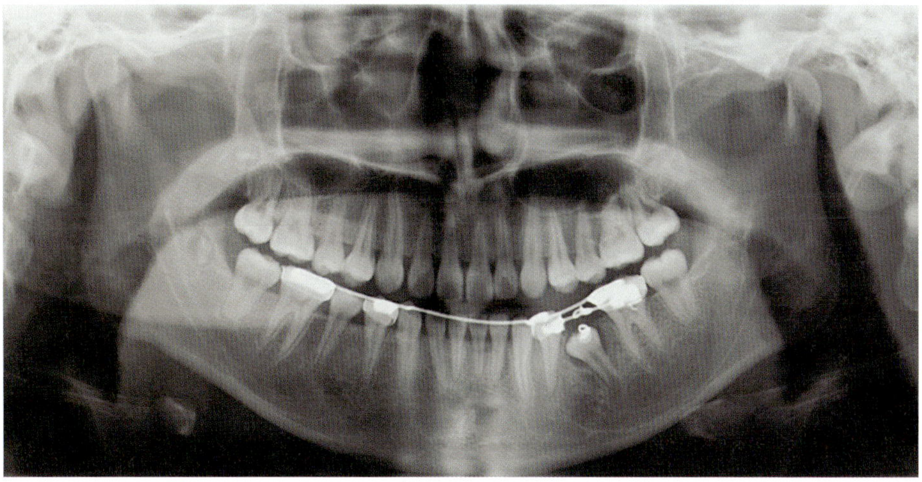

그림 7-17. **치료 4개월 후 파노라마 방사선 사진**

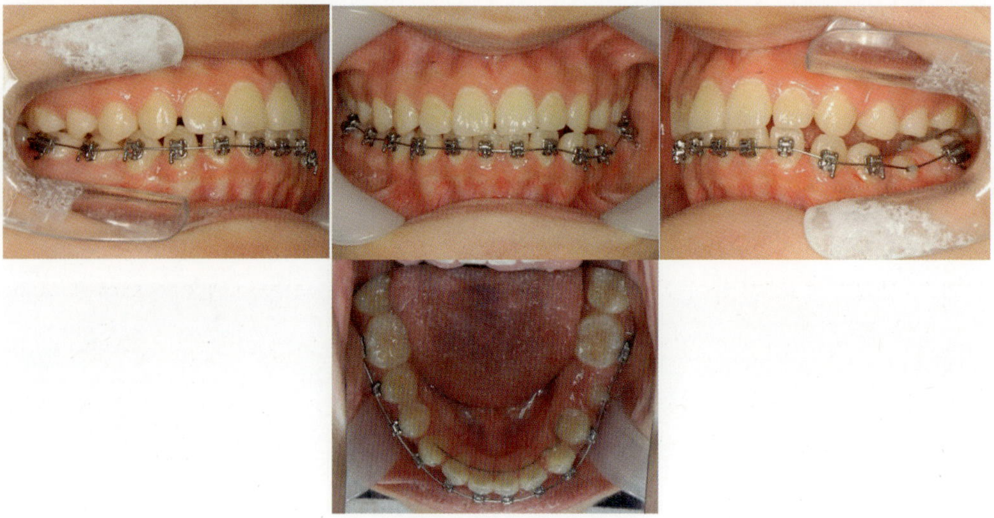

그림 7-18. 치료 7개월 후 파노라마 방사선 사진

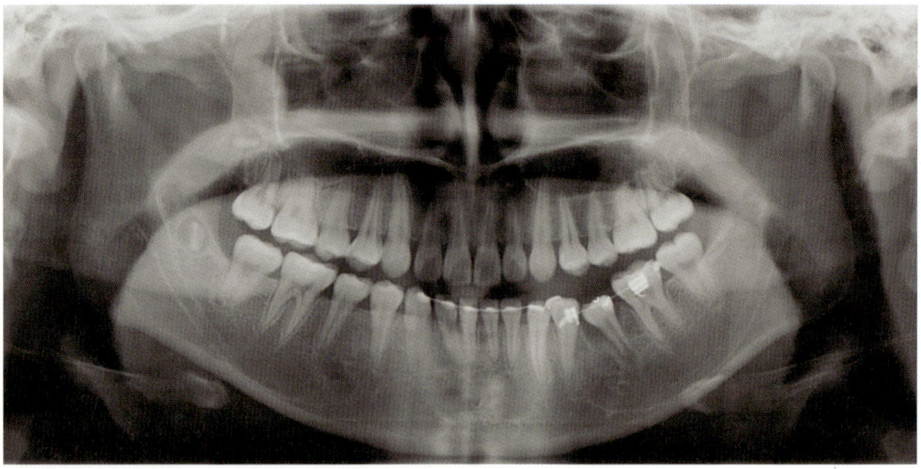

그림 7-19. 치료 7개월 후 파노라마 방사선 사진

5) 교정용 Micro-implant

① 교정용 Micro-implant를 순,구개측 식립하여 매복치 견인

14세 7개월 여자 환자로 “상악좌우측 견치가 안 나온다”는 주소로 내원하였다. 상악우측 견치 치관은 상악우측 측절치의 치근단과 접촉하여 위치하고, 상악좌측 견치 치관은 상악좌측 중절치의 치근단 원심과 상악좌측 측절치 치근단에 위치하였다. 상악좌우측 측절치의 치근 흡수가 관찰되었다. 상하악 총생 개선을 위해 발치가 필요한 환자로 상악좌우측 견치의 견인 여부와 상악좌우측 측절치의 치근 흡수 정도를 재평가하여 발치 치아를 선별하기로 하였다(그림 7-20, 7-21).

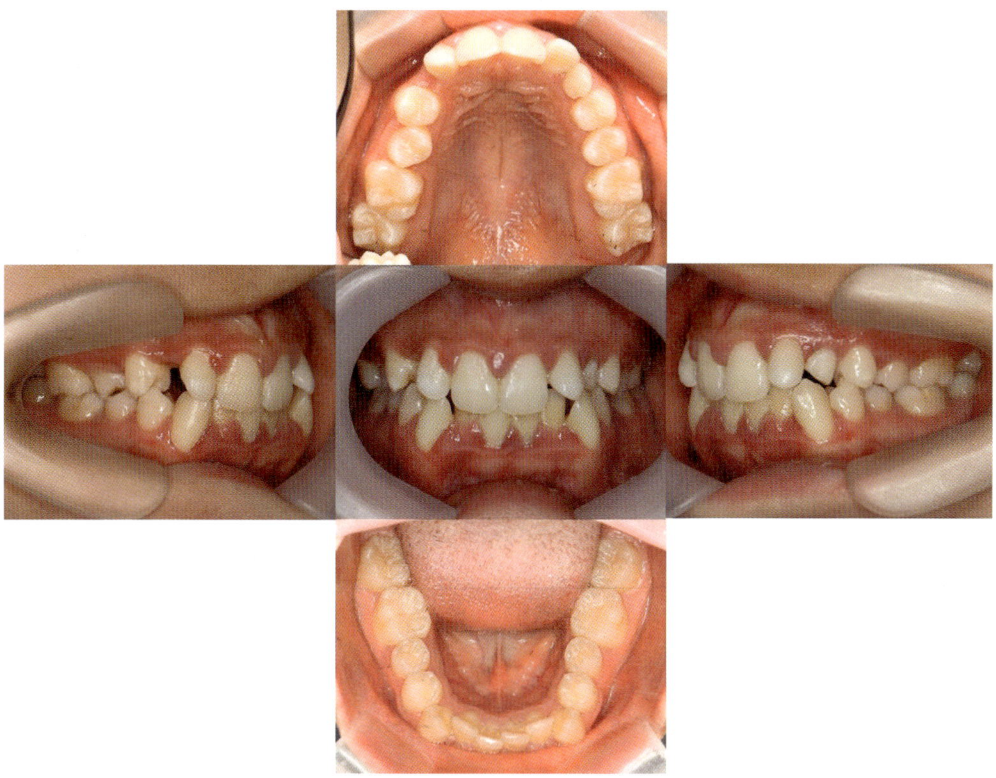

그림 7-20. **초진시 구강 내 사진**

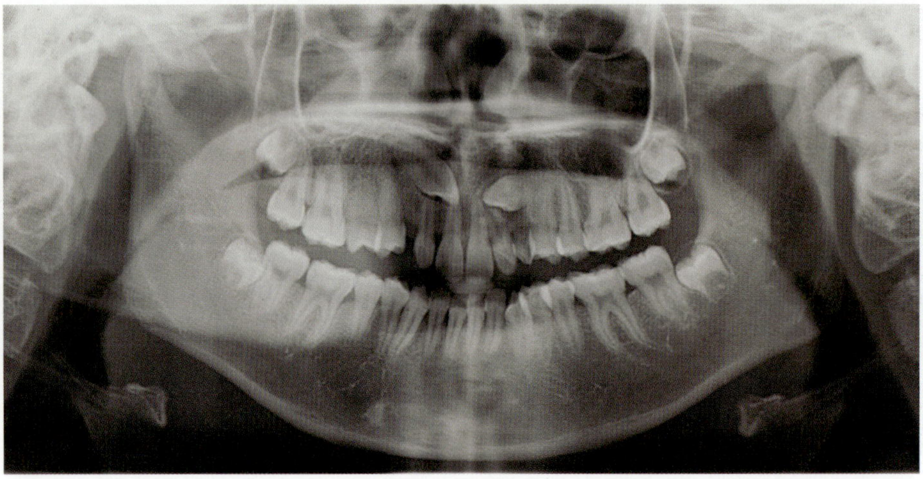

그림 7-21. **초진시 파노라마 방사선 사진**

상악우측 견치는 구개측, 상악 좌측 견치는 협측으로 외과적 노출하여 견인고리 부착하고, 상악우측 견치 치관의 원심 이동을 위해 교정용 micro-implant를 상악 우측 구개측에 식립하였고, 상악좌측 견치 치관의 교합면 및 원심 방향 이동을 위한 cantilever를 상악좌측 제1대구치에 연결하여 사용하였고 상악좌측 제1대구치의 고정원 보강을 위해 교정용 micro-implant를 스플린트하여 부착하였다(그림 7-22, 7-23).

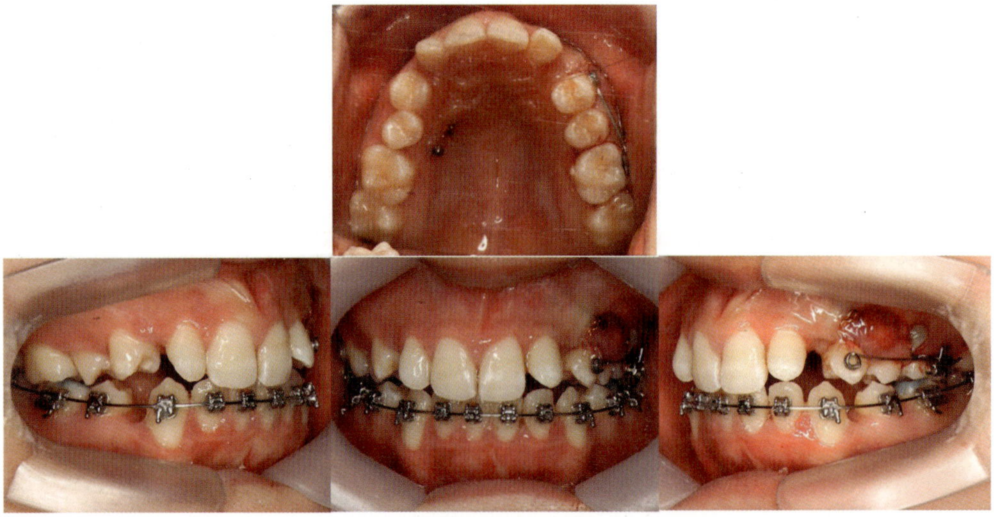

그림 7-22. **치료 4개월 후 구강 내 사진**

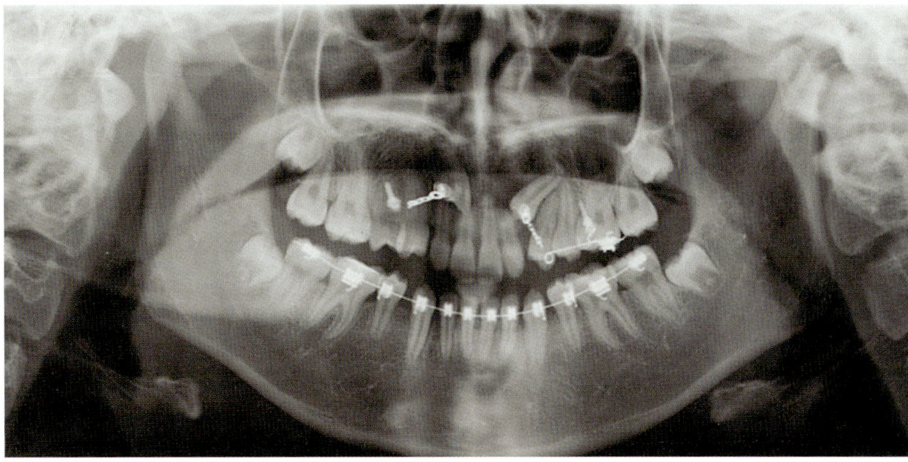

그림 7-23. 치료 4개월 후 파노라마 방사선 사진

② 교정용 Micro-implant를 하악지에 식립하여 매복치 견인

18세 1개월 남자 환자로 "어금니가 안 나온다"는 주소로 내원하였다. 하악좌우측 제2대구치가 심한 근심경사되어 하악좌우측 제1대구치 치근 원심면에 접촉하여 매복되었다(그림 7-24, 7-25).

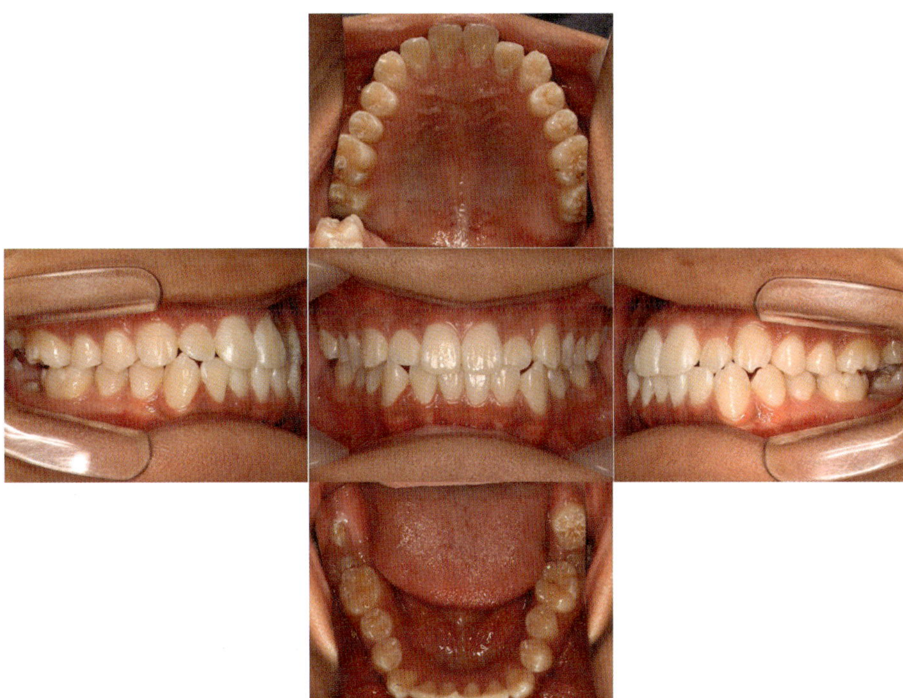

그림 7-24. 초진시 구강 내 사진

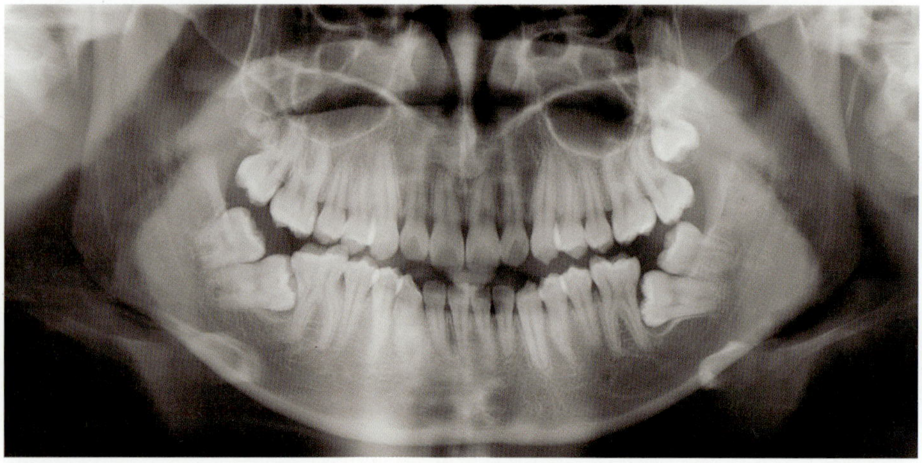

그림 7-25. **초진시 파노라마 방사선 사진**

하악좌우측 제3대구치 발치 및 하악좌우측 제2대구치 치관부를 외과적 노출하고 하악좌우측 제2대구치 치관의 원심 방향 견인을 위해 양쪽 하악지에 교정용 micro-implant를 식립하였다. 하악좌우측 제2대구치의 노출된 치관부에 튜브 부착하여 elastic thread를 이용하여 원심방향으로 견인 시행하였다(그림 7-26, 7-27).

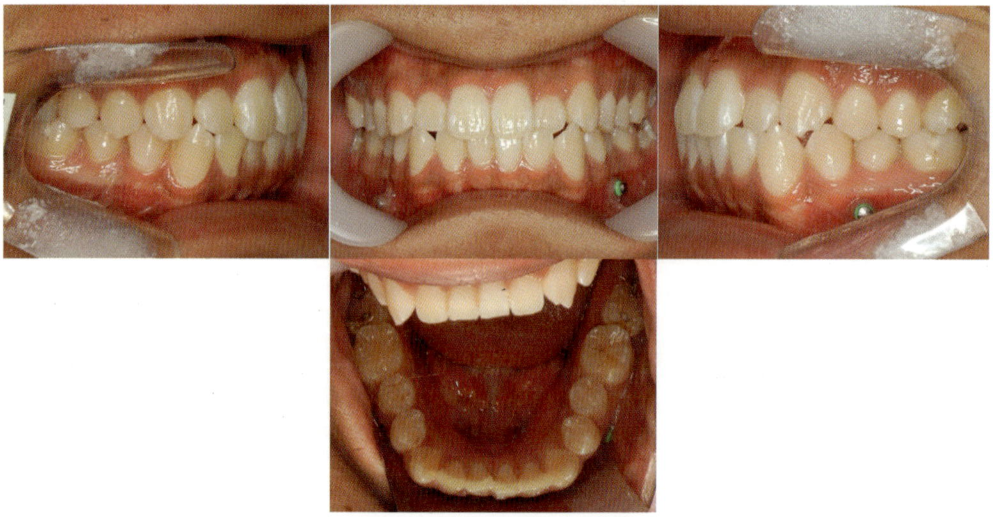

그림 7-26. **치료 12개월 후 구강 내 사진**

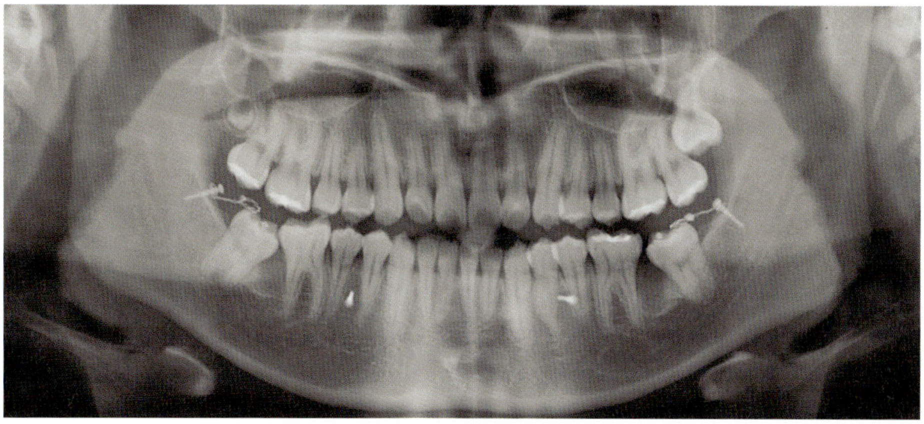

그림 7-27. 치료 12개월 후 파노라마 방사선 사진

6) MARPE를 골성 고정원으로 사용한 장치

9세 9개월 여자 환자로 "송곳니가 안 나온다"는 주소로 내원하였다. 상악우측 견치 치관은 상악우측 측절치의 치근 원심면에 접촉하여 수직 매복되어 있고 상악우측 견치 치관 원심부 방사선 불투과성 병소 관찰된다. 상악좌측 견치 치관은 근심경사되어 상악좌측 중절치 및 측절치와 접촉되어 매복되어 있다. 상악좌측 중절치, 측절치의 치근흡수 관찰되었다(그림 7-28, 7-29).

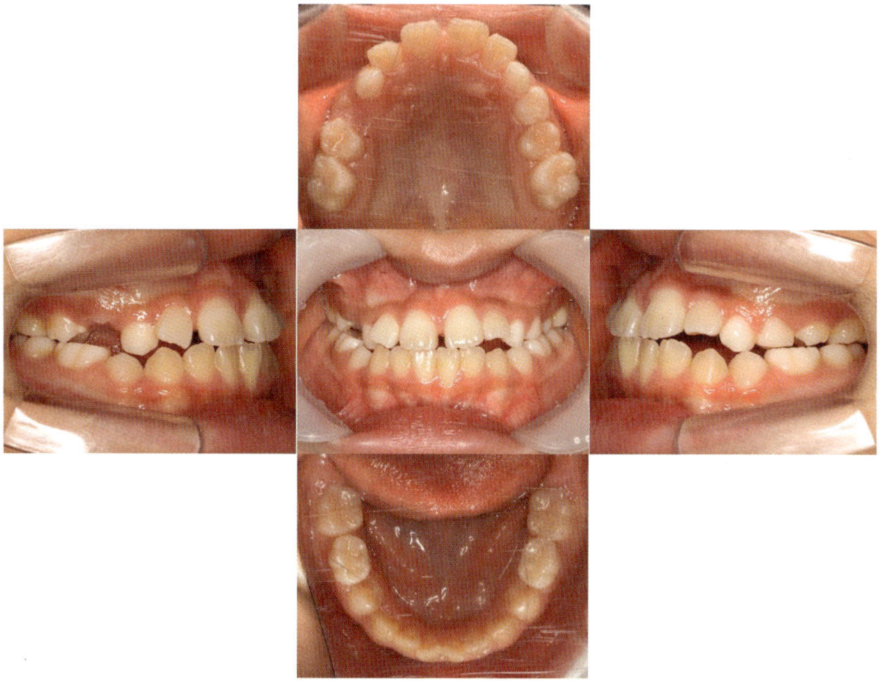

그림 7-28. 초진시 구강 내 사진

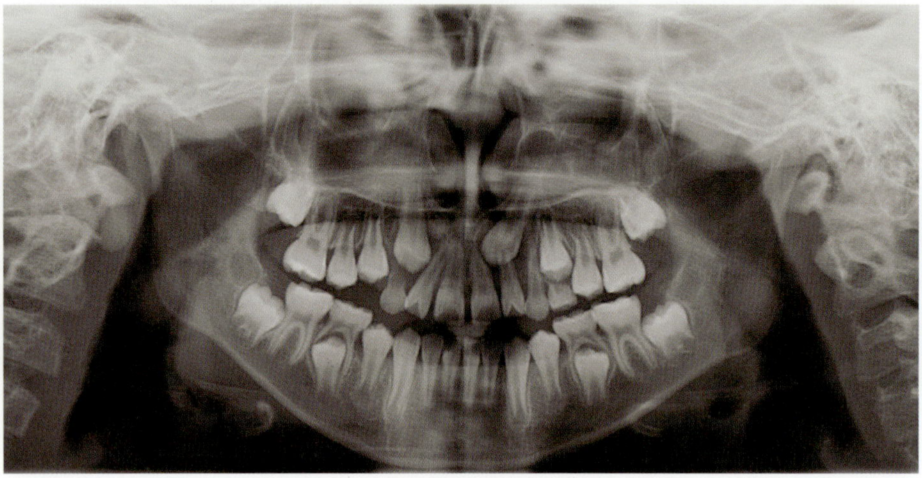

그림 7-29. 초진시 파노라마 방사선 사진

환자는 혼합치열기 상태로 상악좌우측 제1소구치가 맹출되지 않은 상태이므로 MARPE를 사용하여 매복치 견인을 위한 고정원을 보강하였다. 또한 상악좌측 중절치와 측절치의 치근흡수를 최소화하기 위해 먼저 순측 방향 견인 후 원심 방향 견인할 수 있도록 장치를 디자인 하였다(그림 7-30, 7-31).

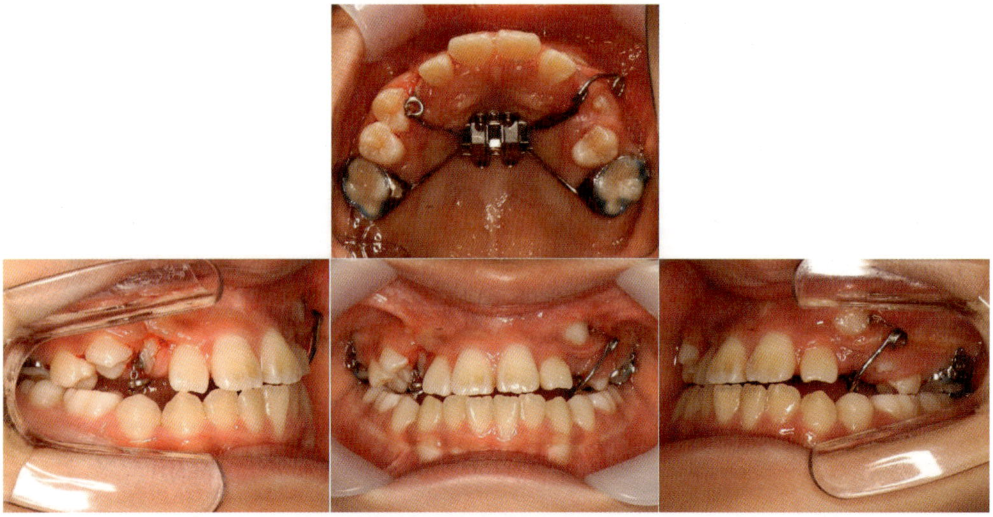

그림 7-30. 치료 5개월 후 구강 내 사진

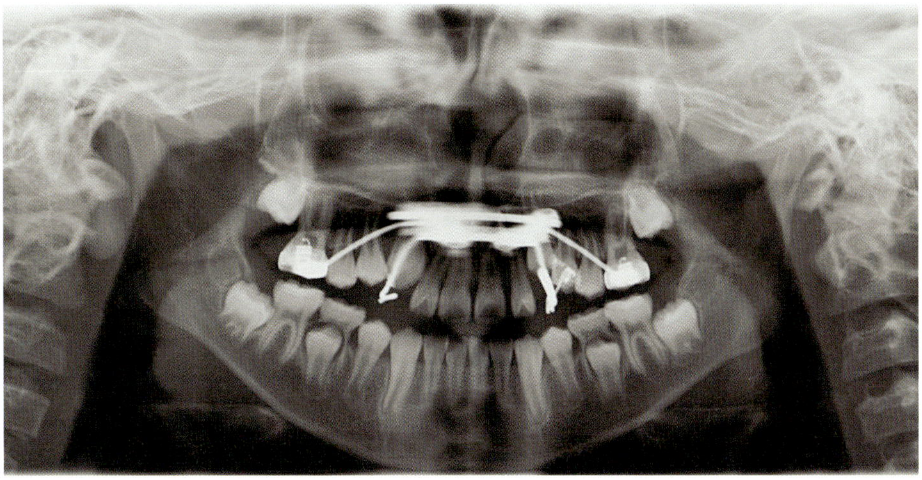

그림 7-31. **치료 5개월 후 파노라마 방사선 사진**

치료 6개월 후 매복되었던 상악 좌우측 견치가 순측 치은에 노출되었다. MARPE 장치 제거하고 고정식 교정장치 부착하여 배열 및 open coil spring을 이용하여 맹출 공간 확보 시행하였다(그림 7-32).

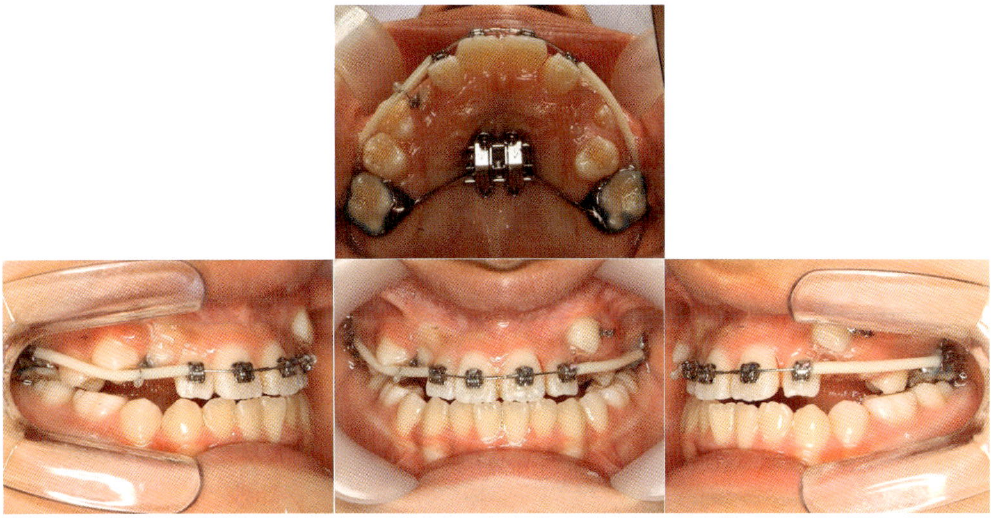

그림 7-32. **치료 6개월 후 구강 내 사진**

7) Modified MARPE를 골성 고정원으로 사용한 장치

8세 6개월 여자 환자로 "상악 제2소구치가 안 나온다"는 주소로 내원하였다. 상악 좌우측 제2소구치 치관은 상악좌우측 제1소구치와 제1대구치 사이 구개측에 위치하여 수직 매복되어 있다. 상악좌우측 제2소구치 맹출 가정시 상악에 총생이 예상되고, 전두개저에 대해 상악골이 후방에 위치하는 전후방적인 부조화 존재하였다(그림 7-33, 7-34).

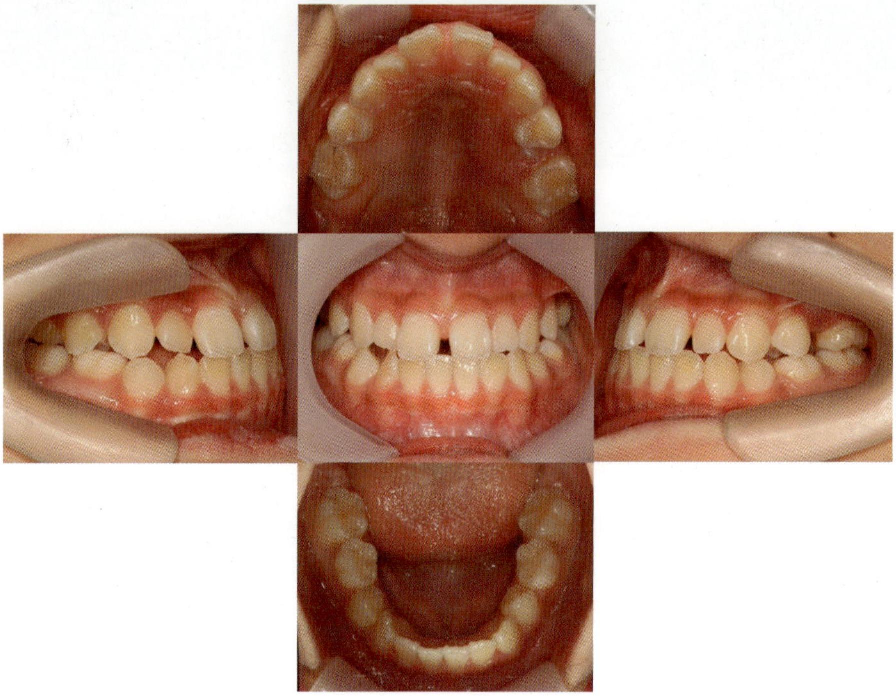

그림 7-33. **초진시 구강 내 사진**

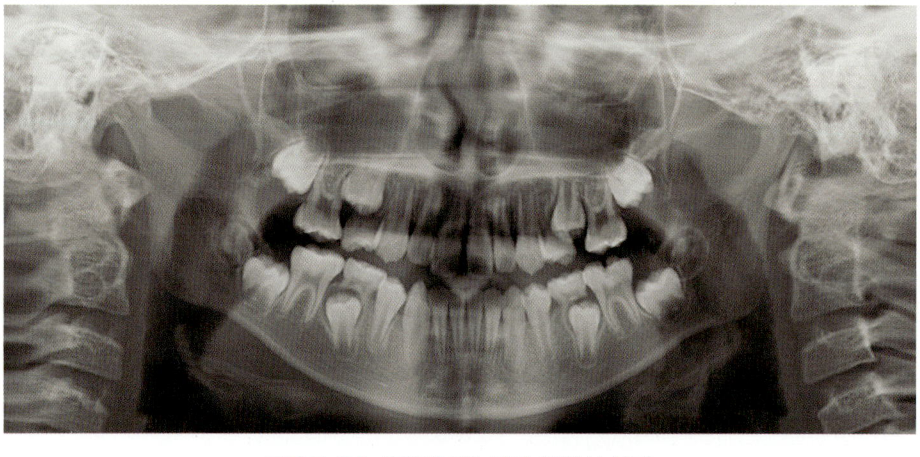

그림 7-34. **초진시 파노라마 방사선 사진**

전두개저에 대한 상하악골의 전후방적인 부조화를 개선하기 위해 Modified MARPE를 이용한 골성 고정원과 함께 faceamask를 사용하여 상악을 견인하였다. 또한 맹출 공간 상실로 인해 매복된 상악좌우측 제2소구치의 맹출 공간 확보를 위해 open coil spring 사용하여 상악좌우측 제1대구치 후방 이동하여 상악좌우측 제2소구치 맹출을 위한 공간을 확보하였다(그림 7-35, 7-36).

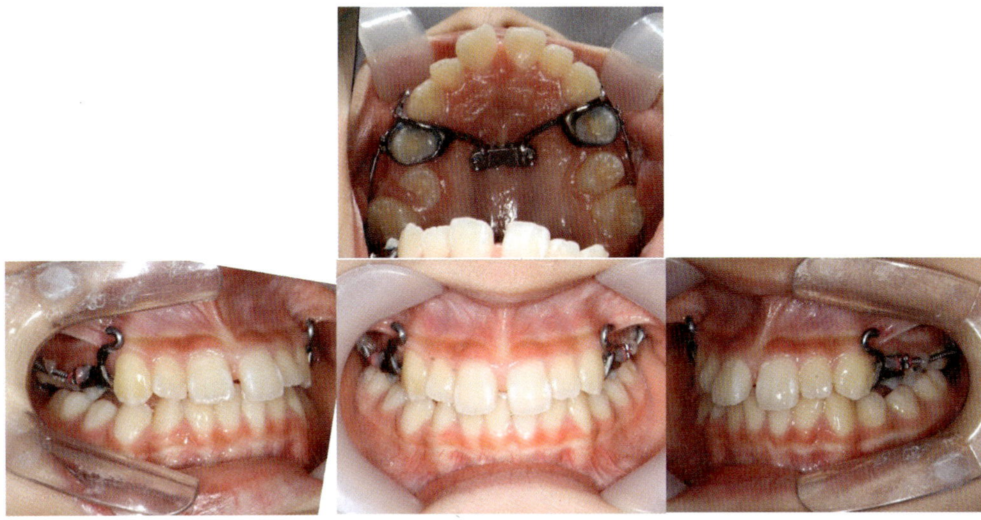

그림 7-35. **치료 6개월 후 구강 내 사진**

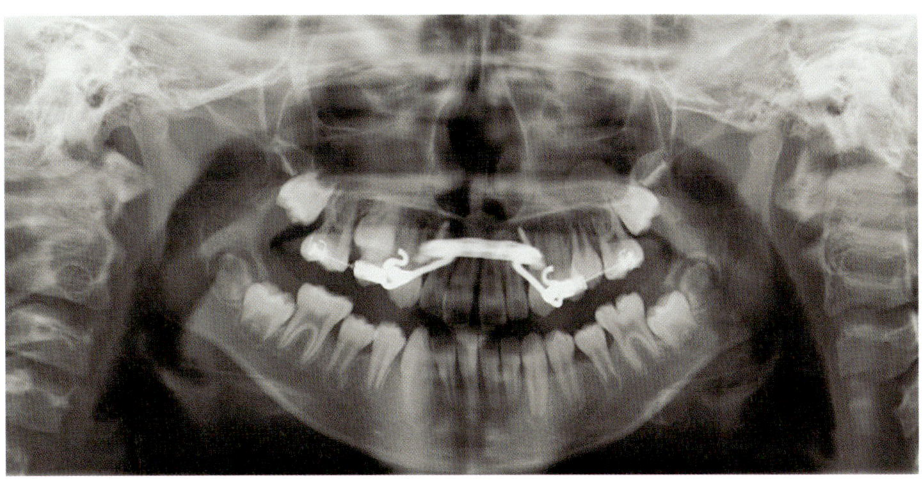

그림 7-36. **치료 6개월 후 파노라마 방사선 사진**

제8장

매복치의 합병증 및 고려사항

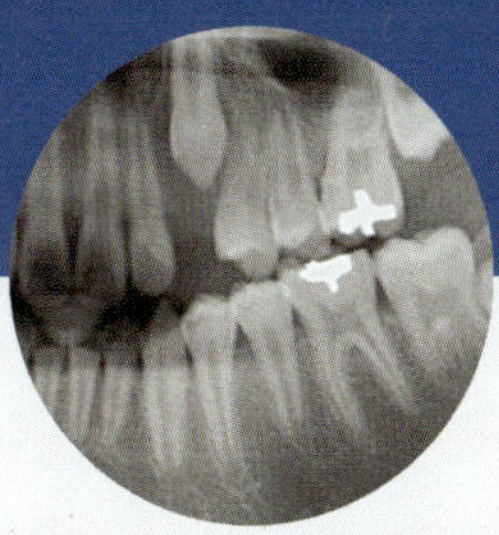

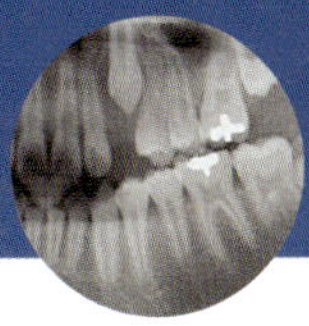

제8장 매복치의 합병증 및 고려사항

모든 매복치가 특별한 문제를 유발하는 것은 아니지만, 청소년과 성인에서의 나타나는 일부 매복치는 여러 가지 문제점을 야기할 수 있다. 이는 교정 치료와 연관이 없이, 매복치 자체에서 유발된 문제점일 수도 있고, 외과적 술식과 교정적 견인으로 나타나는 치료 과정에서의 합병증 및 휴유증일 수도 있다.

이러한 문제들은 미리 인지하여 진단 과정에서 밝혀내거나 예측할 수 있어야 하며, 환자 및 보호자에게 미리 알려 동의를 받는 것이 필요하다. 또한 치료 과정에 있어서도 이에 대한 주의를 기울여야 한다. 이중 일부 문제들은 치료 자체를 불가능하게 만드는 조건일 수도 있으나, 주로 치료의 난이도를 높이거나, 치료 결과가 완벽하지 못하도록 방해하는 요인으로 작용할 수도 있다. 따라서 이를 사전에 고려하지 못하게 되면, 임상가들은 차후 매복치를 치료하는 동안 환자와 의사소통을 하는데 있어서 큰 어려움을 겪을 수도 있다.

이 장에서는 여러 가지 문제를 일으킬 가능성이 높은 매복치의 합병증과 고려해야할 사항들에 대해 알아보고자 한다.

1 낭종과 연관된 매복치

매복치와 연관된 낭종의 경우, 낭종이 매복치의 원인일 수도, 결과일 수도 있다.

매복치와 연관된 대표적인 낭종으로는 함치성 낭종(dentigerous cyst)와 치근단 낭종(periapical cyst)가 있다.

함치성 낭종은 미맹출치의 치경부에 부착되어 치관을 포함하고 있는 낭으로 치관과 위축된 법랑상피 사이에 액체가 축적되어 발생된다. 함치성 낭종은 하악 제3대구치, 상악 견치와 제3대구치, 또는 하악 제2소구치와 관련되어 나타나는 경우가 가장 많다. 낭종은 치아의 맹출을 방해하기도 하면서, 치아를 변위시키기도 한다. 낭종은 외과적으로 적출술(enucleation)을 시행하거나, 그 크기가 광범위할 경우 조대술(marsupialization)로 치료한다. 대부분의 매복된 치아는 낭종이 사라지고, 이로 인한 감압효과로 어느 정도는 자발적 위치 변화를 보일 수 있으나, 구강 내에 바른 위치로 견인을 위해서는 교정적 치료가 필요하다(그림 8-1).

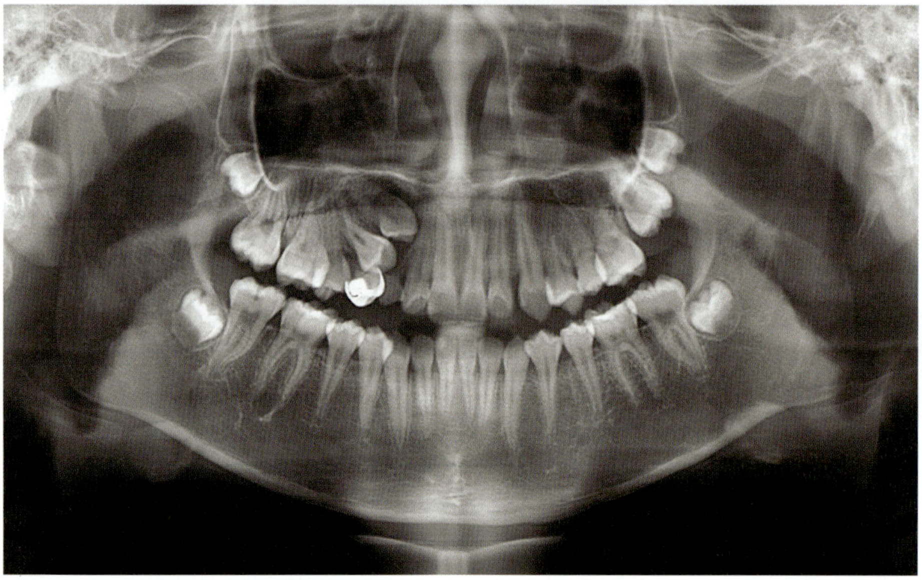

그림 8-1. **매복치 주변의 함치성 낭 증례**

치근단 낭종과 연관된 매복치는 대부분 유치의 치근단 염증에서 기인한 낭종으로, 이로 인해 영구치의 맹출이 지연되고 매복되는 경우이다. 이 경우, 유치의 치수치료를 시행하거나, 유치를 발거할 경우, 매복된 영구치는 자연 맹출된다. 그러나 이미 치근단공이 완성된 경우, 자발적 맹출 가능성이 낮으므로 교정적 견인이 필요할 수 있다(그림 8-2).

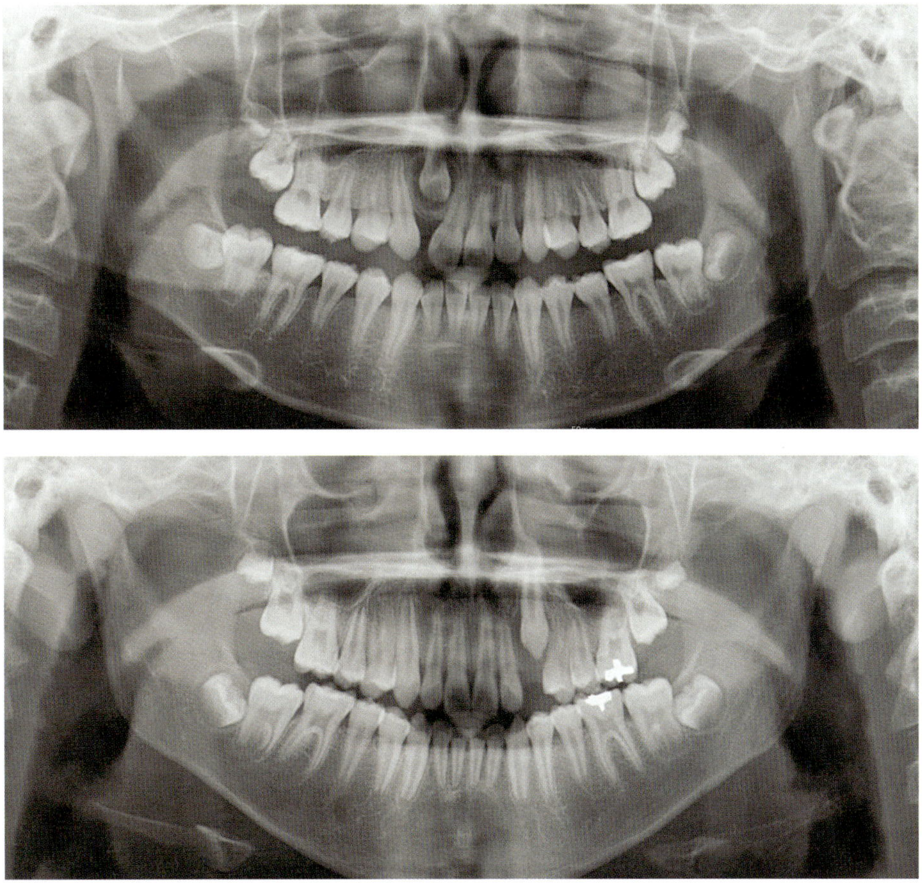

그림 8-2. 낭종과 연관된 매복치 사진들. 매복된 치아 주변으로 낭종 형성이 관찰된다.

2 치근흡수

매복치로 인한 인접 치아의 치근 흡수는 회복이 불가능하기에 교정의에게 큰 난관이 되는 합병증 중 하나이다. 이는 상악 견치가 인접 측절치나 중절치를, 상악 영구 제1 대구치가 인접 제2 유구치를 흡수시키는 양상으로 가장 흔히 나타난다(그림 8-3).

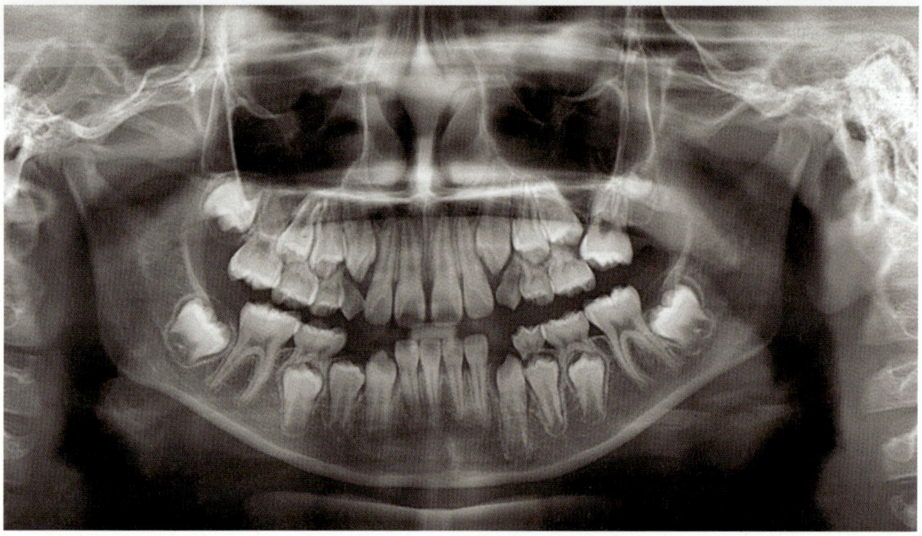

그림 8-3. **유구치의 치근 흡수 증례**

특히 상악 견치가 인접 측절치의 장축에 가까이 위치하게 되면 측절치의 원심 치근의 흡수는 더욱 심하게 나타날 수 있는데 이는 측절치에 형성된 신생 백악질의 조직 구조(밀도와 경도)에 따라 그 정도가 다양하게 나타날 수 있다. 측절치의 치근단 주변을 싸고 있는 섬유조직의 압박에 의해 발생된 파치세포(osteoclast)가 측절치 치근을 직접 흡수시키며, 이러한 현상은 매우 빠르게 진행될 수도 있다. 따라서 이러한 증상이 초기에 방사선 사진 등에서 관찰된다면 조기에 견치 위치를 바꿔주어야 한다.

상악 견치 뿐만 아니라 영구 제1 대구치가 근심 경사되면서 맹출하게 되면 인접 제2 유구치의 치근을 흡수시키고, 종종 제2 유구치의 조기 탈락을 유발한다. 이러한 현상은 제2 소구치의 맹출 공간 부족을 초래한다. 따라서 인접 제2 유구치의 치경부 치근 흡수가 관찰될 경우, 간단한 공간 유지 혹은 공간 획득 교정 장치를 이용하여 제1 대구치의 맹출 방향을 개선해주는 것이 필요하다(그림 8-4, 8-5).

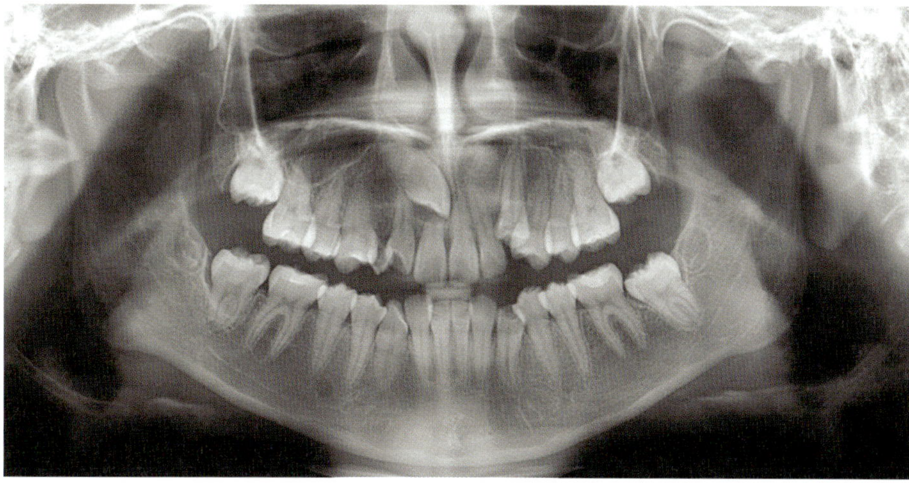

그림 8-4. 상악 중절치의 중절치 치근 흡수 증례

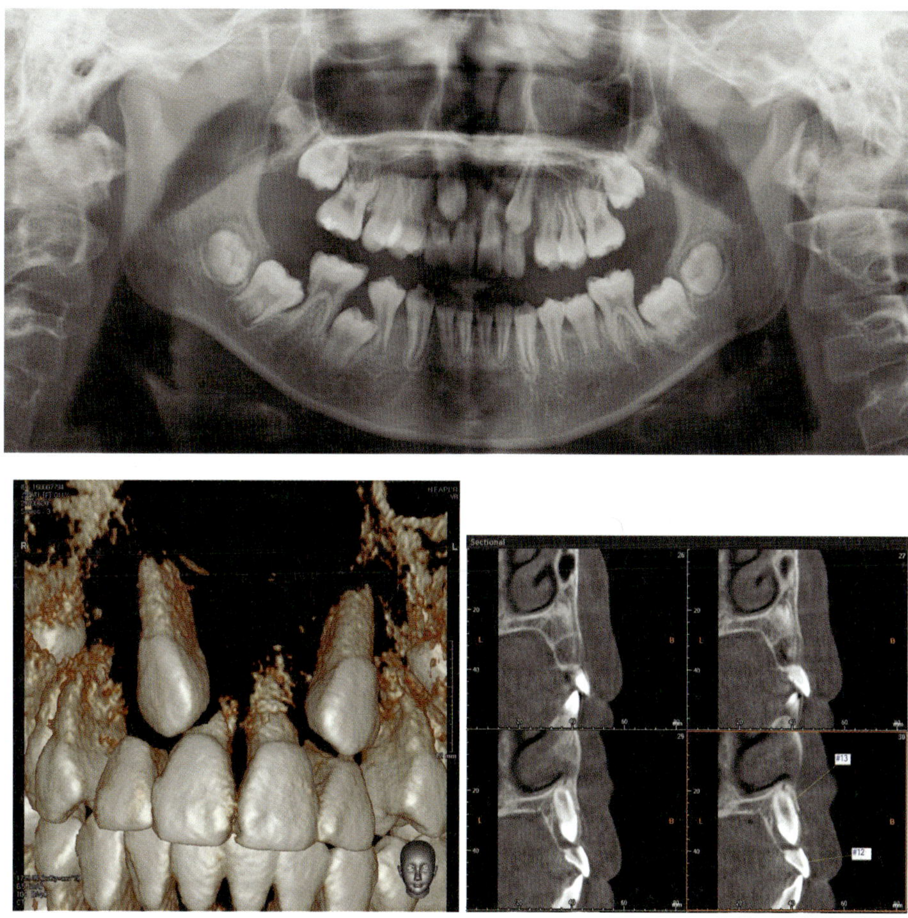

그림 8-5. 상악 전치부의 심한 치근흡수. 파노라마 영상 이미지와 CBCT이미지를 확인하면 치근 흡수의 정도를 좀더 명확히 확인할 수 있다.

조기에 매복치를 발견하지 못해서 치료가 늦어질 경우, 매복치로 인한 인접 치아의 치근흡수가 매우 심해진 상태를 관찰할 수 있다. 이 경우 치근이 흡수 된 인접 치아는 장기적인 예후가 불량하여 발치가 불가피하게 되는 경우를 종종 관찰하게 된다.

발치된 공간은 보철 수복으로 개선하거나, 매복치를 발치 공간으로 견인하여 배열하거나 폐쇄하기도 하는데, 전치에서는 심미적인 문제를 야기할 수 있으므로 이에 대한 사전 설명이 반드시 필요하다.

3 유착

대부분의 매복치들은 교정력에 반응을 보이지만, 일부 매복치들은 유착(ankylosis)되어 자발적 맹출 과정이 일어나지 않는 것은 물론이며, 교정력에도 반응을 보이지 않는다. Becker는 매복치 중 32.4%에서 유착이 나타난다고 보고한 적이 있다.

유착 반응에서 가장 대표적인 것이 앞선 chapter 들에서 언급되었던 일차성 맹출 실패(Primary failure of eruption)이다. 일차성 맹출 실패는 그 명확한 이유는 알 수 없으나, 맹출이 더 이상 진행되지 않고 또한 교정력에도 반응하지 않아 교정의에게 난제가 된다. 특히 일차성 맹출 실패가 성장기에서 나타날 경우 이환되지 않은 다른 치아들의 치조골 성장은 정상적으로 나타나므로, 성장이 진행될수록 이환된 치아는 유착으로 인해 치조골이 성장하지 않아 저위되고, 심할 경우 구치부 개방교합을 발생시킬 수 있다. 따라서 조기에 진단할 수 있는 것이 중요하며, 진단된 환자의 연령, 남아있는 잔여 성장, 저위된 정도에 따라 그에 맞는 적절한 치료 계획을 수립하는 것이 반드시 필요하다(그림 8-6, 8-7).

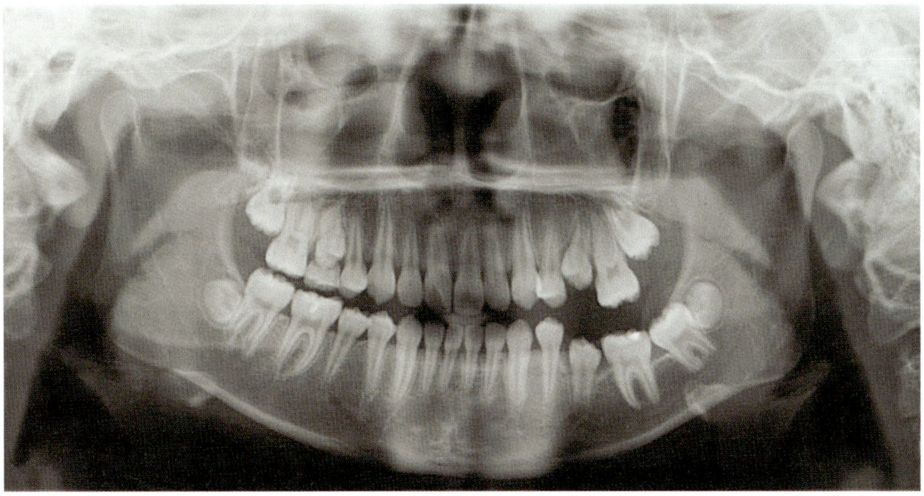

그림 8-6. 성장기 환자의 일차성 맹출 장애

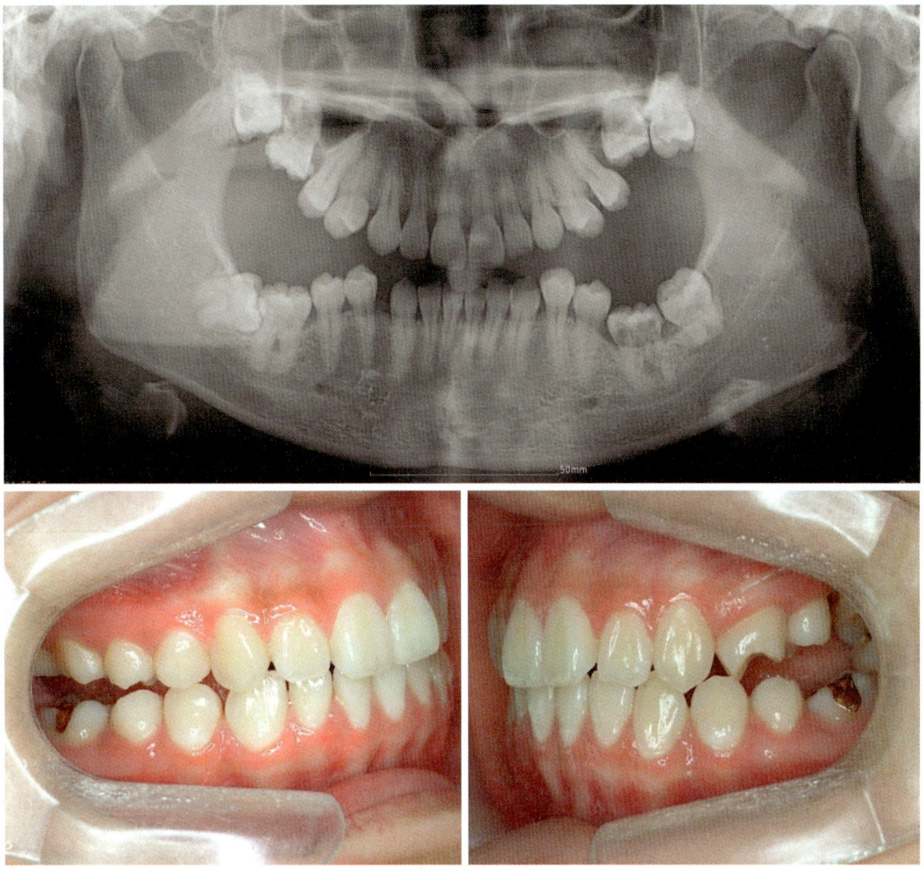

그림 8-7. 성장이 완료된 환자의 일차성 맹출장애 증례 (임상사진과 파노라마 영상)

또 다른 유착 소견 중 하나로 Heithersay는 급진성 치경부 치근흡수(Invasive cervical root resorption, ICRR)을 언급한다. 이는 매우 드물고, 급진적으로 나타나는 치근 외흡수의 일종으로, 일반적으로, 치경부 치은 상피 부착 아래의 치근 표면에서 국소적으로 발생하여 상아질 방향으로 진행하며 치수를 둘러싼 전상아질층(predentin layer)에서 정지한다고 알려져 있다. 치수를 침범하지 않기 때문에 특별한 치아 통증 등의 증상은 나타나지 않는다. 이러한 치근 외흡수는 그 원인은 명확하게 밝혀지지 않았으나, CEJ 주위의 치근백악질이 손상되어, 하방의 상아질이 노출되어 발생하는 것으로 추정되고 있다. 주로 파노라마 영상이나 치근단 방사선 사진에서 치조백선이 명확하게 나타나지 않고, 치경부 치주인대 주위에서 시작된 방사상의 방사선 불투과상 영상이 관찰되면 이것을 의심해봐야 한다. CBCT 등에서 좀 더 명확하게 유착 소견을 확인해볼 수 있다(그림 8-8).

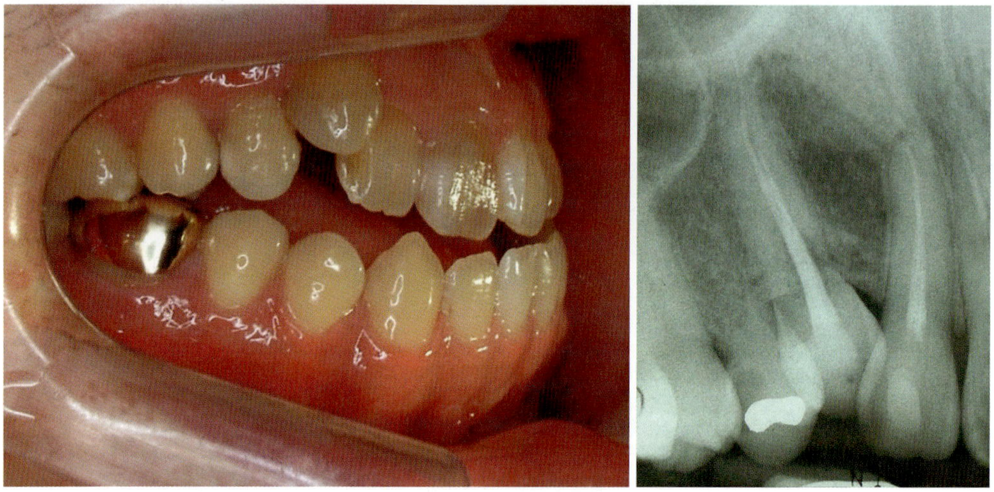

그림 8-8. ICRR에 의한 #13 유착 증례. #13의 치경부 부위의 흡수양상이 관찰된다.

치경부 외흡수와 함께 유착이 발생하면 해당 매복치는 교정력에 반응하지 않으므로, 결국 발치를 진행하게 되는 경우가 많다. 상아질로 침투된 정도가 경미하거나, 매복치의 위치 및 방향이 교정적인 견인이 양호하다고 판단될 경우, 해당 유착 부위를 삭제하고 Glass Ionomer 충전 등을 시도해볼 수도 있다. 그러나 이러한 시도를 시행하는 경우는 치료 실패에 대한 대처 방안도 함께 고려되어야 한다.

4 심미적 문제

매복치가 전치부에 발생할 경우, 이로 인한 심미적 문제가 발생할 수 있다. 이는 매복치로 인한 전치부 공극(spacing)에 기인할 수 있다. 대부분은 아동에서 나타나며, 크게 심미적인 문제를 호소하지 않는 경우가 많으나, 교정치료 중 심미적 문제를 호소할 경우 인공치아 등을 이용하여 공극 부위를 임시로 개선할 수 있다(그림 8-9).

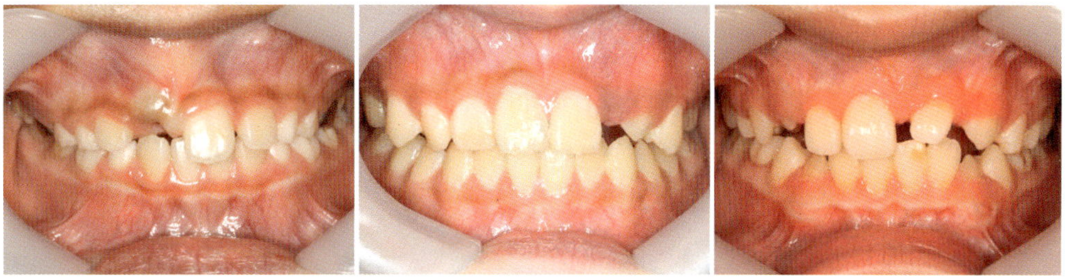

그림 8-9. **매복된 치아로 인해 발생한 상악전치부의 심미적 문제**

또한 앞서 설명한 대로 매복되었던 견치가 측절치를 대체하여 생기는 비대칭적인 전치 치아 배열은 심미적 문제를 유발한다. 이는 치료에 앞서 환자에게 미리 고지하고, 심미적 개선을 원할 경우 치아 형태를 다듬거나 보철 수복 등을 통한 재형성이 필요함을 미리 설명해야 한다(그림 8-10).

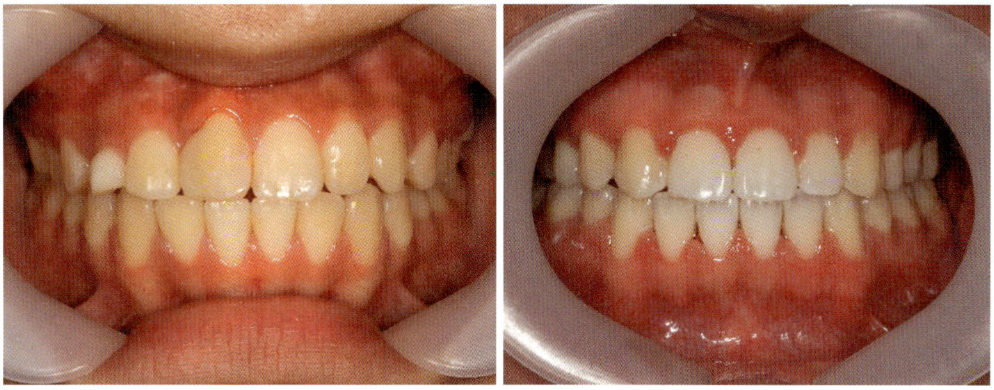

그림 8-10. **중절치 및 측절치 위치로 배열된 상악 견치 증례**

매복치를 치료하는데 있어 고려해야할 다른 심미적 문제로 매복치 견인 이후 발생가능한 치은 퇴축 및 부착 조직의 소실이다. 이는 대부분 협측으로 매복되었던 견치를 치료하면서 발생하는 경향이 높다. 구개측 혹은 수직상방에 매복되어 있던 경우 치열궁내로 견인되면서 주변에 충분한 각화치은과 부착치은이 형성되는 경우가 많지만, 협측으로 매복되었던 경우에는 치아를 배열하는 과정에서 치근이 협측 치조골의 바깥으로 치우쳐져 위치하게 되는 경우가 있고, 치아가 치조점막으로 맹출하는 경우에도 관찰된다. 대부분의 경우 충분한 치근과 치은으로 피개되지 못하여 치은 퇴축이 발생하게 된다. 또한 매복치를 노출시키는 외과적 술식 과정에서 적절치 못한 치은판막이 형성되었거나, 과도하게 치은절제술이 시행된 경우 치은 퇴축이 심화되기도 한다(그림 8-11).

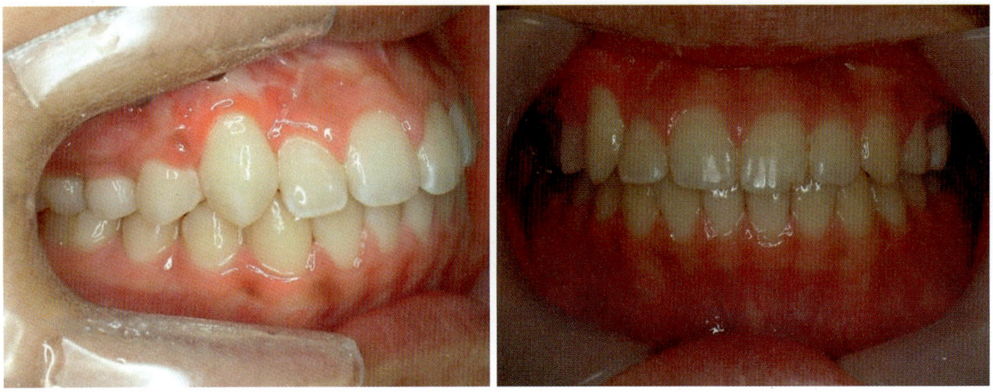

그림 8-11. **매복치 견인 후 발생한 부족한 부착치은과 치은 퇴축으로 인한 비심미적인 치은 형태**

5 맹출 공간의 부족

가장 흔히 나타나는 매복치로 인한 합병증 중 하나이다. 맹출 공간의 부족 및 상실이 매복치의 원인일수도, 결과일수도 있다. 유치가 상실되거나 혹은 상실되지 않더라도 유치-영구치 간의 치아 크기 부조화로 인해, 매복치가 맹출할 공간이 인접 치아들의 이동으로 상실되면서 발생한다(그림 8-12, 8-13).

치료 방법은 공간이 부족한 증례에서의 교정치료와 마찬가지로 매복치 배열을 위한 공간 부족의 정도, 매복치 견인의 난이도 등의 평가와 더불어 환자의 안모 등을 종합적으로 고려하여 공간을 재획득하거나 발치를 동반한 교정치료를 진행하여야 한다.

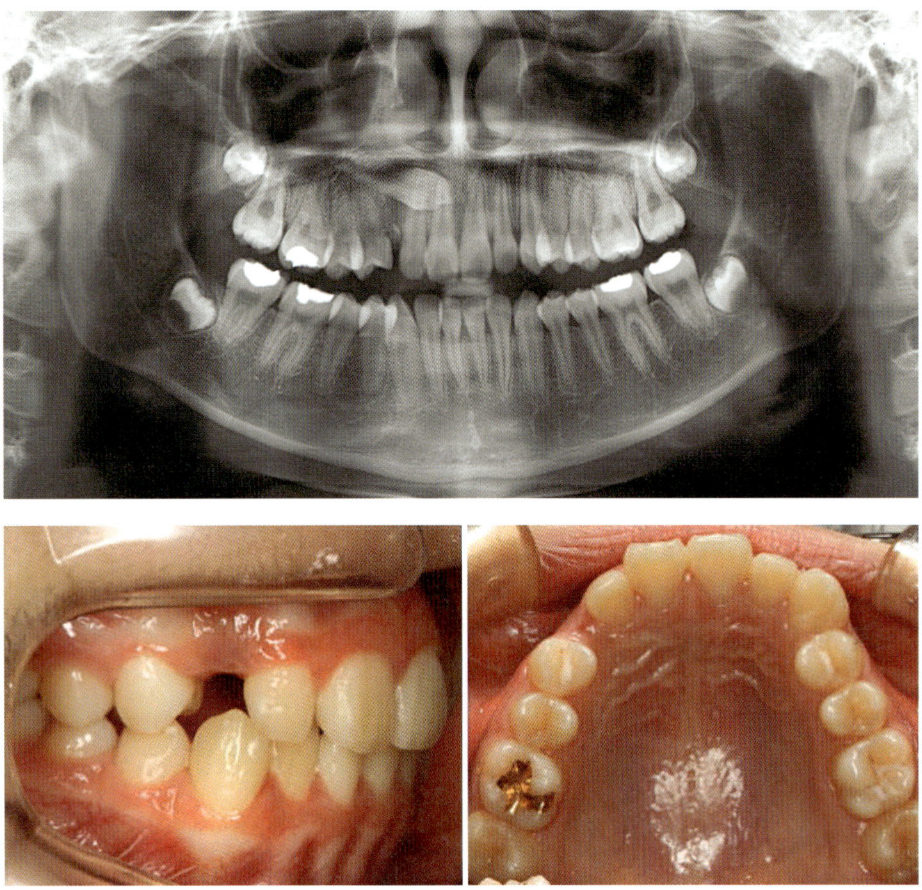

그림 8-12. 매복된 상악 우측 견치로 공간 소실 증례

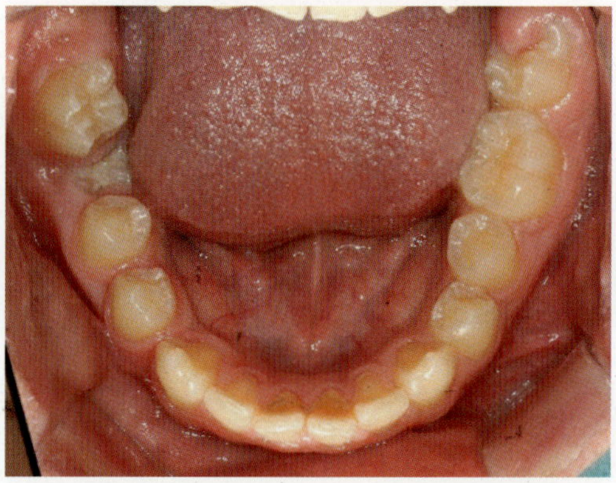

그림 8-13. 하악 제1대구치 매복으로인한 구치부 공간 소실증례

제9장

매복, 유착 그리고 맹출장애

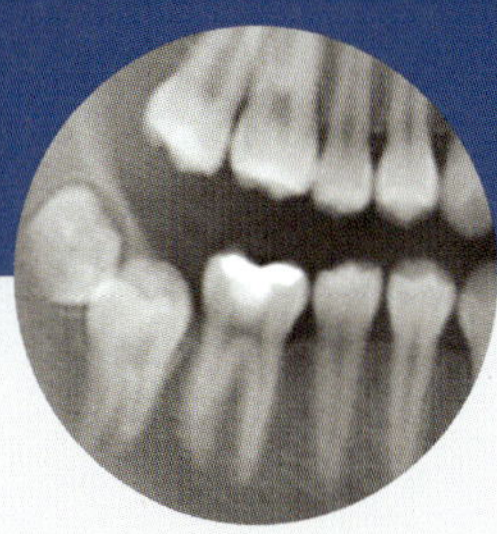

1 매복, 유착 그리고 맹출 장애의 진단

2 맹출 장애의 치료

3 맹출 장애 치료증례

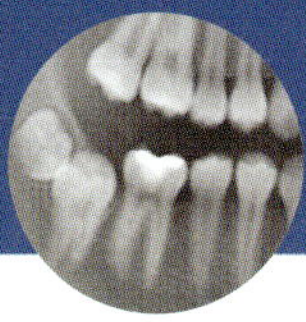

제9장 매복, 유착 그리고 맹출장애

맹출은 악골내에서부터 교합을 이루어 기능을 완성하기까지의 생리적인 치아이동을 의미한다. 이에 반해 교정적 치아이동은 기계적 힘, 생물학적 반응, 유전적 및 환경적 요소를 모두 반영하는 복잡한 과정이다. 치아이동은 힘의 크기, 빈도, 및 기간 그리고 치조골과 그 주변 조직의 생물학적 반응에 따라 다양하게 일어난다. 치아 이동의 속도는 약물복용, 기계의 사용 또는 외과적 처치와 같은 물리적 자극에 의해 변할 수 있으며 나이, 음식, 전신적 상태와 유전적 영향에 의해 영향을 받기도 한다.

지속적인 교정력을 가함에도 불구하고 치아이동이 일어나지 않거나 느리게 일어날 경우 유착, 강한 교합력, 치근만곡 등을 의심해 볼 수 있다. 이 중 유착은 치근 백악질과 치조골의 융합으로 나타나며 치아의 맹출 이상과 더불어 치조골 성장 장애를 일으켜, 유착 치아의 저위를 유발할 수 있다. 또한 유착치아를 포함하여 교정치료를 시행할 경우, 지속적 교정력에 의해 인접치아에 부작용을 일으킬 수 있는 만큼 유착치아에 대한 정확한 진단이 필요하다. 유착을 일으키는 원인으로는 외상, 내분비 질환, 쇄골두개 이형성증 등의 선천성 기형 및 그 밖에 원인을 알 수 없는 맹출장애(Failure of eruption)에 의한 것들이 있다.

맹출 장애는 이러한 맹출 기간 중 어느 때이든 나타날 수 있다. 맹출장애의 3가지 주요인은 치배(tooth gern)의 위치 이상, 맹출 경로 상의 장애물 그리고 맹출 작용 기전의 실패 (failure in the eruption mechanism)이다. 치배의 위치이상과 맹출 경로상의 장애물은 주로 매복을 유발하고, 맹출 작용 기전의 실패는 맹출 장애 흔히 이야기하는 일차성 혹은 이차성 맹출 실패 (failure of eruption 혹은 retention)를 야기한다.

한편, Frazier-Bowers등은 흔하지 않은 맹출장애들을 분류하면서 기계적 맹출장애와 일차적 맹출장애 그리고 결정되지 않은 맹출장애로 분류하였다. 기계적 맹출장애의 경우 관련 치아에서만 맹출장애를 보이나 일차적 맹출장애의 경우 맹출경로에 장애요소가 존재하지 않으나 이환된 치아와 후방치아 모두 맹출장애를 보인다고 하였으며 두 경우와 구분이 어려운 경우는 결정되지 않은 맹출장애로 분류하였다. 이 중 일차적 맹출장애는 다시 일차잔존과 이차 잔존으로 구분 할 수 있으며 구분 기준은 구강 내 출은 여부이다. 구강 내 출은 전에 맹출 장애가 발생 시 일차 잔존이라 하며, 구강 내 출은은 하였으나 교합평면까지 도달하지 못하고 맹출이 멈추었을 경우 이차 잔존이라 하였다.

이러한 일차적 맹출장애의 특징을 살펴보면 제1,2대구치의 이환이 가장 흔하였으며 초기 교합까지 맹출 하였다가 맹출장애를 보이는 이차 잔존 증례가 많았고 편측 또는 양측으로 나타났다. 무엇보다도 이환 된 영구치는 교정력을 가할 경우 정상 치아 이동을 보이기 보다는 유착을 일으키는 경향이 있었다. 교정력에 의해 유착 되는 경향이 있는 이러한 특징은 교정치료 시 매우 중요하다. 왜냐하면 단순 매복이라 생각하고 견인하였으나 교정력에 반응하지 않는 경우는 치료를 어렵게 하기 때문이다. 앞서 언급한 것 처럼, 맹출장애를 보이는 치아 중 가장 대표적으로 제1대구치를 들 수 있다. 제1대구치는 저작에 주요한 기능을 하며 교합 형성에 중요한 key tooth이다. 제1대구치의 맹출 장애 유병률은 0.04%이하로 알려져 있다. 참고로 아래 표는 본 교실에서 조사한 하악 제1대구치의 맹출 장애의 분류와 원인에 대한 표이다. 그러나 맹출장애와 관련된 유병률은 조사 자체가 적고 진단의 어려움 등으로 정확한 수치라 이야기할 수는 없다(표 9-1).

표 9-1. 부산대학교 치과병원의 하악 제1대구치의 맹출 장애 분류와 원인 및 유병률

Classification	Etiology	Number(38)	Prevalence
Impaction	Ectopic position of tooth germ	14	37%
	Obstruction of the eruption path (9 Cysts, 3 Odontoma, 2Ameloblastom)	15	39%
Failure of eruption	Eruption failure with primary defect	1	3%
	Eruption failure with secondary defect	8	21%

하악 제1대구치의 경우 맹출 장애와 관련된 유병률 보고는 최근 들어 점점 증가하고 있는데 이것은 환자들의 치과진료에 대한 인식 증가에 따른 자연스러운 현상으로 생각된다.

1 매복, 유착 그리고 맹출 장애의 진단

매복, 유착 그리고 맹출 장애는 구강 내 검진에서 저위 교합 혹은 infraocclusion의 같은 양상으로 나타난다. 저위교합은 상대적인 위치차이 이므로 육안으로 인지 했을 때는 어느 정도 진행이 된 경우이나 그러나 구강 내에서는 대합치의 상대적 정출 등에 의해 가려지는 경우가 많고 실제로 구강 검진 시기에 발견될 때 상당히 진행된 경우가 대부분이다. 따라서 조기에 감별진단 하는 것이 어렵지만 반드시 필요하다. 그러나 각각의 특성을 잘 이해하고 면밀히 분석한다면, 매복, 유착 그리고 맹출 장애를 적절한 시기에 감별 진단할 수 있을 것으로 생각된다.

플로우 차트는 매복, 유착 그리고 맹출 장애를 감별진단하기 위한 논리 차트이다. 동일하게 구강 내 현상으로 나타나는 저위 교합(Infraocclusion)을 가지고 각 단계마다 물리적 장애물의 유무, 교정력에 대한 반응 유무, 그리고 가족력 혹은 다수치아의 이환 등으로 체계적인 질문을 통해서 감별진단 할 수 있다(그림 9-1).

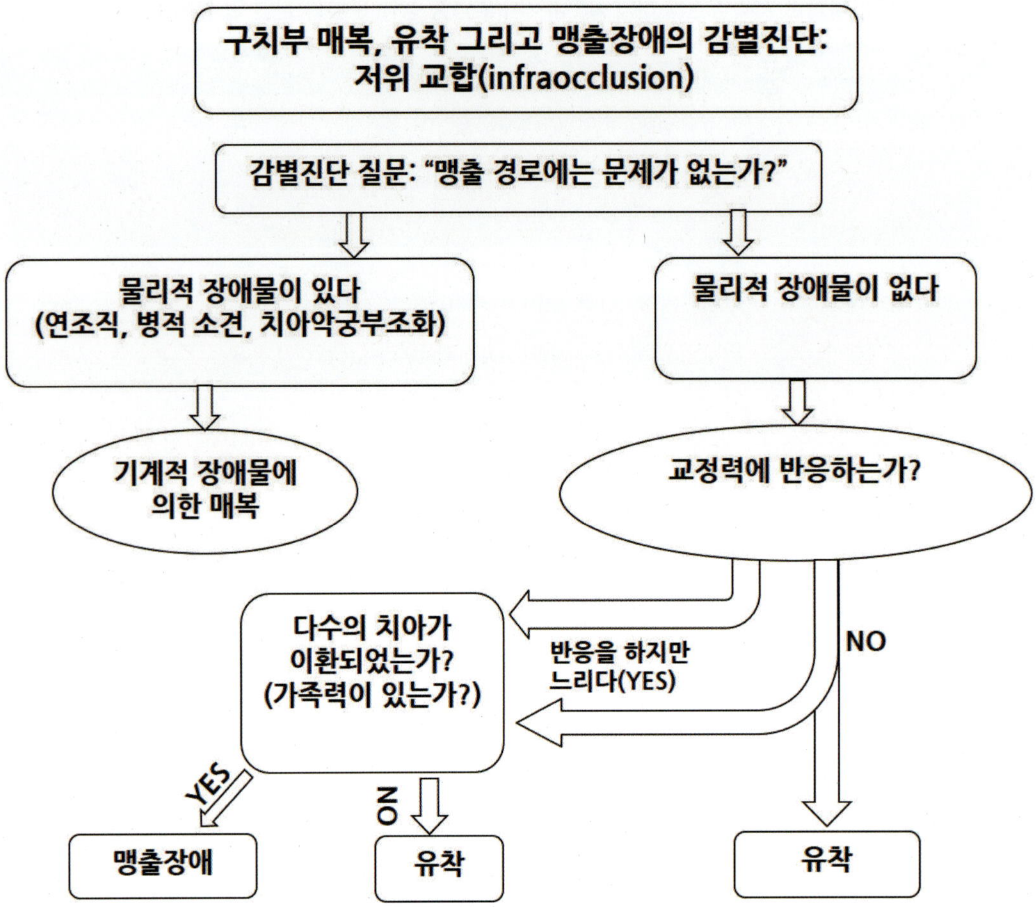

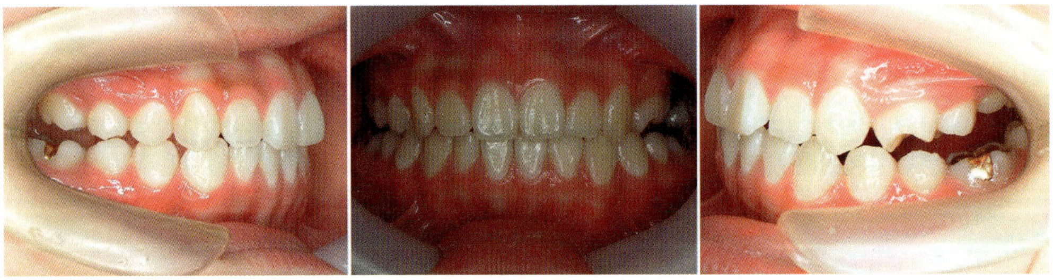

그림 9-1. 매복, 유착 그리고 맹출장애 감별 진단을 위한 논리 차트

다음 증례의 구강 내 사진과 파노라마 사진이다. 본 환자는 12세 환자로 "어금니가 닿지 않아요"를 주소로 내원하였다. 구강 내에서 구치부 개방교합 즉 저위 교합(infraocclusion)이 관찰된다(그림 9-2).

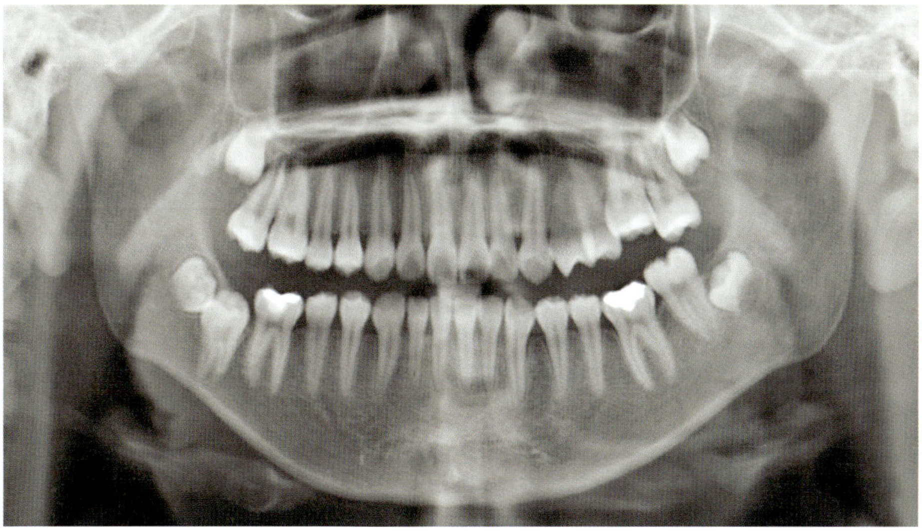

그림 9-2. **구강 내 사진과 파노라마 방사선 사진**

하악 우측 제2대구치를 제외하고 모두 맹출 한 상태로 매복의 가능성은 낮아 보인다. 그러나 앞서 설명한 감별진단을 위한 논리 차트를 바탕으로 감별 진단해보면, 맹출에 물리적 장애 요인은 없는 것으로 보인다. 다음으로, 교정력에 반응하는지 교정력의 적용이 필요하다. 그림에서 보여주는 것처럼 저위교합을 보이는 상하악 제1대구치에 밴드를 장착하고 교정력이 가해지도록 악간고무줄을 사용하였다(그림 9-3). 교정력에 대한 반응 즉, 동통, 치아이동 등이 나타나지 않아 교정력에 반응하지 않는 것으로 판단하였다. 더욱이, 한 개의 치아만 이환되지 않고, 다수의 치아들이 이환되어 있어 본 증례의 경우, 일차적인 맹출 장애로 감별 진단이 가능하다.

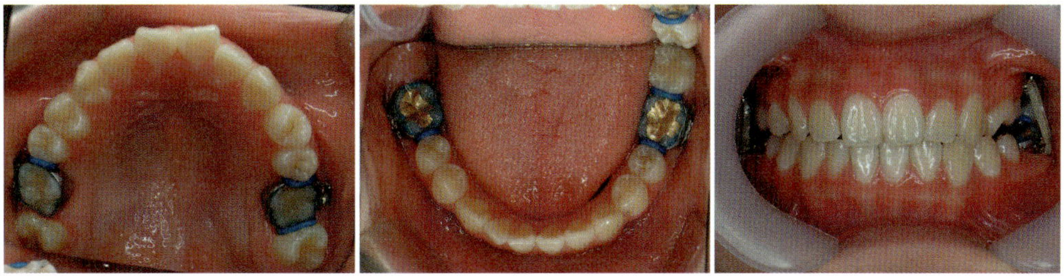

그림 9-3. **구강 내 저위교합에 해당하는 치아에 교정력을 가하고 있다.**

그러나 본 증례의 경우 가족력이 존재하지는 않았으나, 여러 연구에서 일차성 맹출 장애의 경우 유전적 요인이 있고, 이것이 가족력을 가지고 있다는 보고들이 있다. 그러나 알려진 유전적 요인에 있어 변종이 많고 인자들이 다양한 것으로 추가 보고되고 있다. 비록 가족력이 없더라도 맹출 장애는 다양한 형태로 나타나고 있음을 알 수 있다.

2 맹출 장애의 치료

교정력을 가하여 유착이 발생하였을 경우 치료방법은 일반적인 유착치의 치료와 같다. 저위 된 정도가 심하지 않을 경우 보철적 수복을 고려해 볼 수 있다. 그러나 저위 되어 있는 경우가 심하고 치조골의 성장에 영향을 미칠 것으로 예상될 경우 외과적 개입을 고려해 볼 수 있다. 대표적으로, 발치, surgical luxation or repositioning, 단일치아 골절단술(single tooth osteotomy), 치아 치조골 골신장술(distraction osteogenesis) 등이 상황에 따라 선택될 수 있다. 유착뿐만 아니라 교정력에 느린 반응을 보이는 다른 맹출 장애의 경우에도 외과적 개입을 통한 치아 이동을 기대해 보거나 시도해 볼 수 있다. 교정력에 반응하지 않으므로 교정적 접근에 한계가 있을 수 있다는 것을 항상 기억하고 치료 목표를 설정하여야 한다. 또한 외과적 술식은 교정적 이동과 달리 치아 혹은 치조골에 상당한 외력 즉 외상을 추가할 가능성이 있으므로 주의해야 한다.

맹출장애는 치아이동에 대한 이상 반응으로 해석해 볼 수 있다. 따라서 추가적인 강한 힘은 치아 치주조직내 세포반응에서도 기대했던 것과는 다른 반응이 발생할 수 있다. 즉, 외과적 술식을 동반한 치아 이동의 경우, 빠른 시간 내에 효율적 치아이동을 도모할 수 있으나 치수괴사, 치근파절, 치조골 골절, 재유착 가능성, 치근흡수와 같은 상당한 부작용이 발생 할 수 있으므로 치료 시작 전에 환자 및 보호자와 충분한 상담이 우선되어야 한다.

3 맹출 장애 치료증례

12세 2개월 환자로 "어금니가 닿지 않아요"를 주소로 내원하였다. 구내 검사 시 상악에서 경미한 총생이 관찰되었고 하악 정중선이 우측으로 편위되었으며 좌우측 구치부의 개교가 관찰되었다. 구내방사선 사진 상 우측 하악 제 2대구치의 매복이 관찰되었고 좌측 하악 제 2대구치의 정출 보였으며 4개의 제3대구치가 발육 중이었다. 측모두부규격방사선사진 상 SNA, SNB, ANB로 전후방적 골격 부조화는 관찰되지 않았으며 구치부 개교를 동반한 치성 Ⅰ급 부정교합으로 진단하였다(그림 9-4, 9-5).

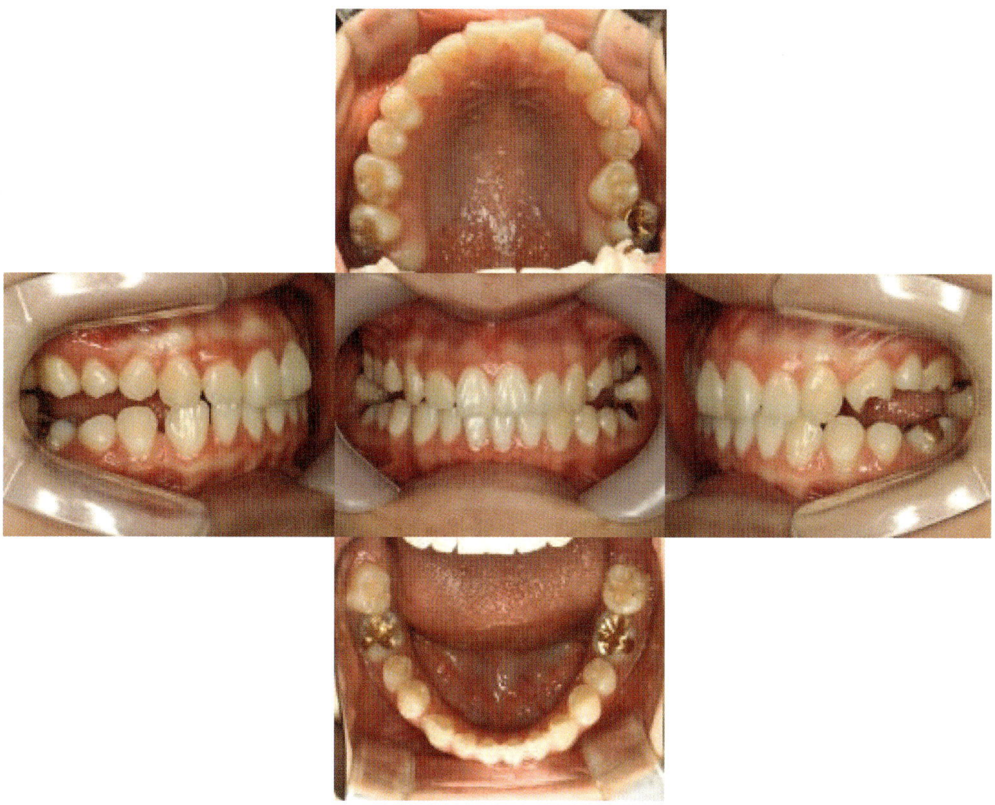

그림 9-4. **구강 내 소견**

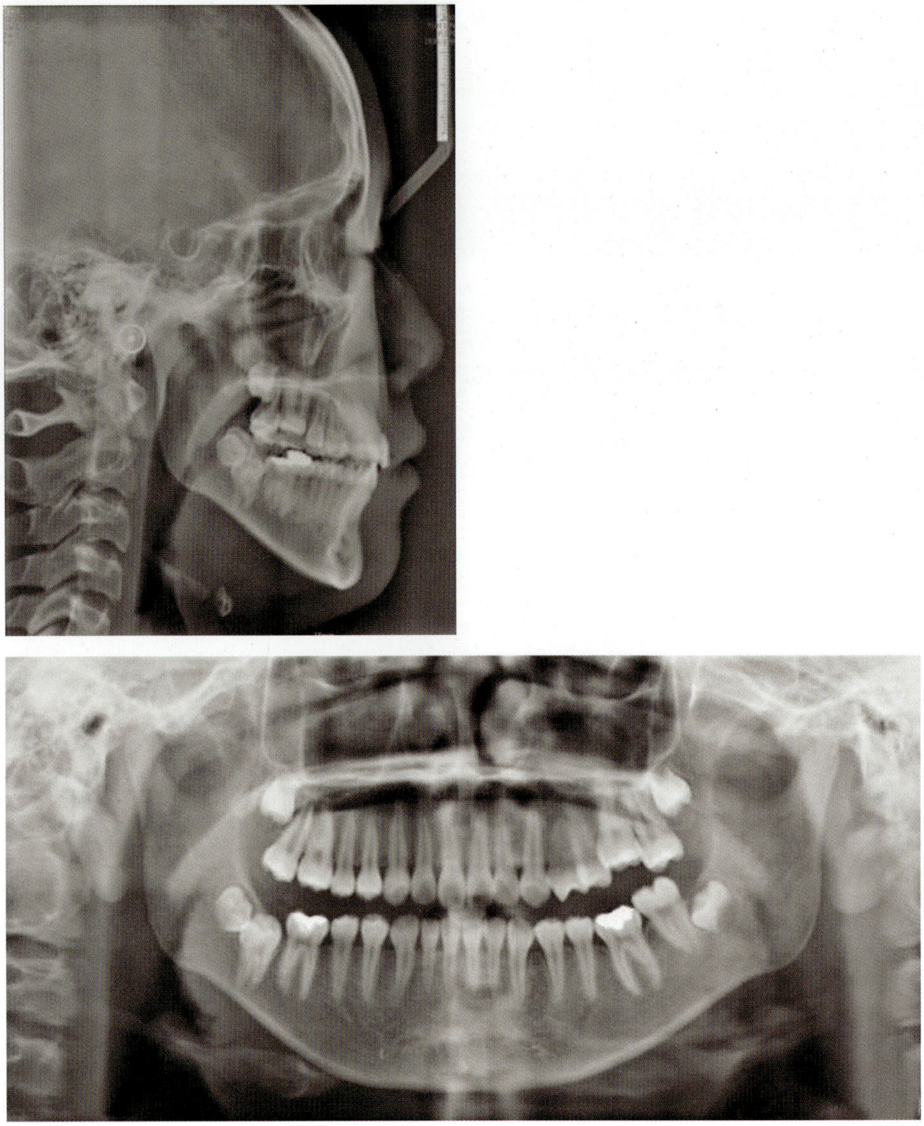

그림 9-5. **치료전 측모 두부방사선사진과 파노라마 사진**

우선 상하악 좌우측 대구치의 유착 여부를 확인하기 위해 교정력 적용을 통해 치아이동 여부를 확인하기로 하였다. 상하악 제 1대구치 전후방으로 탄성 고무링을 적용하여 치아의 움직임을 확인하였고 상악 좌측 제 1대구치의 움직임이 확인되지 않아 유착으로 진단하였다. 맹출 가능성이 없는 하악 우측 제2대구치와 유착된 상악 좌측 제 1대구치는 발거하고 하악 우측 제 3대구치와 상악 좌측 제2대구치의 맹출을 관찰하기로 하였다(그림 9-6, 9-7).

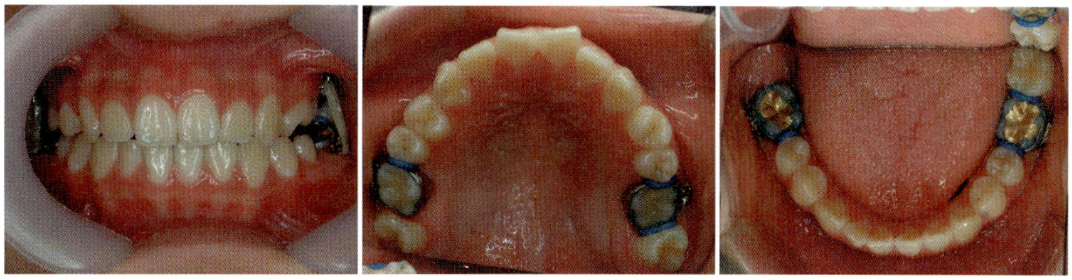

그림 9-6. 구강 내 저위교합에 해당하는 치아에 교정력을 가하고 있다.

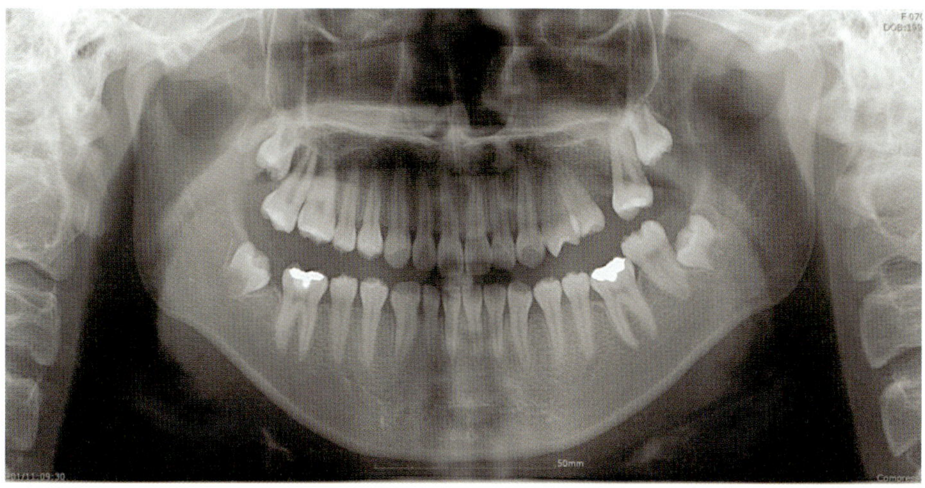

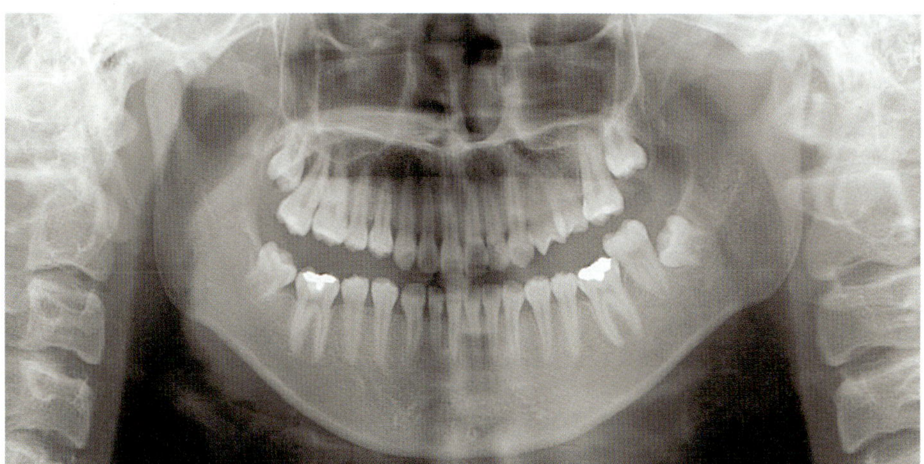

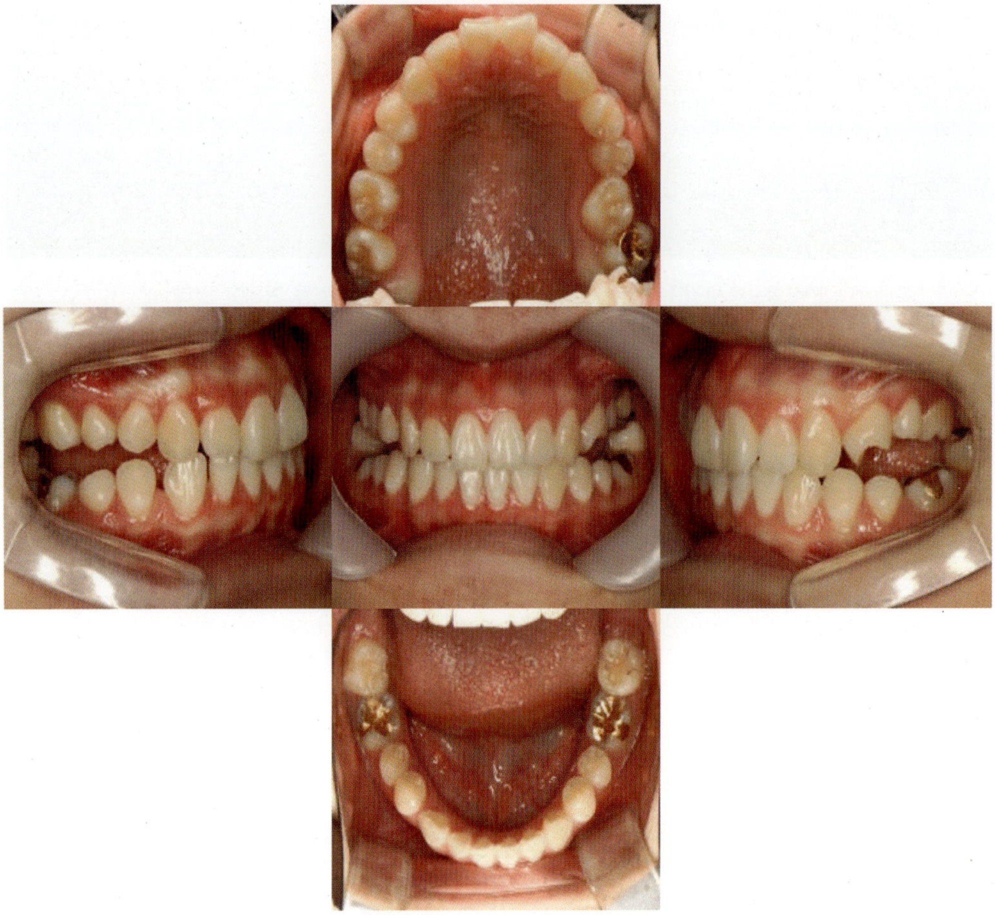

그림 9-7. **발거 후 주기적으로 관찰한 파노라마 사진 및 6년 후 구강 내 사진**

6년 후 환자가 재내원 하였다. 상악 좌측 제 2, 제 3 대구치 및 하악 우측 제 3대구치의 맹출이 관찰되었으나 여전히 구치부의 개방교합 관찰 되었다. 따라서 상하악 고정식 장치 이용하여 교합 개선하기로 하였다. 통상의 방법대로 상하악에 브라켓을 부착하고 레벨링 시행하였다. 그러나 레벨링 중 상악 좌측 제 2대구치가 지속된 교정력에도 불구하고 반응이 매우 느린 것을 확인 할 수 있었다. 또한 이전의 탄성 고무링을 적용하였을 때 동요도를 보였던 것과 달리 하악 좌우 제1대구치의 경우 움직임이 관찰되지 않아 유착으로 진단하였다. 반응이 느린 치아의 효율적 치아이동을 도모하기 위해 corticotomy, shallow perforation 과 같은 외과적 술식이 사용될 수 있으며 이러한 외과적 술식은 적은 부작용과 함께 빠른 치아이동과 더불어 안정적 결과를 얻을 수 있다. Kole은 피질골에 외과적 술식을 통해 치아 이동시 발생하는 저항을 줄여줄 수 있으며 이를 통해 빠른 치아이동을 도모 할 수 있다고 보고하였다. 따라서 지속적 교정력에도 불구하고 개선이 미미하였던 상악 좌측 제 2대구치에 corticotomy를 시행하기로 하였다. 반면 유착으로 판단된 좌우 하악 제 1대구치의 경우 보철적 수복, 발거 후 공간폐쇄 또는 보철, 외과적 탈구 및 재위치술 등을 치료 방법으로 선택할 수 있었는데 보철적 수복을 하기에는 저위되어 있는 정도가 커서 불가능하다고 생각되었으며 환자가 더 이상의 발거를 원하지 않았다. 이에 외과적 술식의 도움을 받는 것이 적절하다고 판단하고 외과적 재위치술을 시행하기로 하였다. 외과적 재위치술은 유착 부위의 골성 브릿지를 파괴하고 치아를 원하는 위치에 한번에 위치시키는 술식이다. 그러나 외과적 재위치술 중 치아에 손상이 갈 수 있다는 점, 재유착 가능성 및 치수괴사의 가능성이 있는 만큼 이를 환자에게 미리 주지시킨 후 동의 하에 외과적 재위치술을 진행하였다 (그림 9-8, 9-9).

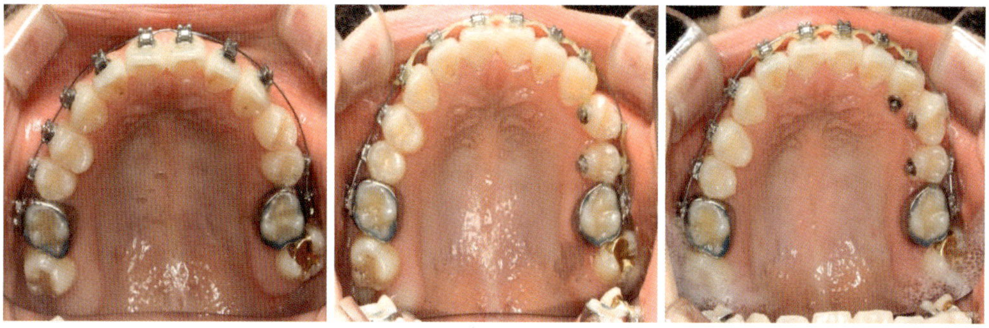

그림 9-8. **레벨링 중 상악 좌측 제 2대구치가 지속된 교정력에도 불구하고 반응이 매우 느린 것을 확인 할 수 있었다**

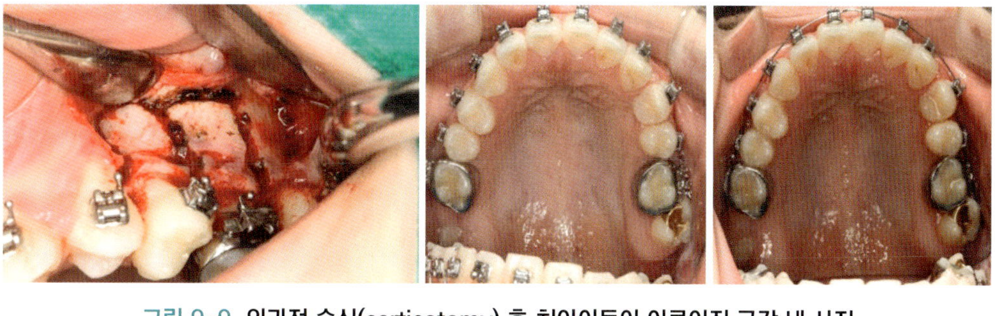

그림 9-9. **외과적 술식(corticotomy) 후 치아이동이 이루어진 구강 내 사진**

상악 좌측 제 2 대구치의 corticotomy를 위해 국소마취 하에서 판막을 형성하여 피질골을 노출 시켰다. 이후 상악 좌측 제 2대구치 주변의 피질골을 round bur를 이용하여 제거하였다. 이후 봉합 시행 하였으며 교정력을 가하였다.

하악 좌우 제 1대구치의 수술적 재위치술을 위해 국소마취 하에 치아에 손상이 가지 않게 탈구 시켰으며 이후 교합면 쪽으로 위치시킨 후 탄성이 있는 와이어를 이용하여 제1대구치와 그 주변 치아들을 스플린팅하였다. 약 2주간 스플린팅을 시행하였으며 3개월 후에 재교정력을 가하였다(그림 9-10).

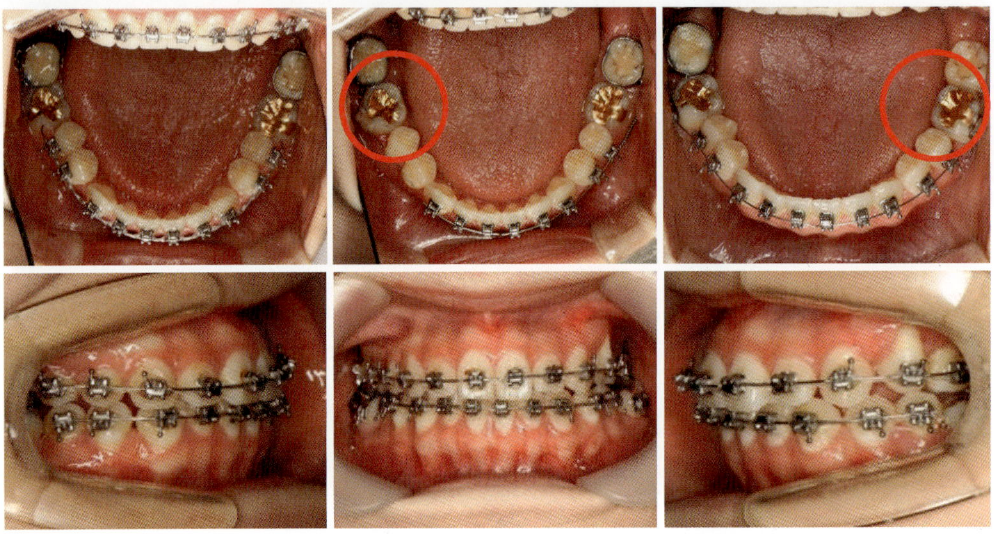

그림 9-10. **하악 제1대구치의 수술적 재위치술시행 직후와 교정진행 중 구내사진**

Corticotomy와 수술적 재위치술을 통해 치아 배열을 어느 정도 교합을 달성하였다. 그럼에도 불구하고 교정 장치에 의한 치아이동이 원활 하지 않으므로 완벽한 형태의 교합을 달성하는 것에는 여전한 한계를 지닌다(그림 9-11).

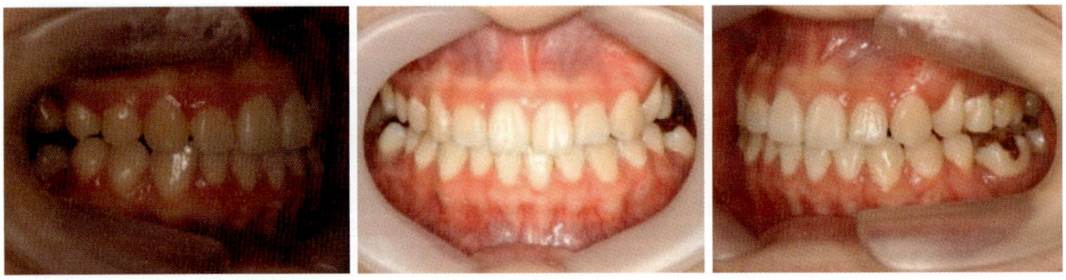

그림 9-11. **최종 치료 종결 후 구강 내 사진**

결론적으로, 일차성 맹출장애는 교정치료로 달성할 수 있는 치료목표에 한계점이 존재한다. 교정치료의 수단인 교정력을 적절히 발휘할 수 있는 것이 없다는 것은 교정을 하는 사람에게는 치명적인 약점이다. 따라서 맹출장애를 가진 환자의 치료에 있어서는 좀 더 포괄적이고 열린 자세로 환자를 대하고 치료 목표는 다분야 협력진료가 반드시 필요함을 기억해야 한다.

제10장

구치부 매복의 처치 : 하악소구치 매복의 교정치료

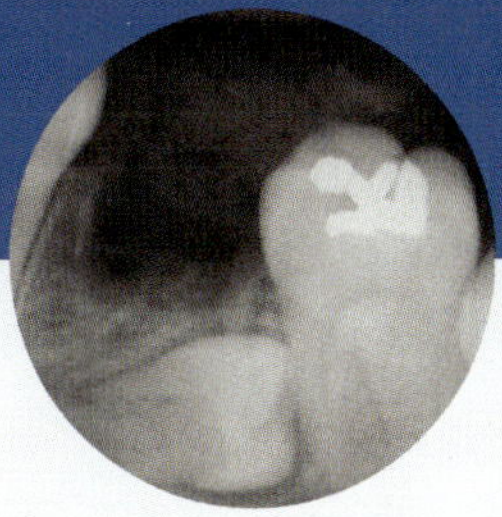

1 매복된 하악 소구치 치료를 위한 고려사항

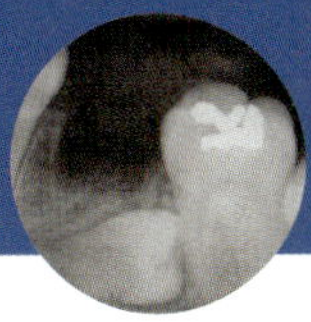

제10장 구치부 매복의 처치 : 하악소구치 매복의 교정치료

하악 제2소구치는 선천적으로 결손되거나, 치근 발육이 정상적이지 못하고 지연되는 경우가 많으며, 치아가 발육하면서 매복되거나, 비정상적인 방향으로 맹출하는 경우가 많다. 그 중에서 하악 제2소구치 매복은 임상에서 흔히 접하는 문제이나 그 원인과 치료에 대한 체계적인 연구는 부족하다. 이러한 하악 제2소구치의 매복에 관한 연구를 살펴보면, 하악 제2소구치는 원심 방향으로 매복되는 경우가 많았으며, 이를 방치할 경우 하악 제2소구치가 원심으로 이동하여 하악 제1대구치의 근심 치근을 흡수하거나, 골내에서 원심으로 이동하는 경우가 많았으며, 심지어는 원심에 장애물이 없는 경우 하악지와 coronoid process까지 이동한 경우도 있었다. 그러므로 하악 제2소구치 원심으로 경사되어 매복된 경우, 주기적으로 방사선 사진을 채득하여 맹출동향을 파악하고 필요시 맹출 방향을 조절해 주는 것이 필요하다

매복된 하악 제2소구치의 치료 방침을 결정하기 위해서는 환자의 연령, 매복된 위치, 치근 발육의 정도, 인접치와의 관계, 유착의 유무, 환자의 치료에 대한 선호도가 고려되어야 한다. 맹출력이 남아있고, 정상적인 맹출을 예측할 수 있는 경우 자발적인 맹출을 관찰하고, 맹출력이 소실되었거나, 맹출방향이 좋지 않을 경우 이를 외과적으로 노출하여 교정적인 힘으로 견인하게 된다. 만약 매복치가 자발적인 맹출이 없고, 교정적 견인시 인접치에 추가적인 치근흡수를 야기할 경우 이를 외과적으로 재이식하게 된다. 매복치의 예후가 좋지 않을 경우에는 이를 발거하고 발치공간을 보철로 치료하게 된다. 그러나 대부분의 경우 CBCT를 활용하여 진단을 시행하고 교정적 접근을 통해 바람직한 위치로 배열할 것을 권장한다.

1 매복된 하악 소구치 치료를 위한 고려사항(표 10-1)

1) 치아의 발육 단계

치아 맹출은 치관의 석회과가 시작되는 시점에서부터 치근이 2-3mm가량 형성되는 단계와 이후 치아의 이동이 빨라져 출은 직전까지 이르는 시기를 거쳐 치아가 교합평면에 이르기까지의 단계로 이루어진다. 이렇게 치아의 맹출의 단계를 구분하는 기준은 치근의 발육 정도와 치아의 맹출위치이다. 치관의 석회화가 시작되어서부터 치근이 2~3mm가량 형성되는 단계에는 치근의 발육이 치관길이의 1/2이하일 때이다. 이 단계에서는 치근이 발육되면서 일어나게 되는 치아의 맹출이 미약하게 나타난다. 그러나 이후 치근이 치관길이의 1/2~3/4까지 발육하는 단계에서 치아의 맹출속도가 급격하게 증가하게 된다. 치아는 이 단계에서 급격히 맹출하여 치은연을 넘어 구강 내로 출은하게 된다. 출은 이후의 치아이동은 치근이 치관길이보다 길고 치근첨이 폐쇄되면서 치아의 맹출속도는 다시 감소하게 되어 교합평면까지 이르게 된다.

따라서 치근의 발육과 맹출을 매복된 치아의 관점에서 보면 치근길이가 치관길이의 1/2이하로 발육된 경우에는 교정적인 맹출력을 적용할 경우 맹출에 대한 반응이 느리게 나타나지만 치근길이가 치관길이의 1/2~3/4로 형성된 경우에는 치아의 맹출속도가 급격히 증가하여 교정적인 맹출력을 적용할 경우 교정력에 대한 반응이 좋게 나타난다. 치근의 발육이 완성되고 치근단이 폐쇄된 경우에는 치아의 맹출력이 적어 교정력에 대한 반응이 좋지 않다.

치근의 발육이 치관길이의 1/2이상인 경우에는 매복된 치아 상방의 유치나 장애물을 제거하면 맹출이 가속화 되나 치근의 발육이 치관 길이의 1/2이하인 경우에는 매복된 치아 상방의 유치나 장애물을 제거하면 맹출이 오히려 둔화된다. 따라서 이시기에는 잔존 유치를 발거하는 것이 바람직하지 않다.

2) 매복치의 방향

매복치의 매복 방향은 매복치의 맹출에 영향을 미친다. 치아가 근심, 설측으로 매복된 경우에는 교정적인 맹출력에 대한 반응이 좋게 나타난다. 반면에 치아가 원심으로 매복된 경우에는 교정적인 맹출력에 대한 반응이 좋지 않고 견인을 위한 장치의 탈락이 쉽게 일어난다. 이는 치아가 맹출하려는 방향과 치아를 견인하려는 방향이 다르기 때문이다. 매복된 치아의 경사도 또한 매복치 견인의 예후에 큰 영향을 미친다는 보고가 있다. Azaz등은 교합평면에 대한 매복치의 경사도가 45도 이상일 때는 자발적인 맹출을 기대할 수 있다고 하였다. 그러나 실제 임상에서는 증례보고에서 하악 평면에 대한 매복치의 경사도가 45도이하인 경우, 특히 거의 수평으로 매복된 경우에도 자발적인 맹출이 일어난 것으로 보아 매복된 치아의 경사도 자체는 매복치의 맹출에 중요한 지침이 되지는 못하는 것 같다 그러나 고려해야하는 요소 중에 하나임은 분명하다.

3) 기타

기타 고려사항으로 환자의 나이, 매복의 심도, 매복치 상방의 장애물과 여유공간 등을 고려해야 한다. 특히, 하악 소구치의 경우 상방 유구치의 크기가 소구치보다 크기 때문에 공간부족에 대해서 염려할 필요는 없으나, 유구치 발거 후 공간유지 및 치료 후 공간폐쇄 측면에서 고려해야만 한다.

이러한 고려사항들을 바탕으로 치료한 증례를 통해 본장에서는 하악소구치 매복의 교정적 처치를 위한 가이드라인에 대해 알아보자

표 10-1. 매복 하악 소구치 치료를 위한 다섯가지 고려사항들과 각 항목들

Age	Root development	Disturbances	Eruption space	Eruption direction
Primary dentition	<1/2	Cyst, Soft tissue	Deficient	Mesial
Mixed dentition	1/2 - 3/4	Primary molar		Upright
Permanent dentition	3/4 <	Ankyosis	Sufficient	Distal

증례 1
(유구치 발거 후 매복된 하악 제2소구치의 자발적 맹출을 유도한 경우)

■ 주소

13세 11개월 남아로, 하악 좌우측 제2소구치 매복 및 좌우측 제2유구치의 만기잔존을 주소로 내원하였다.

■ 진단

• **구강 내 소견**

좌우측 구치부 및 견치부는 Ⅰ급 관계를 보인다. 좌우측 제2유구치는 만기잔존하고 있으며, 상하악에서 총생은 관찰되지 않는다(그림 10-1).

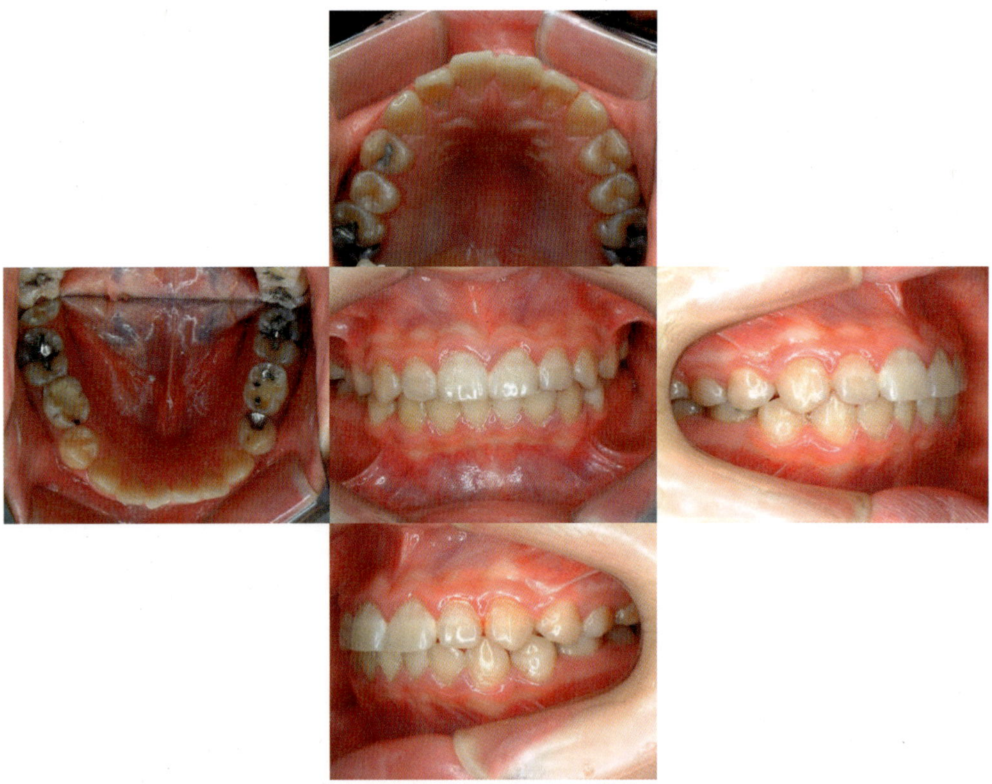

그림 10-1. 구강 내 소견

• 방사선 사진 소견

측모두부방사선 사진에서 악골의 부조화 및 치열의 부조화는 경미하고, 원심으로 더 경사된 우측 제2소구치의 경우 하악 평면에 대해 매복의 각도가 19도 였다. 파노라마 사진에서 좌우측 제2소구치 모두 원심으로 경사진 채로 매복되어 있고, 특히 우측 제2소구치가 원심 경사의 정도가 컸다. 좌우측 제2유구치는 각각 좌우측 제2소구치의 맹출 방향이 불량하여 만기잔존하고 있었다. 좌측 제2소구치의 치근의 길이는 치관길이의 1/2보다 작은 길이로 발육하고 있었고, 우측 제2소구치의 치근의 길이는 치관길의 공간은 충분하였다(그림 10-2, 10-3, 10-4).

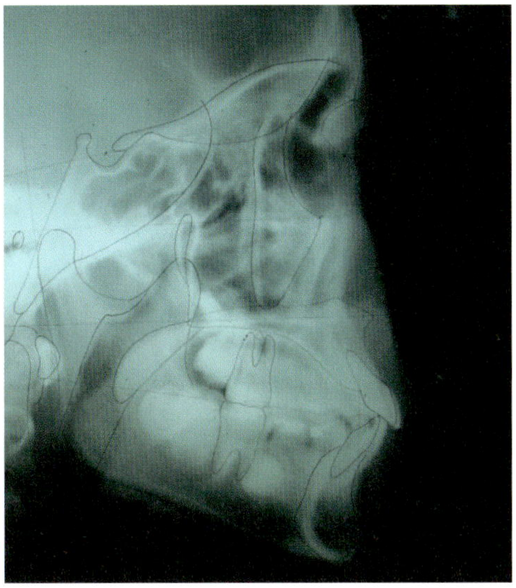

	Before	Norm
SNA	80.5	81.6
SNB	78.0	79.1
ANB	2.5	2.4
Mn. ratio	110.0	108.0
Mx. ratio	68.0	67.1
Ramus ratio	67.0	74.0
SN-GoMe	32 .1	36.0
U1I to SN	109.9	107.0
IMPA	105.4	95.9

그림 10-2. 측모두부규격방사선사진과 계측값들

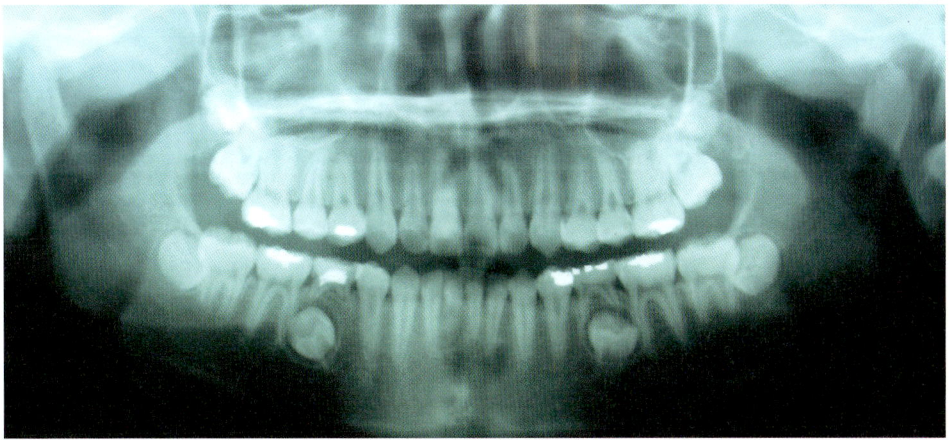

그림 10-3. 파노라마 사진

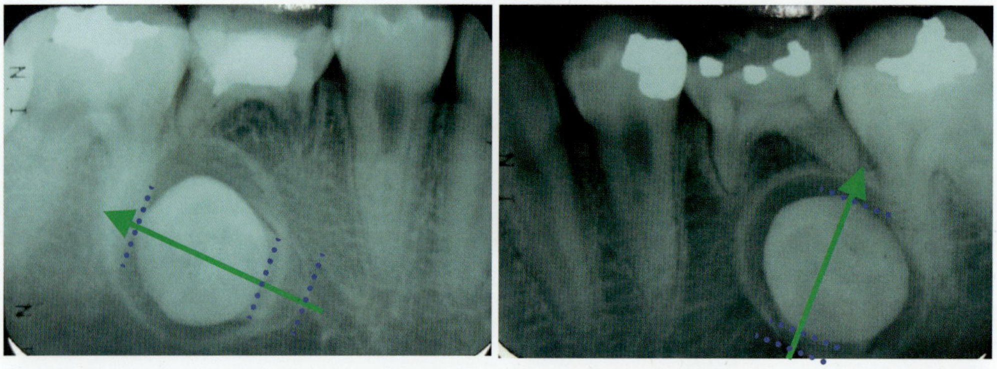

그림 10-4. **치근단방사선 사진. 매복 좌우측 제2소구치**

• **치료계획**

우측 제2소구치의 치근 길이는 치관길이의 1/2로 발육하고 있었으므로 상방 제2유구치를 발치할 경우, 소구치의 맹출이 촉진될 것으로 생각되어 유구치를 발거하기로 하였고, 좌측 제2소구치의 치근길이는 치관길이의 1/2이하로 발육하고 있었으므로, 좌측 제2유구치를 발거할 경우 맹출이 오히려 지연될 가능성이 있어 유구치 발거를 연기하였다. 맹출공간은 충분하여 이를 유지하기로 하였고, 맹출 관찰하기로 하였다. 맹출 후 이를 배열하여 마무리하기로 계획하였다(그림 10-5).

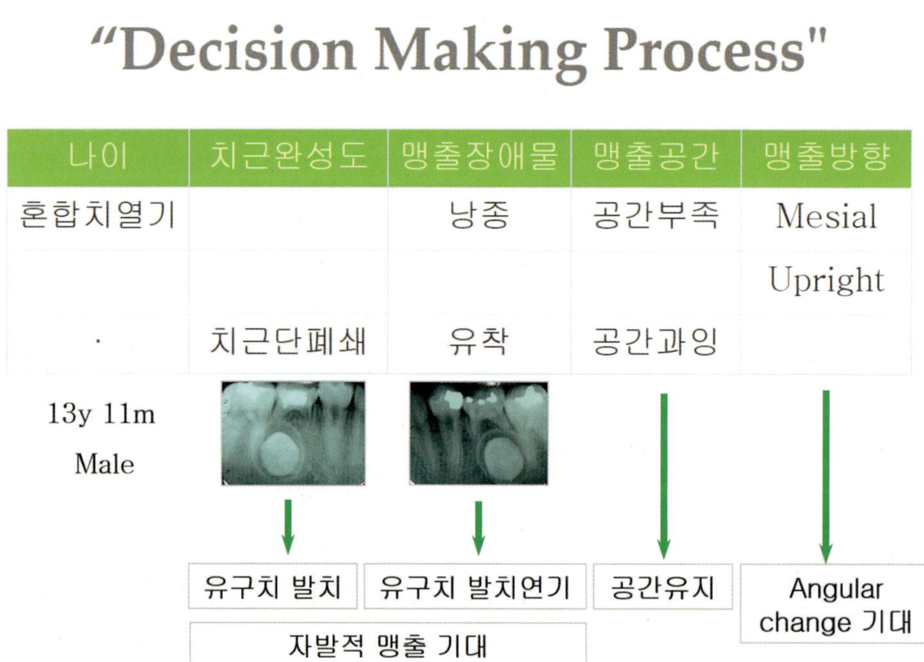

그림 10-5. **치료 계획 수립과정**

• **치료 경과 및 치료결과**

유구치를 발거 후 각각 좌측 제1소구치 및 대구치(#34,36)과 우측 제1소구치 및 대구치 (#44,46)에 stainless steel rectangular arch wire로 발거 공간을 유지하고, 맹출을 관찰하였다. 5개월 후 좌우측제2소구치 (#35,45)의 맹출각도가 원심에서 근심방향으로 변하여 치근의 발육과 더불어 정상적인 방향으로 맹출하였으며, 관찰 15개월 후 교합평면에 대해 약간 설측으로 맹출하였다. 차후의 치료계획에 환자가 동의하지 않아 교정치료에 대한 치아배열은 하지 않았다.

#35,45가 다소 설측으로 맹출하였지만, 비교적 양호한 교합을 형성할 수 있었다. 유구치 발치 공간을 유지하여 매복치 맹출전의 양호한 구치 및 견치 관계를 유지할 수 있었다(그림 10-6, 10-7, 10-8).

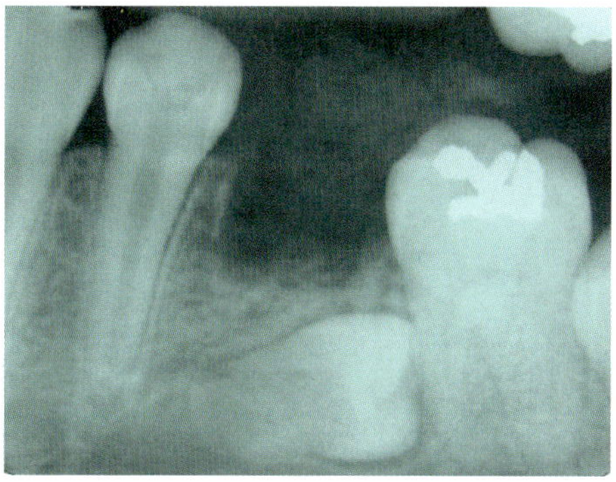

그림 10-6. **치료경과. 유구치 발거 후 치근단 방사선사진**

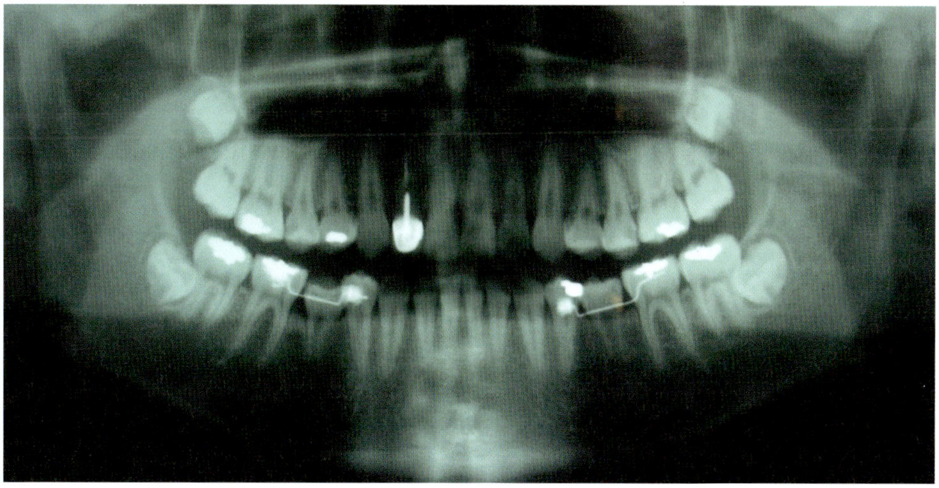

그림 10-7. **치료경과 파노라마사진. 발치 후 15개월 후 사진**

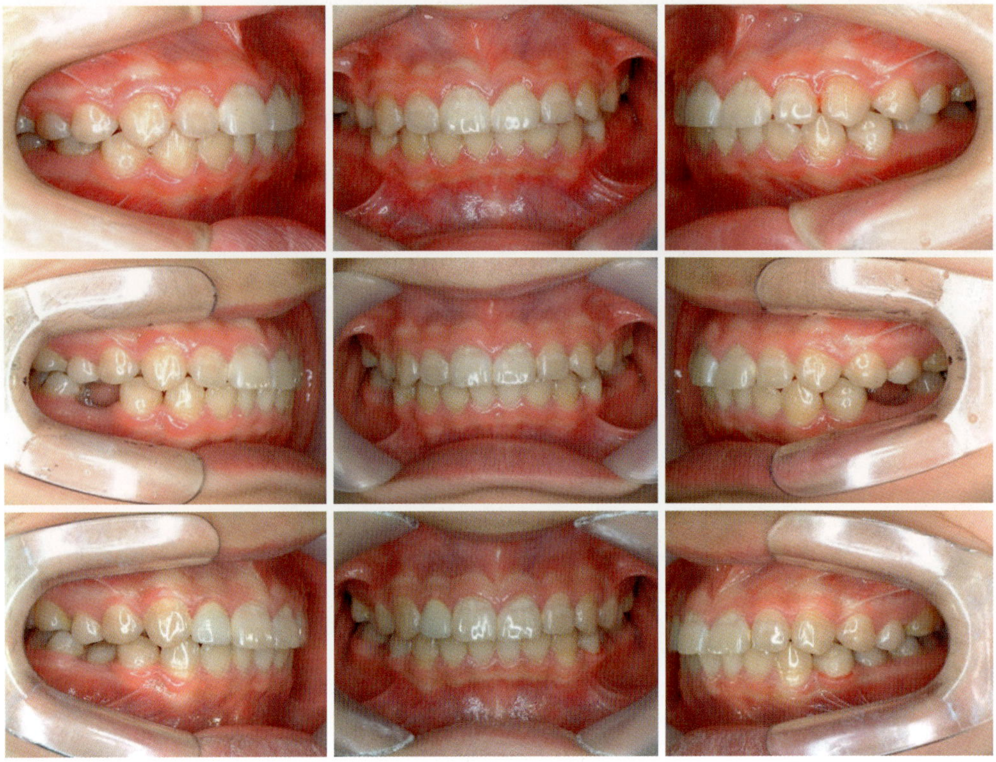

그림 10-8. **치료경과 및 결과 구강 내 사진**

증례 2
매복된 하악 제2소구치를 외과적으로 노출한 후 교정적으로 견인한 경우

■ 주소

13세 여성환자로서, 좌측 제2소구치(#35) 매복 및 좌측 제2유구치(#75)의 만기잔존을 주소로 내원하였다.

■ 진단

• 구강 내 소견

좌,우측 구치부 및 견치부는 Ⅰ급 관계를 보인다. 좌측 제2유구치가 만기잔존하고 있으며, 상악에서 1mm의 총생이 관찰된다.

• 방사선 사진 소견

측모두부방사선 사진에서 악골의 부조화 및 치열의 부조화는 거의 없었으며, 좌측 제2소구치는 하악평면에 대한 매복의 각도가 18도였다. 파노라마 사진 및 치근단방사선사진에서 #35가 원심으로 경사진 채로 매복 되어있다. #35의 치근의 길이는 치관의 길이와 유사하게 발육하고 있었다. 유구치의 만기잔존으로 #35의 맹출시 치아배열의 공간은 충분하였다(그림 10-9).

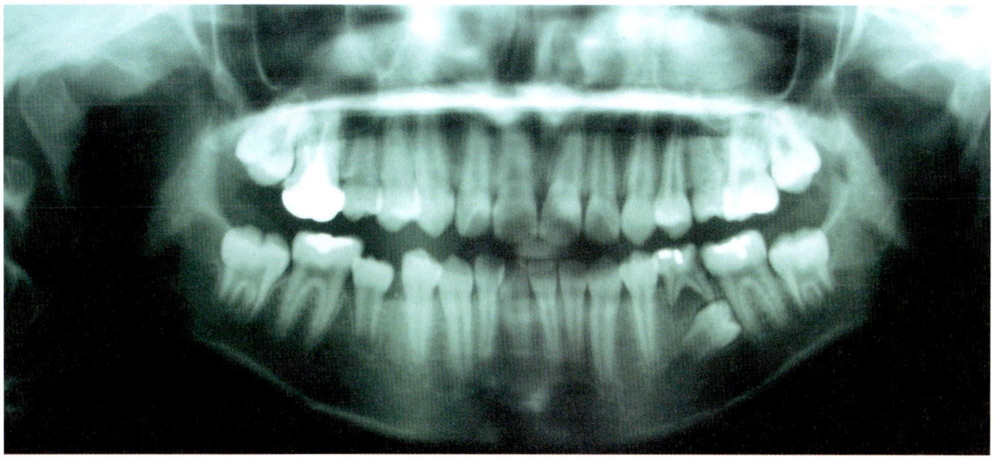

그림 10-9. 구강 내 파노라마사진

- **치료계획**

#35의 치근 길이는 치관길이와 유사하여 맹출 속도가 감속한 것으로 판단하였고, #75의 발치시 #35의 맹출을 촉진할 수 있을 것이라 판단하여, #75의 발치를 계획하였다. #75의 만기잔존으로 #35가 맹출할 공간은 충분하여 이를 유지하기로 하였고, 맹출 속도가 감사하고 맹출 방향이 불량하여 자발적인 맹출이 어려울 것으로 판단하여 #35를 외과적 노출 후 고정식 장치를 부착하여 근심방향에서 교정적인 힘으로 견인하기로 하였다. #35가 맹출한 후 이를 배열하여 마무리하기로 계획하였다(그림 10-10).

"Decision Making Process"

나이	치근완성도	맹출장애물	맹출공간	맹출방향
혼합치열기	$\frac{1}{2}$이하	낭종	공간부족	Mesial
	$\frac{1}{2}$~$\frac{3}{4}$			Upright
·		유착	공간과잉	

13y 0m
Female

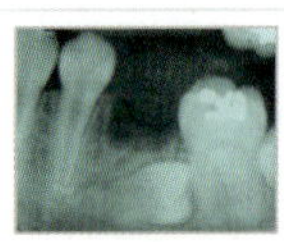

맹출속도감소 | 유구치 발치 | 공간유지 | 맹출속도 감소 맹출가능성↓

교정적 견인 시행

그림 10-10. **치료 계획 수립과정**

- **치료 경과 및 치료결과**

#75 발치 후 #34,36에 stainless steel rectangular arch wire로 발치 공간을 유지하고, 3개월간 맹출을 관찰한 결과 #35의 위치개선이 없어 자발적인 맹출을 기대하기 어려워서 이를 외과적으로 노출하고, 고정식 장치를 장착하여 견인하기로 하였다. #35를 외과적으로 노출하여 lingual button을 장착하였고, 이를 견인하기 위한 고정원으로 #34에서 #44로 보강된 lingual arch를 장착하여 #35를 근심방향인 lingual arch에서

elastic으로 견인하였다. #75의 발치 공간이 좁아지는 것을 막기 위해 #36에 밴드 및 교정장치 장착하여 발치 공간은 open-coil spring으로 유지하였다. 견인 12개월 후 순측으로 #35이 출은하였으며, 출은한 #35를 lingual arch에서 설측으로 견인하고 5개월간 배열하여 마무리하였다(그림 10-11, 10-12).

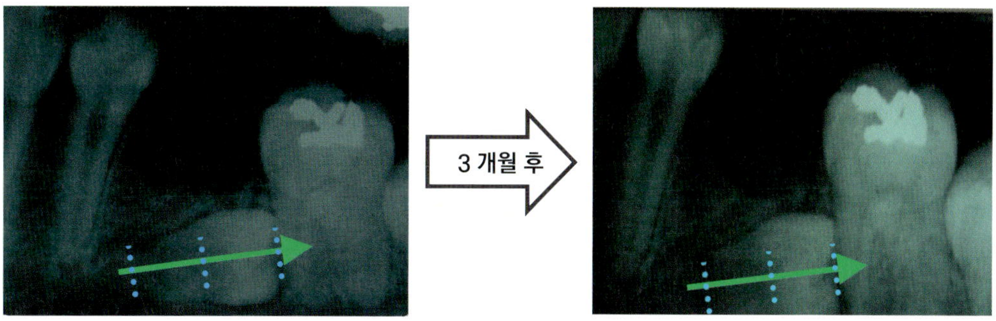

그림 10-11. **치료경과 발치 3개월 후 치근단방서선 사진**

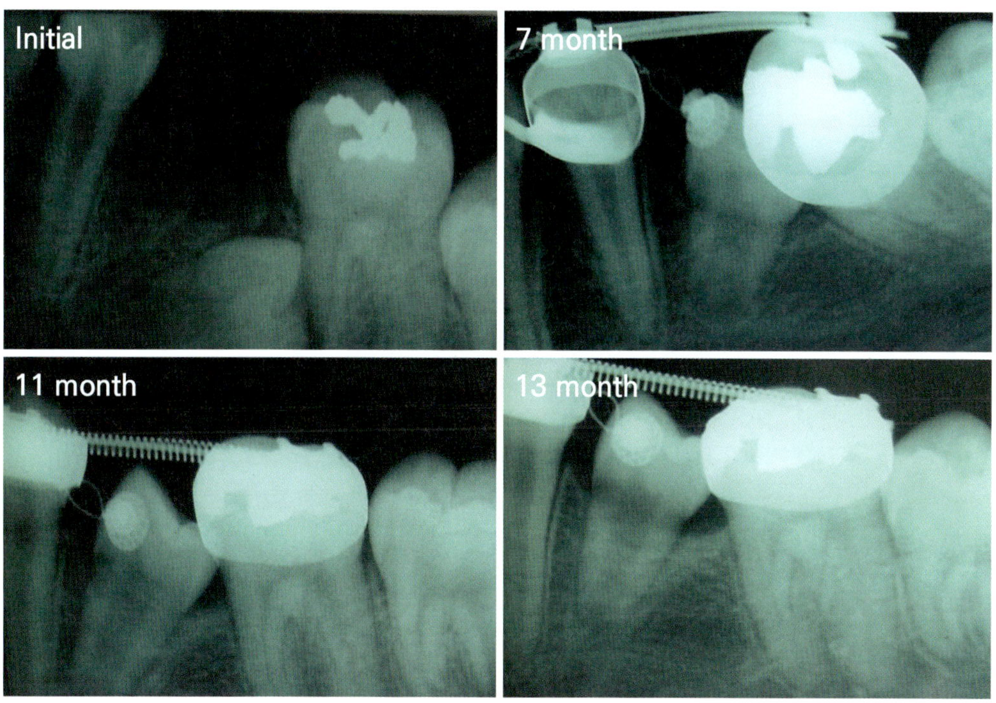

그림 10-12. **치료경과 치근단 방사선 사진. 외과적 노출술 및 견인과정**

증례 3
매복된 하악제2소구치 발치 후 재이식한 경우

▪ 주소

18세 6개월 여성환자로 좌측 제2소구치 (#35) 매복 및 좌측 제2유구치(#75)의 만기잔존을 주소로 내원하였다.

▪ 진단

• 구강 내 소견

좌우측 구치부 및 견치부는 Ⅰ급 관계를 보인다. 좌측제2유구치(#75)가 만기잔존하고 있으며, 상악에 총생이 관찰되지 않았다(그림 10-13).

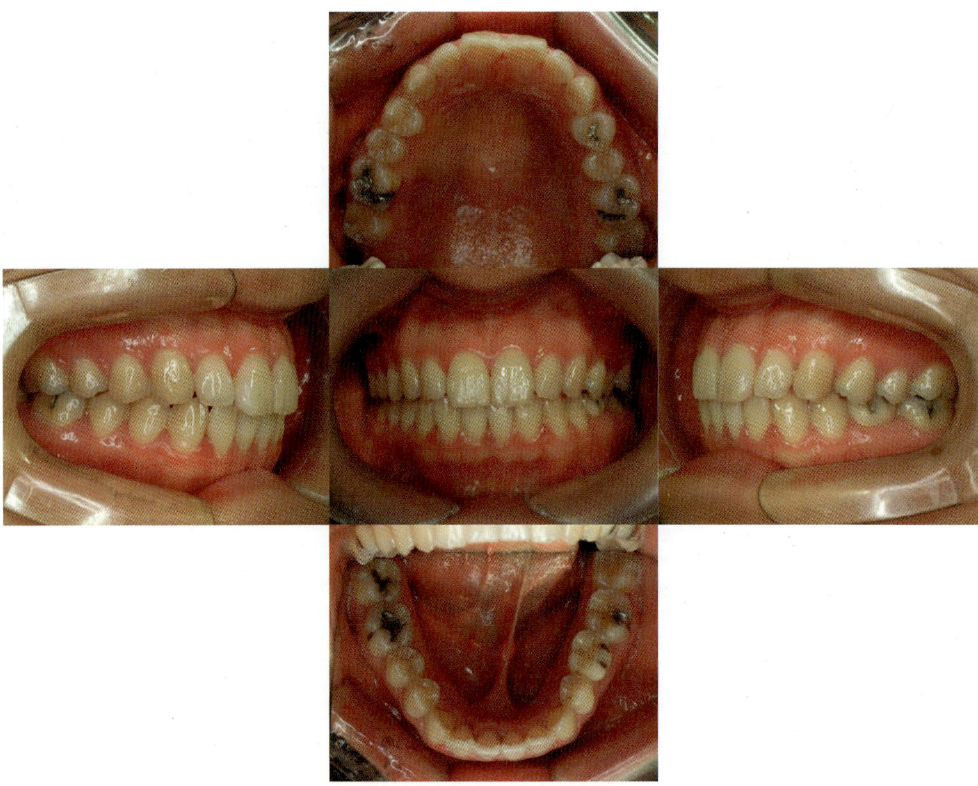

그림 10-13. 구강 내 사진

• **방사선 사진 소견**

측모두부방사선 사진에서 악골의 부조화 및 치열의 부조화는 거의 없었으며, 우측 제2소구치(#45)는 하악평면에 대해 매복의 각도가 16도였다. 파노라마 사진 및 치근단 방사선 사진에서 좌측 제2소구치(#35)가 원심으로 경사진 채로 매복되어있다. #75는 #35의 맹출 방향이 불량하여 만기잔존하고 있었다. #35의 치근의 길이는 치관길이 보다 길게 발육하고 있었다. 유구치의 만기 잔존으로 #35의 맹출시 치아 배열의 공간은 충분하였다. #35의 원심 매복으로 이미 #36의 근심치근에 흡수가 관찰되었다(그림 10-14, 10-15).

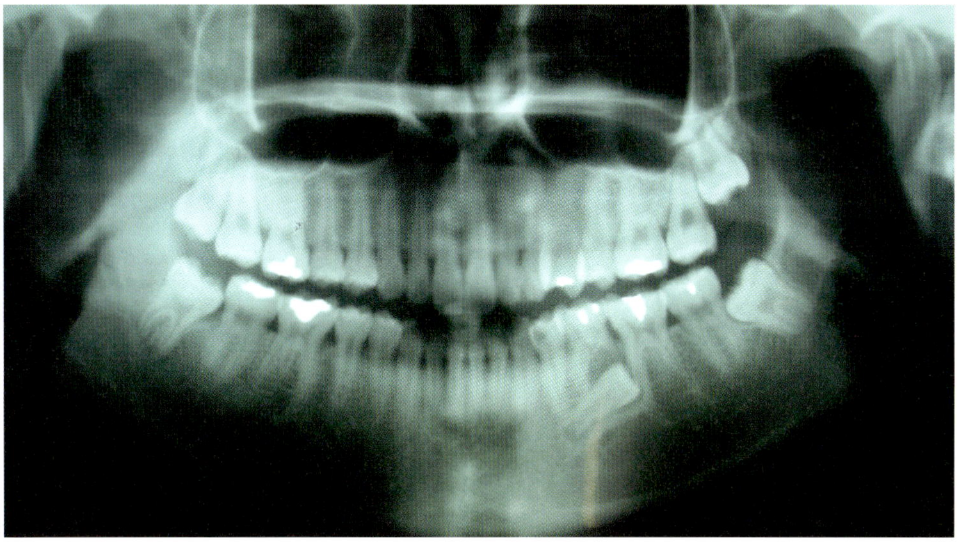

그림 10-14. **파노라마 사진**

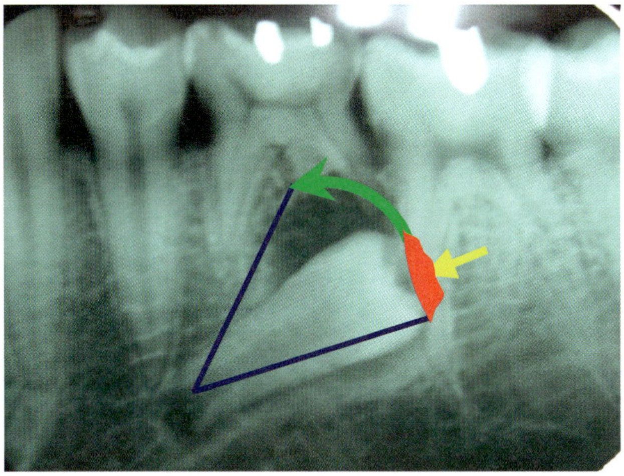

그림 10-15. **치근단 방사선 사진. 제1대구치 치근을 흡수킨 상태이다.**

• **치료계획**

#35의 치근길이는 치관길이보다 길게 발육하였으므로 맹출속도가 감소한 것으로 판단하였고, #75 및 #35 상방의 치낭은 제거하고 #35를 위한 공간은 유지하기로 하였다. 이미 #36의 근심치근은 흡수된 상황이었고, #35를 교정적으로 견인할 경우 #35의 예상 견인 경로상에 #36의 근심치근이 위치하여 #36 근심치근을 흡수할 수 있는 상황이므로, #35는 발치 후 재식 후 보철하여 배열하기로 계획하였다. 발치와와 #35의 치근막 사이에는 혈병이 개제되어 치유가 되는데 이의 치유 및 양호한 골형성을 위해 골이식재로 골이식을 계획하였다. 이식한 치아는 치수의 발육단계 상 치수가 괴사될 가능성이 커서 이식 2주 후 근관치료 시행하였고, 근관치료 후 보철 수복 계획하였다(그림 10-16).

"Decision Making Process"

나이	치근완성도	맹출장애물	맹출공간	맹출방향
혼합치열기	$\frac{1}{2}$이하		공간부족	Mesial
	$\frac{1}{2}$~$\frac{3}{4}$			Upright
·		유착	공간과잉	

18y 6m
Female

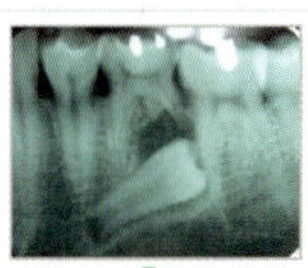

맹출가능성↓ | 유구치 발치 낭종제거 | 공간유지 | #36치근흡수 맹출가능성↓

Autotransplantation

그림 10-16. **치료 계획 수립 과정**

• **치료경과 및 치료결과**

#75 발치 후 #35를 발치하여, 치근막을 손상시키지 않도록 유의하면서 인접치와 교정용 와이어로 스플린팅 시행하였다. #35를 발치 후 발치공간은 혈병으로 치유될 때 치유를 돕고자 골이식재를 활용하였다. #35를 보철할 때 골에 지지되는 치근이 더

많도록 하기 위해 #35는 교합면에서 1mm 하방으로 위치시켰다. #35의 치근 발육 단계로 보아 치근의 발육이 6단계로 재식시 치수괴사의 가능성이 60% 이상일 것으로 판단하여, 이식 2주 후 근관치료시행하고 근관치료가 종료되는 시점에서 스플린팅한 와이어를 제거하고 보철 수복하였다.

이미 흡수된 #36의 근심치근에 추가적인 치근흡수는 없었으며, 재식된 위치에서 인접치 수준까지 양호한 골의 형성을 관찰할 수 있었다. 발치와에 치아를 재식하였기 때문에 치주인대 공간은 정상치와 비교하여 좁게 나타났다. 근관치료로 #35의 치근단에서 apexification으로 치근단이 치유되었다(그림 10-17, 10-18, 10-19, 10-20).

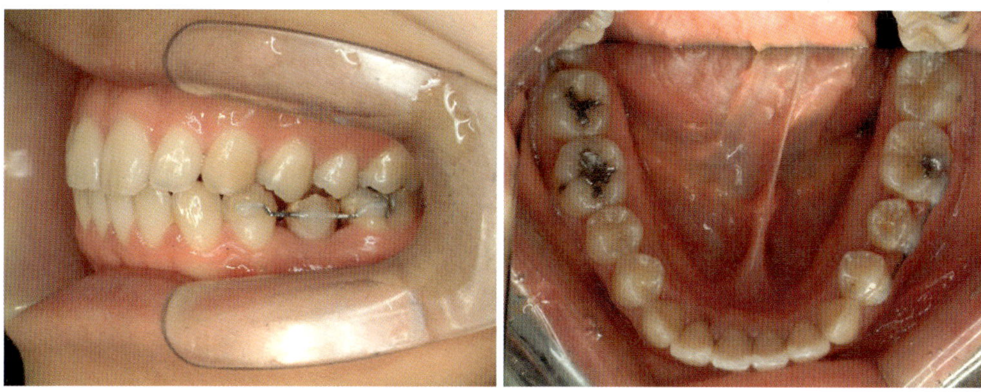

그림 10-17. **외과적 재위치술 및 스플린팅**

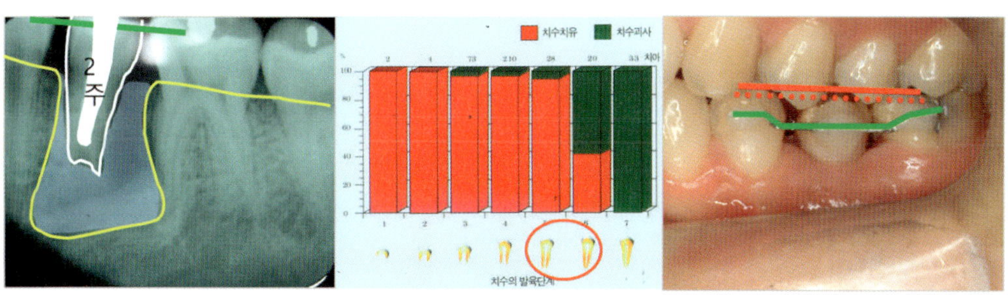

그림 10-18. **외과적 재위치술 후 치수의 발육 단계와 2주 후 구강 내 사진과 치근단 방사선사진**

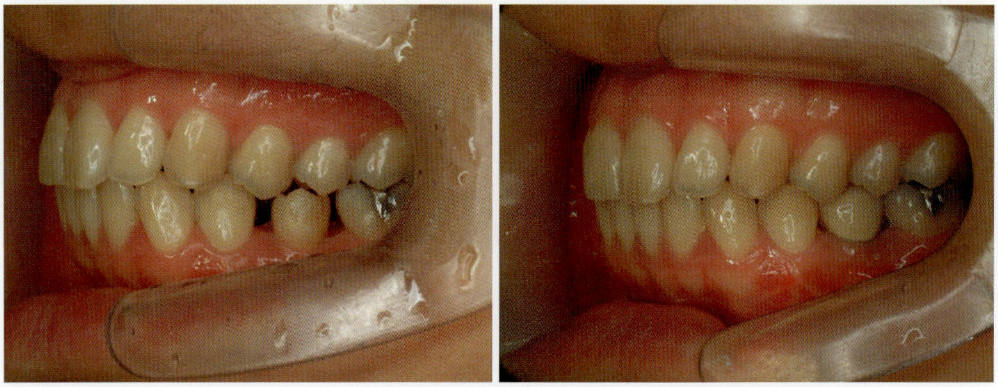

그림 10-19. 스플린팅와이어 제거와 보철후복 후 구강 내 사진

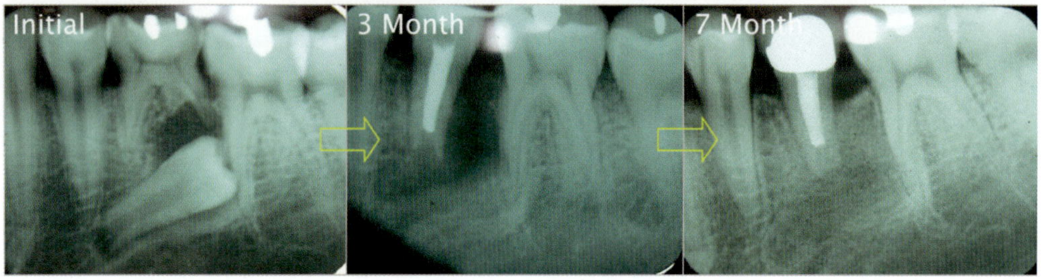

그림 10-20. 치료 경과에 따른 치근단 방사선 사진(초진-3개월 후-7개월 후)

제11장

매복치의 교정치료 증례들

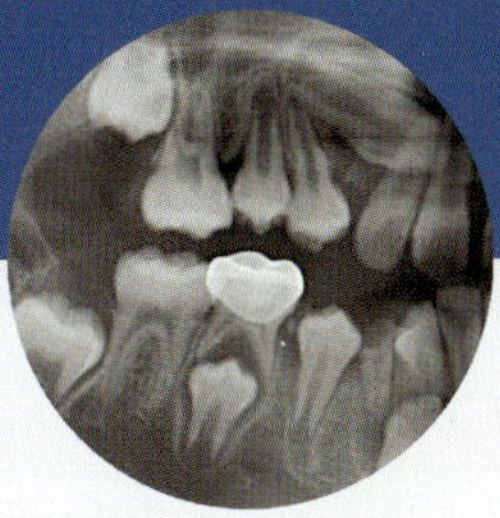

증례 1 구개측 견치 매복

증례 2 협측 견치 매복

증례 3 견치 치조골 중앙 매복

증례 4 상악 확장과 매복 견치

증례 5 측절치 치조골 중앙 매복

증례 6 다수치아 매복(상악측절치, 견치, 제1소구치)

증례 7 상하악 견치 매복

증례 8 구치부 매복

제11장 매복치의 교정치료 증례들

증례 1 구개측 견치 매복

10세 남아로 "왼쪽 위 송곳니가 안 나와요"를 주소로 내원하였다. 초진 시 상악 좌측 유견치(#63)가 만기 잔존한 상태였고, 상악 좌측 견치 치관이 측절치 치근의 구개측에 위치하였다. 측절치는 왜소치였다. 상악 정중선이 좌측으로 편위되어 있었다. 하악 우측 견치는 맹출중이다(그림 11-1).

파노라마 사진상 상악 좌측 견치 치관첨이 상악 좌측 측절치 치근의 구개측에 위치였고, 하악 우측 견치는 맹출 중이었다(그림 11-2). Ericson 과 Kurol의 평가 방법에 따라 Sector 3에 견치가 위치해있다. 측모두부방사선사진상 골격성 II급 1류 부정교합으로 판단되었다(그림 11-3). 매복된 견치는 follicular space의 확장이 관찰되었고 구개측으로 위치하여 정상적으로 맹출하기 어려울 것이라 판단되었다.

CBCT 평가시 상악 좌측 견치는 수직적으로 상악 좌측 측절치 치경부 높이에 있었고, 상악 좌측 견치의 치관이 상악 좌측 측절치보다 구개측으로 위치해 있었다(그림 11-4).

구개측으로 매복된 상악 견치의 맹출하는 방향이 불량하고 매복된 심도가 크므로 자연적인 맹출방향 개선이 어려울 것으로 예상되었다. 치료계획으로는 우선 구개측으로 치아를 견인한 후, 맹출경로를 순측 방향으로 수정한 다음, 공간을 재형성하여 배열하기로 계획했다.

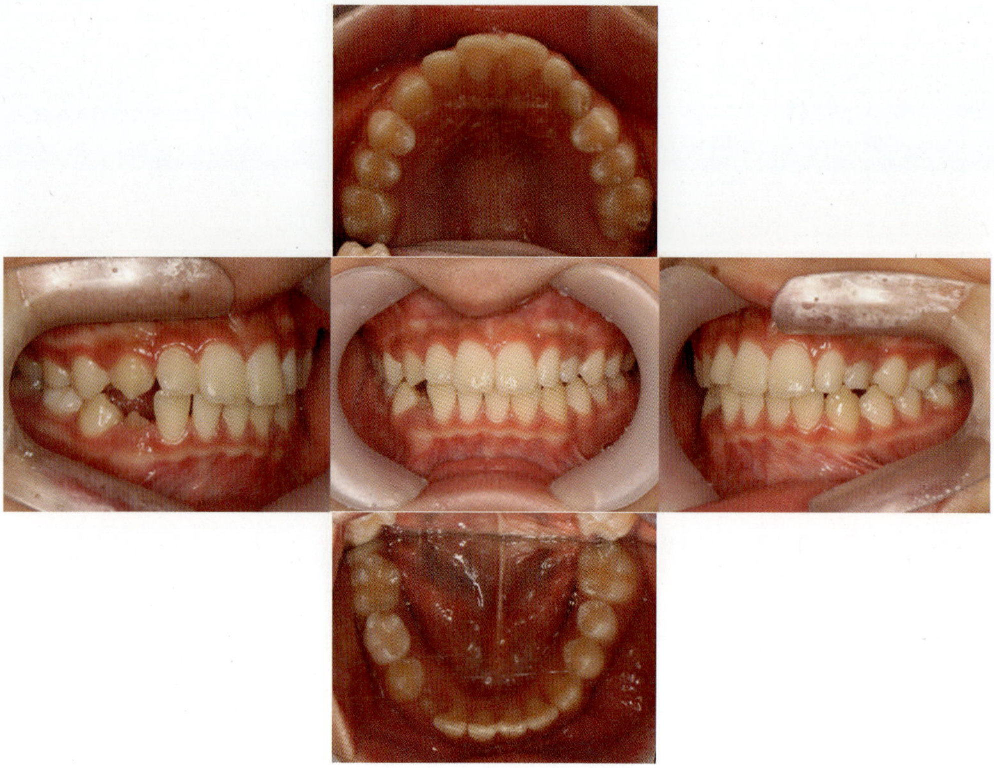

그림 11-1. 초진 시 구내사진

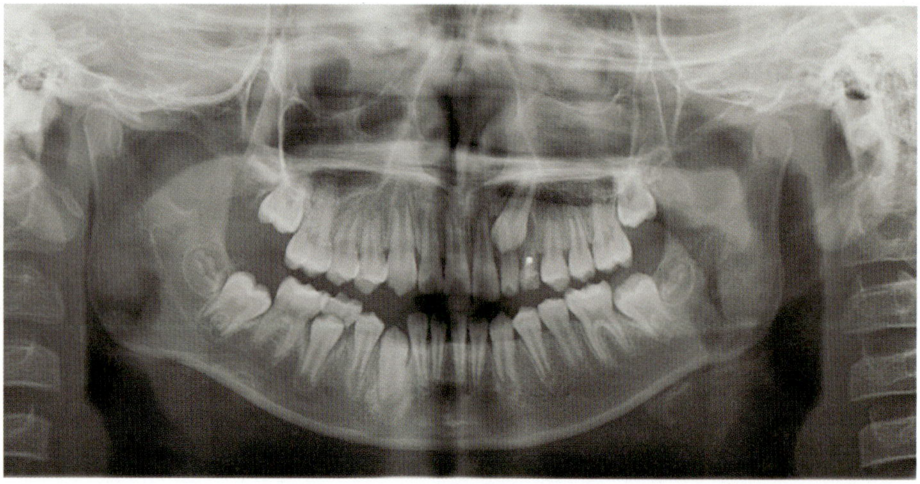

그림 11-2. 초진 시 파노라마 방사선사진

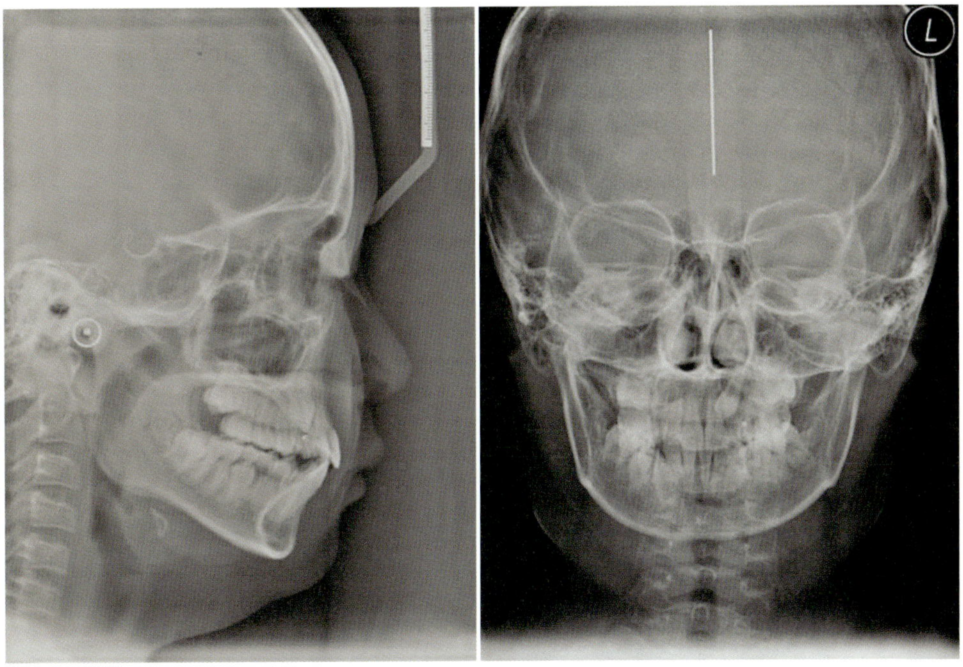

그림 11-3. 초진 시 측모두부방사선사진 및 정모두부방사선사진

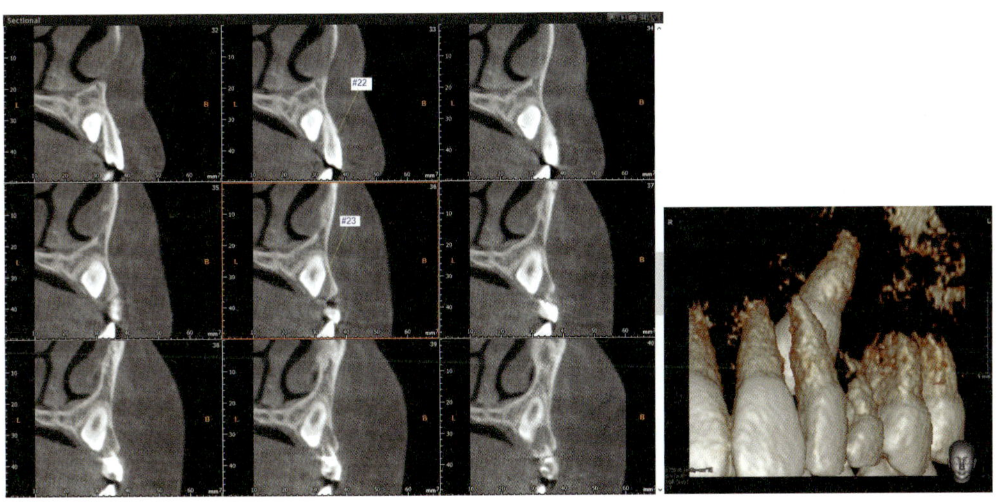

그림 11-4. 구개측으로 매복된 상악 좌측 견치의 CBCT

매복된 견치가 구개측으로 위치해 있어, 외과적 노출 시 closed eruption technique을 사용하는 것이 적절할 것으로 판단되었다. 만기 잔존된 상악 우측 유견치는 발거하고 매복된 견치에 gold chain을 부착하여 교정적 견인을 시도했다. Quad TPA로 고정원을 보강하여 인접치에 대한 영향을 최소화한 후, 캔틸레버 스프링을 사

용하여 상악 좌측 견치를 구개측 교합면 방향으로 맹출하도록 유도했다. 상악 좌측 견치가 구개측으로 맹출하여 치관의 순면이 노출된 후 맹출 경로를 순측 방향으로 수정했다(그림 11-5, 11-6).

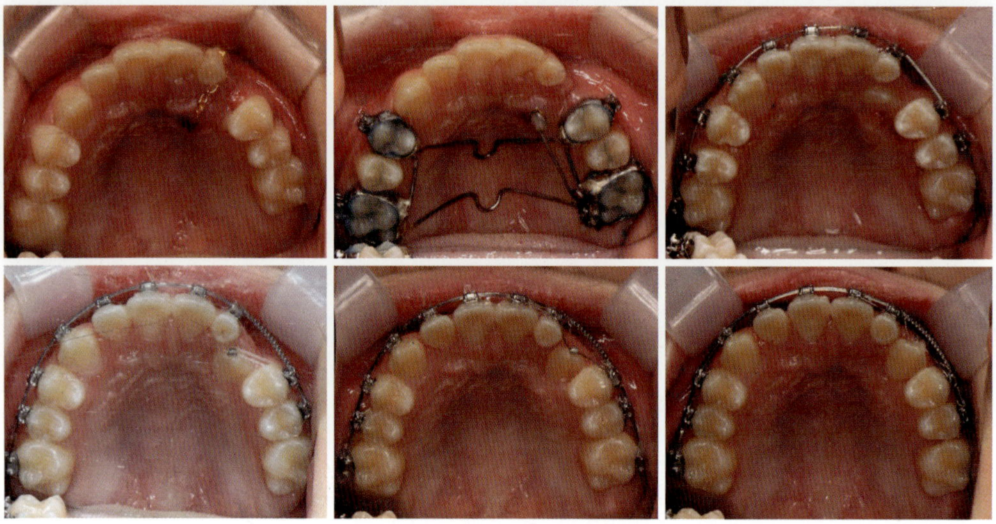

그림 11-5. **치료경과 구내사진. 캔틸레버 스프링으로 매복견치 정출시킨 후, 미니튜브 부착하여 견치 협측으로 배열**

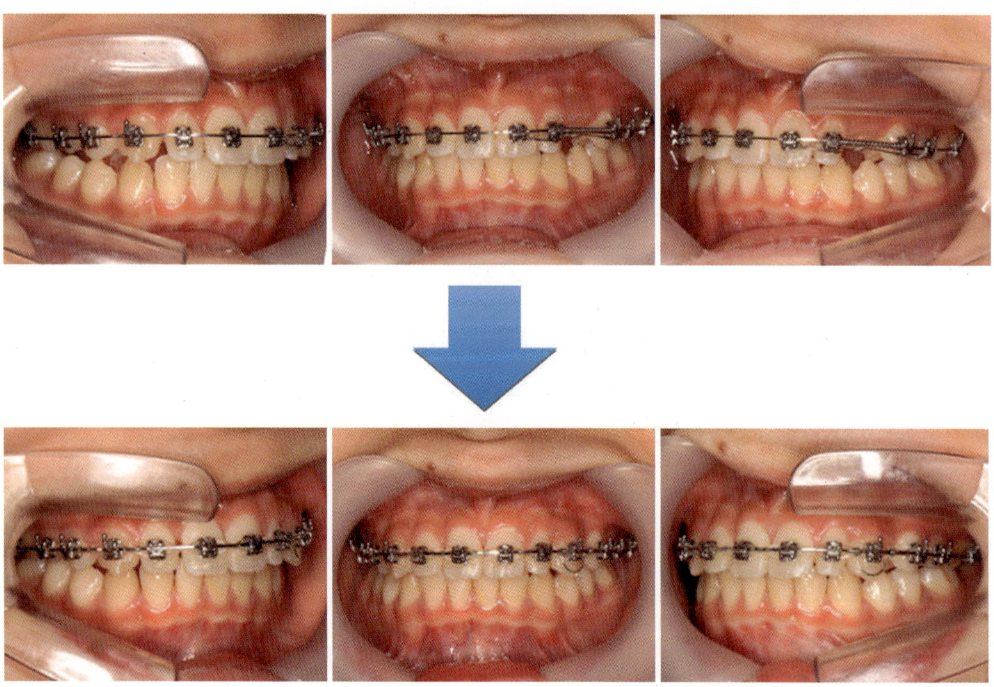

그림 11-6. **치료 (위)과 11개월(아래) 구내사진**

캔틸래버를 통해 골 내부에서 치아 이동을 유도하는 경우, 대부분 경사이동이 나타나며, 경사이동은 그 양을 예측하기 어렵기 때문에 예상보다 많은 양의 토크가 발생한 것으로 추측된다. 이와 같이 매복치를 구강 내로 견인 후 맹출된 치아의 토크나 경사가 이상적이지 못한 경우가 있을 수 있으며, 이에 대한 마무리 치료가 필요하다. 이 환자에서는 torquing spring을 사용하여 상악 좌측 견치의 순측 치근 토크를 부여했다(그림 11-7).

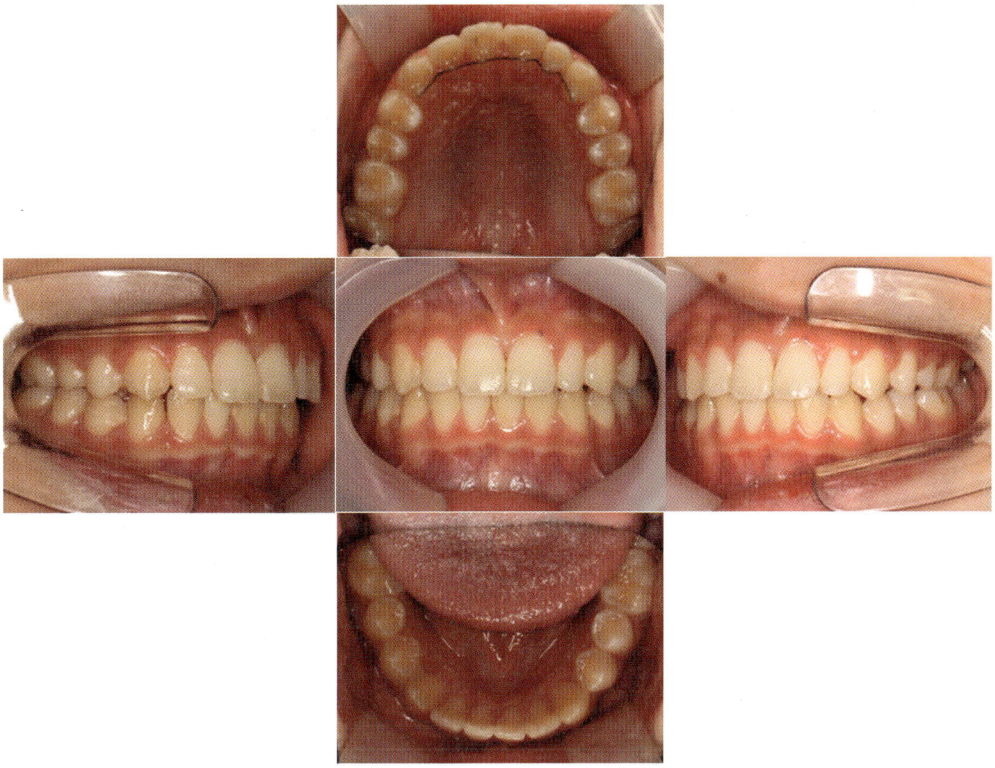

그림 11-7. **치료 종료 후 구내사진**

매복치아 중 매복 견치의 위치를 보면 논문에 따라 빈도의 차이를 보이는데 Thilander 등은 구개 매복(95%)이 순측 매복(5%)보다 훨씬 높은 빈도를 보인다고 보고하였다. 구개측으로 매복된 견치를 견인하기 위해서는 구개측으로 접근하여 고정식 장치를 부착하고 구개측으로 견인하는 것이 추천된다. 본 증례에서도 구개측으로 매복된 상악 견치를 구개측으로 견인하고 견치의 치관 순면이 노출된 후 순측으로 견인하여 치아배열을 마무리하였다. 매복된 부위의 재발을 막고 안정적인 유지를 위해서 상악 우측 견치를 포함하는 상악 고정식 유지장치를 제작하여 부착하고 교정장치 제거했다(그림 11-8).

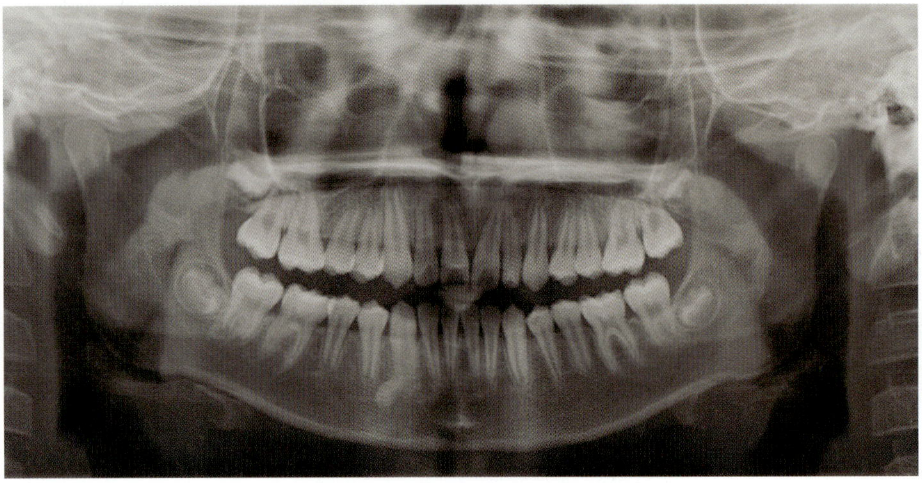

그림 11-8. **치료 종료 후 파노라마 방사선사진**

증례 2 협측 견치 매복

9세 여아로 “오른쪽 위 송곳니가 숨어 있어요”를 주소로 내원하였다. 초진 시 상악 좌측 유견치(#53)가 만기 잔존한 상태였고, 근원심면에 우식이 존재했다. 상하악 전치부의 미약한 총생이 있었고 상악 정중선이 우측으로 편위되어 있었다. 상하악 좌측 제2소구치는 맹출하는 중이었다(그림 11-9).

파노라마 사진상 상악 우측 견치가 제1소구치 상방에 수평으로 매복되어 있었다. 상하악 우측 제2소구치 및 4개의 제2대구치가 맹출 중이었다(그림 11-10). 측모두부방사선사진상 골격성 II급 1류 부정교합이나 골격적 부조화가 미약한 것으로 판단되었다. 상악 우측 견치에 대한 평가시, 견치와 FH 평면의 수선이 이루는 각도가 50도 이상이었다. 매복된 견치는 정상적으로 맹출하기 어려울 것이라 판단되었고, 치료도 쉽지 않을 것임을 예상할 수 있었다(그림 11-11).

CBCT 평가시 상악 우측 견치는 수직적으로 비강저 높이에 있었고, 치관의 맹출방향이 순측으로 향해 있었다. 또한 인접치아와의 관계 평가시, 매복된 견치의 치관은 상악 우측 유견치 치근의 직상방에 있었고, 치근은 제1소구치 치근 상방에 위치해 있었다(그림 11-12).

매복된 상악 견치가 맹출하는 방향이 불량하고 매복된 심도가 크므로 자연적인 맹출방향 개선이 어려울 것으로 예상되었다. 치료계획으로는 우선 맹출경로를 교합면 방향으로 수정한 다음, 공간을 재형성하여 배열하기로 계획했다.

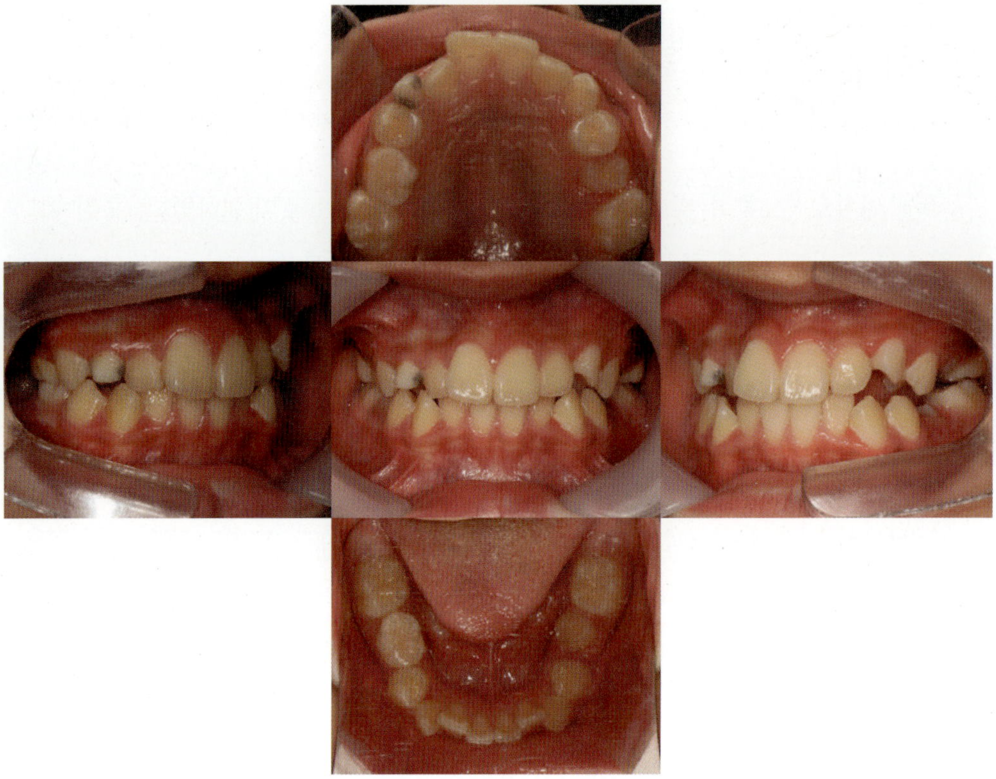

그림 11-9. 초진 시 구내사진

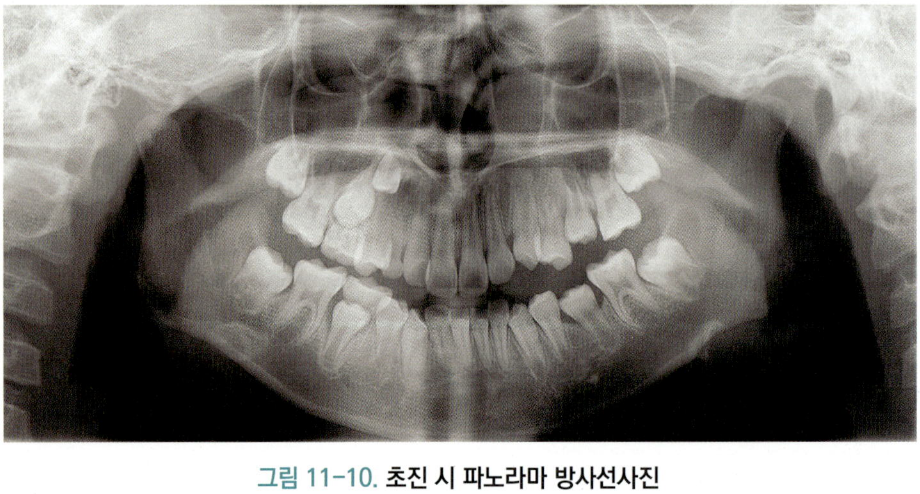

그림 11-10. 초진 시 파노라마 방사선사진

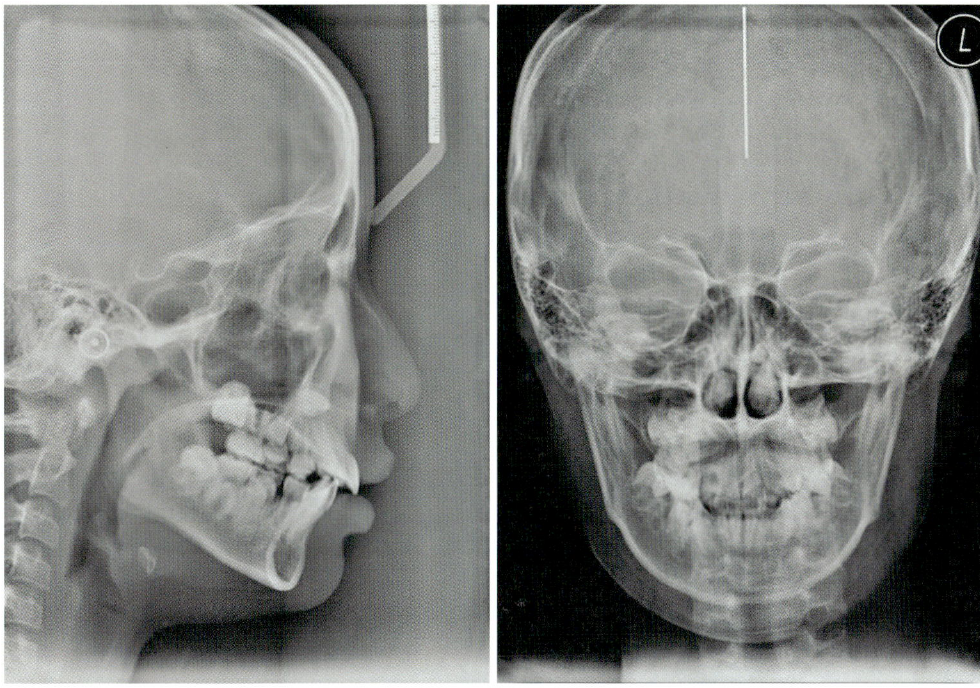

그림 11-11. 초진 시 측모두부방사선사진 및 정모두부방사선사진

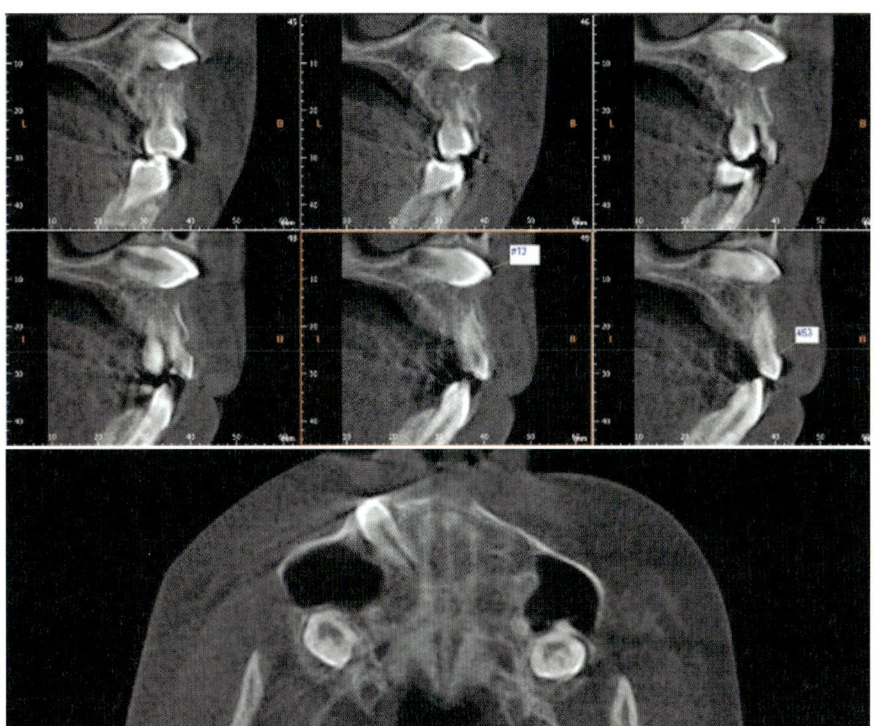

그림 11-12. 매복된 상악 우측 견치의 CBCT

매복된 견치의 높이가 치은점막 경계보다 상방에 존재하고 순측으로 향해 있어, 외과적 노출 시 closed eruption technique을 사용하는 것이 적절할 것으로 판단되었다. 만기 잔존된 상악 우측 유견치는 발거하고 매복된 견치에 gold chain을 부착하여 교정적 견인을 시도했다. Labio-lingual appliance로 고정원을 보강하여 인접치에 대한 영향을 최소화한 후, 캔틸레버 스프링을 사용하여 상악 우측 견치의 맹출 경로를 교합면 방향으로 수정했다(그림 11-13, 11-14). 또한 경사이동을 통해 매복치 치관의 구개측 이동과 치근의 순측 이동을 유도했다.

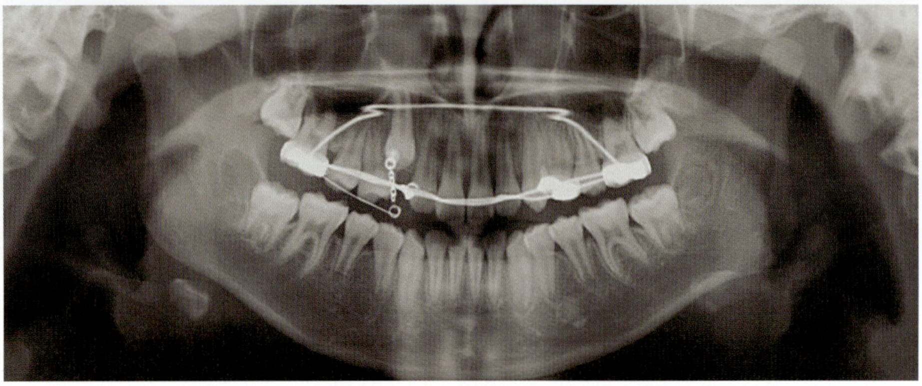

그림 11-13. 치료 경과 5개월경 파노라마 방사선사진

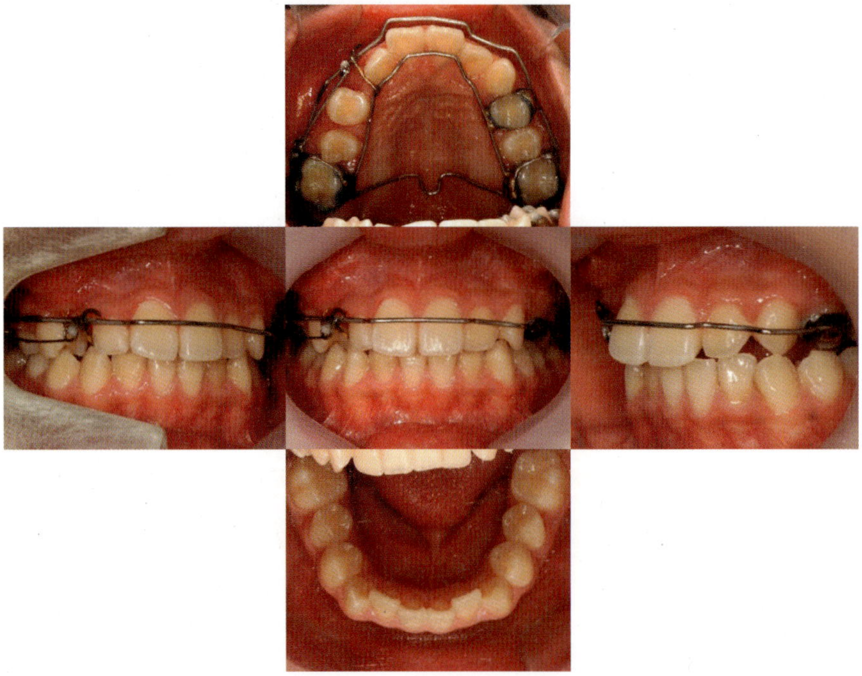

그림 11-14. 치료 경과 5개월경 구내사진. 캔틸레버 스프링으로 매복된 상악 우측 견치 견인

매복된 견치를 심미적으로 치료하기 위해서는 견치의 각도, 부착치은의 높이, 치아의 배열, 치관의 길이 등을 고려해야 한다(Chapokas). 구강 내로 맹출한 상악 우측 견치의 치관이 과도하게 설측 경사되어 있어 비심미적으로 관찰되었다. 캔틸래버를 통해 골 내부에서 유도하는 경사이동은 그 양을 예측하기 어렵기 때문에 예상보다 많은 양의 토크가 발생한 것으로 추측된다. 이와 같이 매복치를 구강 내로 견인 후 맹출된 치아의 토크나 경사가 이상적이지 못한 경우가 있을 수 있으며, 이에 대한 마무리 치료가 필요하다. 이 환자에서는 torquing spring을 사용하여 상악 우측 견치의 순측 치관 토크를 부여했다. 4개월 뒤 상악 우측 견치의 토크가 다소 개선된 모습을 볼 수 있다(그림 11-15).

매복된 치아의 교정치료 후 유지에 관해서 Becker는 매복된 부위에서 회전과 총생의 발생이 높게 관찰된다고 보고했다. 재발을 방지하기 위해서는 치주조직이 재형성될 만큼의 충분한 기간동안 교정장치를 유지하거나, 고정식 장치를 부착하는 것이 권고된다. 본 증례에서도 매복된 부위의 재발을 막고 안정적인 유지를 위해서 상악 우측 견치를 포함하는 상하악 고정식 유지장치를 제작하여 부착하고 교정장치 제거했다(그림 11-16, 11-17).

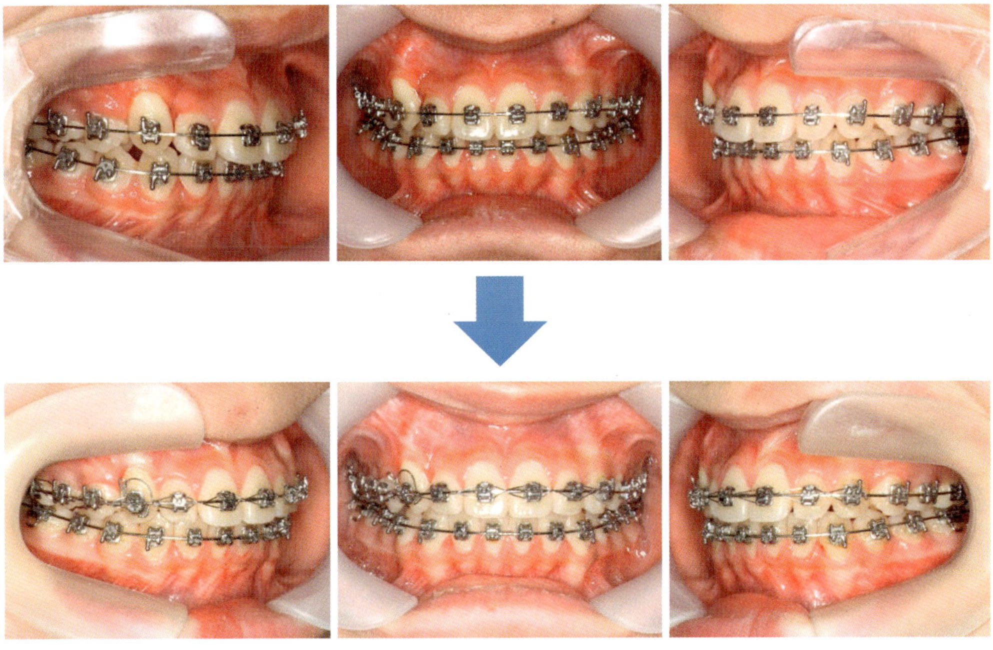

그림 11-15. **치료 경과 19개월(위)과 22개월(아래) 구내사진**

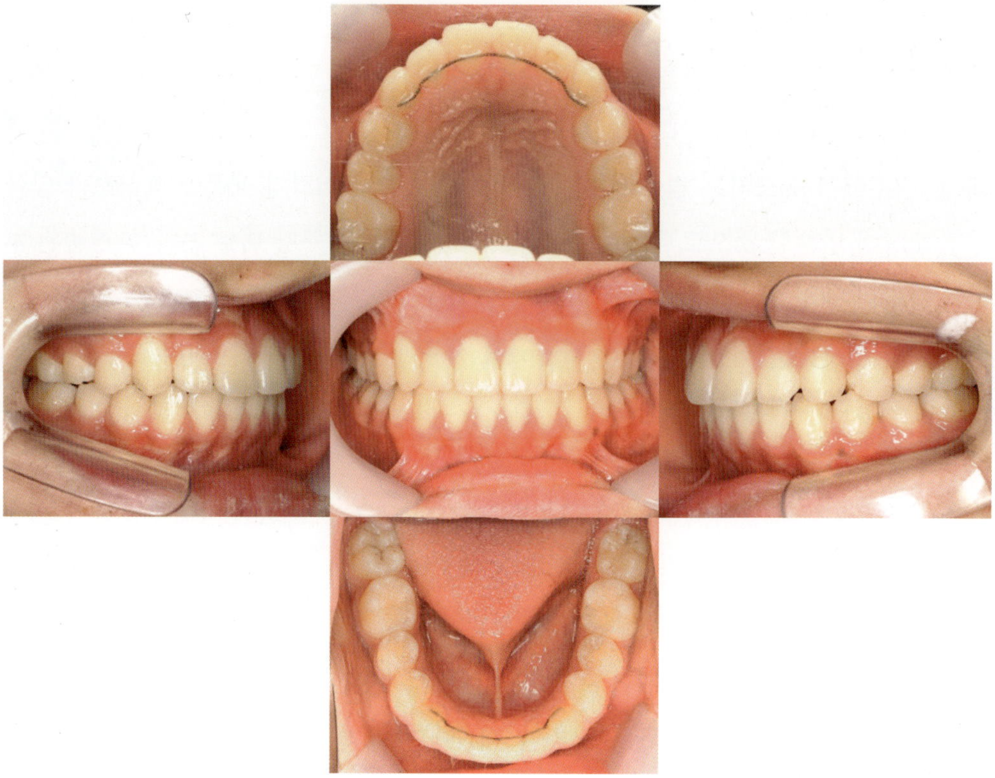

그림 11-16. 치료 종료 후 구내사진

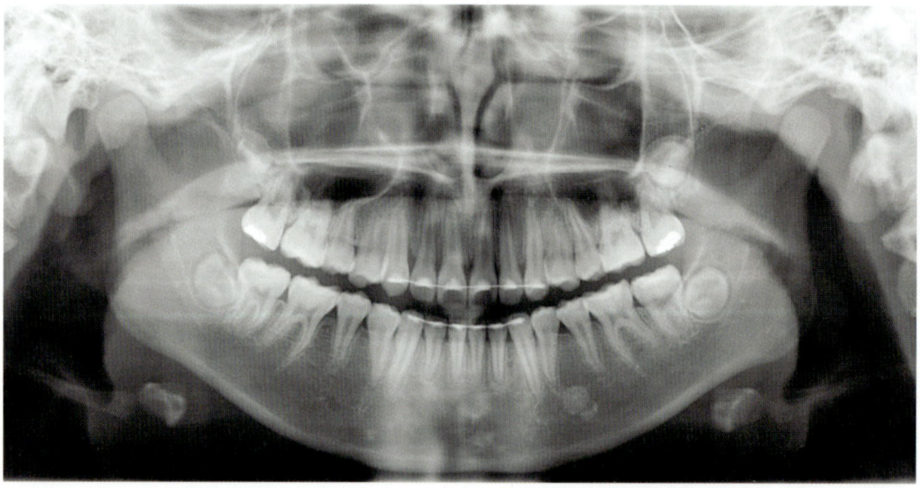

그림 11-17. 치료 종료 후 파노라마 방사선사진

증례 3 견치 치조골 중앙 매복

11세 남아로 "왼쪽 송곳니가 안나와요"를 주소로 내원하였다. 내원 5개월 전 상악 좌측 유견치(#63) 상방에 치아종(odontoma)이 존재하여 상방 유견치 발치 및 치아종을 제거한 병력 존재하였으며, 이후 상악 좌측 견치(#23)가 여전히 맹출되지 않아 의뢰되었다(그림 11-18, 11-19). 초진 시 상악 좌측 견치 배열 공간은 충분하였으며, 파노라마 사진상 상악 좌측 견치가 치조골 중앙에 수직으로 매복되어 있는 것을 관찰할 수 있었다(그림 11-20, 11-21). CBCT 평가시 상악 좌측 견치는 수직적으로 상악 좌측 측절치 치근의 1/2 높이에 있었고, 치관의 맹출방향은 교합면을 향해 있었다(그림 11-19). 측모두부방사선사진상 골격성 II급 부정교합이나 치아 배열 및 안모 양호하여 상악 좌측 견치 견인 및 배열을 목표로 치료 진행하였다(그림 11-22).

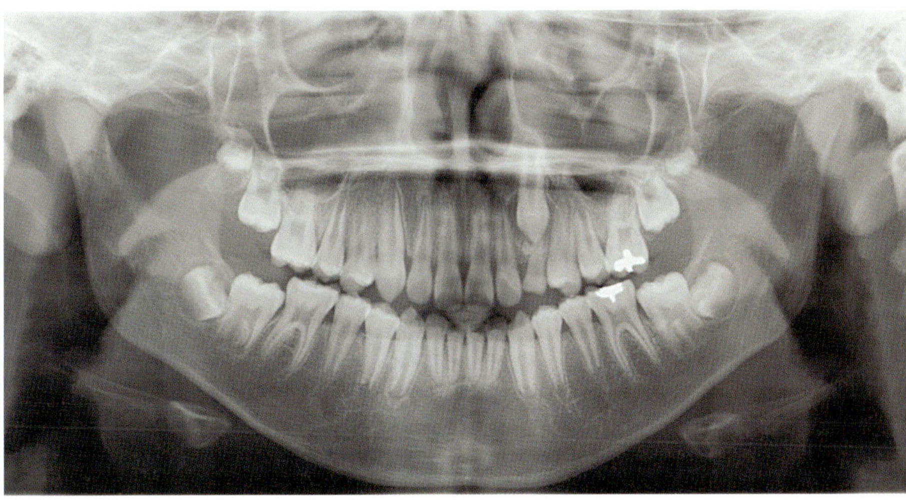

그림 11-18. **파노라마 방사선사진. 상악 좌측 유견치 상방으로 치아종(odontoma)이 관찰된다.**

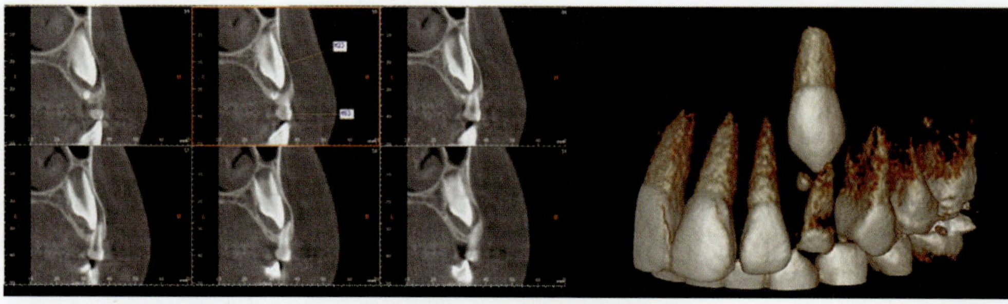

그림 11-19. 매복된 상악 좌측 견치의 CBCT

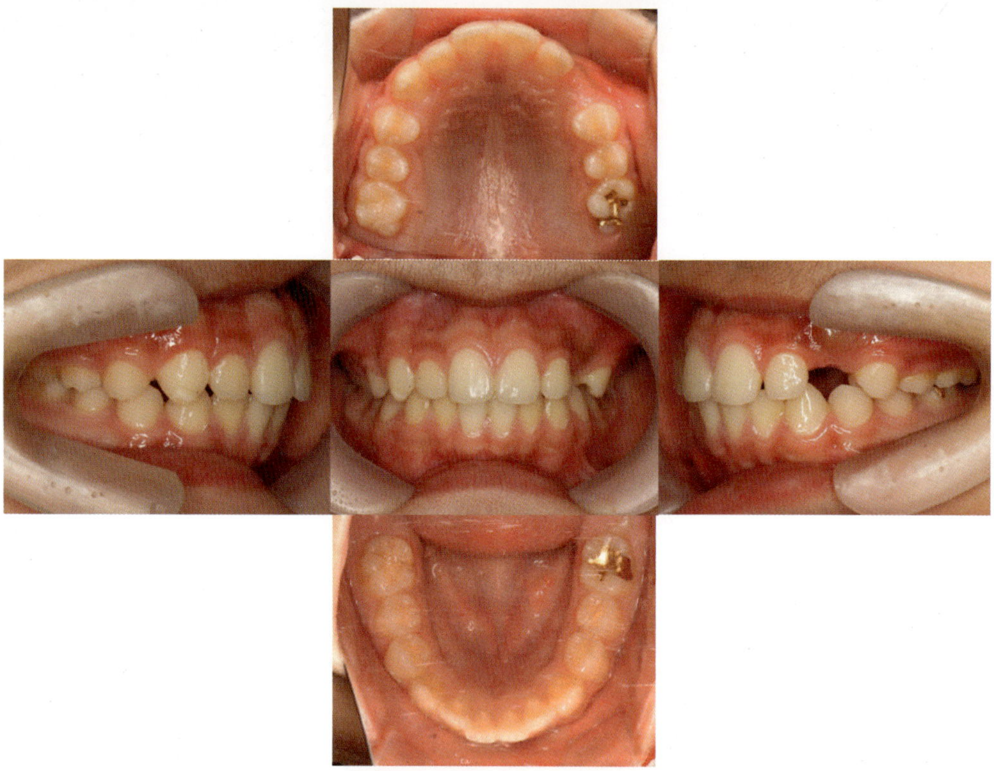

그림 11-20. 초진 시 구내사진

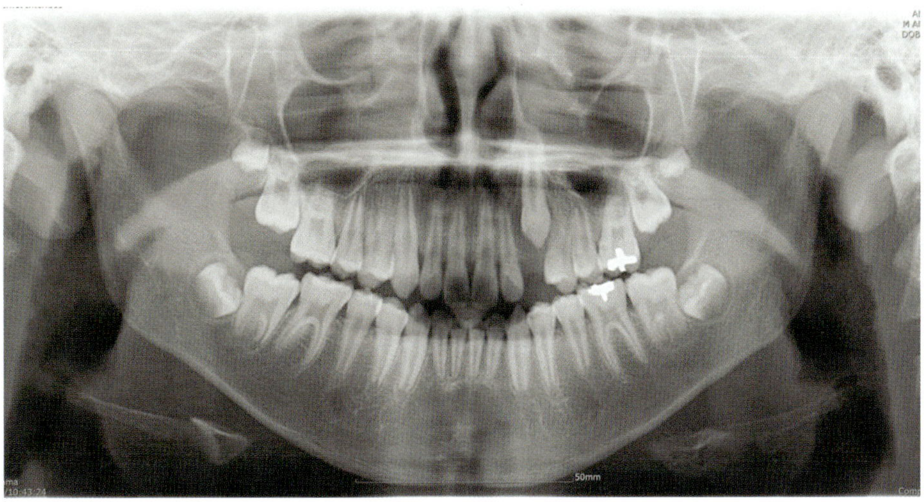

그림 11-21. 초진 시 파노라마 방사선사진

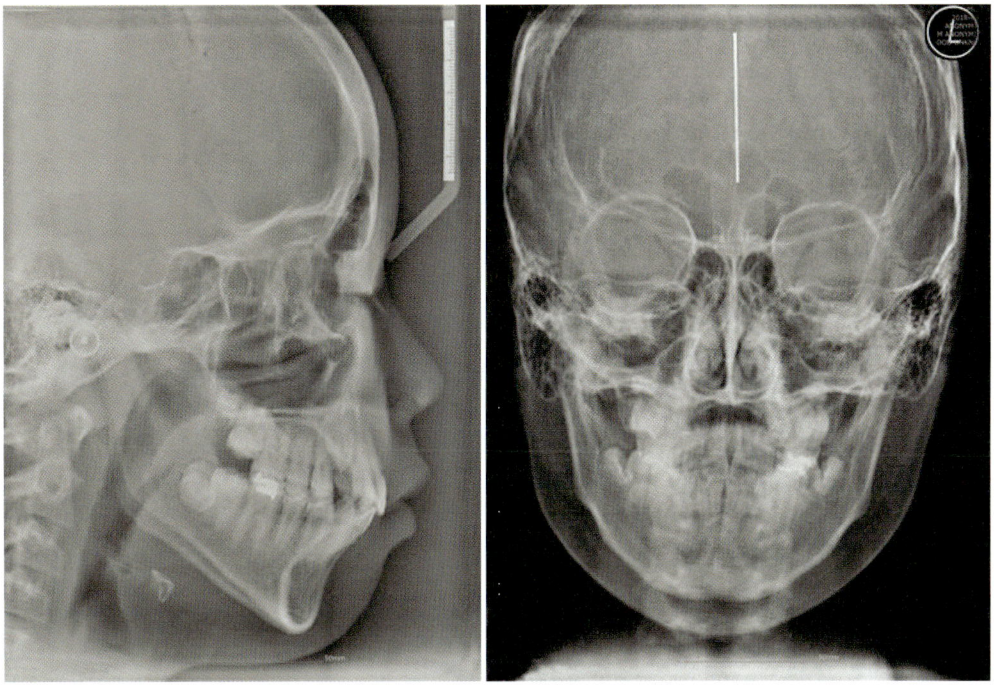

그림 11-22. 측모두부방사선사진 및 정모두부방사선사진

매복된 견치의 높이가 치은점막 경계보다 상방에 존재하고 순측에 위치하고 있어서, 외과적 노출 시 closed eruption technique을 사용하는 것이 적절할 것으로 판단되었다. 외과적 노출술시 매복된 견치에 gold chain을 부착하여 교정적 견인을 시도했다. Labio-lingual appliance로 고정원을 보강하여 인접치에 대한 영향을 최소화한 후, 캔틸레버 스프링을 사용하여 상악 좌측 견치를 교합면 방향으로 견인하였다(그림 11-23). 견인 3개월경에 치은상방으로 좌측 견치의 교두가 관찰되었다. 이후 상악 전치부에 고정식 교정장치 부착하고 좌측 견치를 배열하여 치료를 종료하였다(그림 11-24, 11-25).

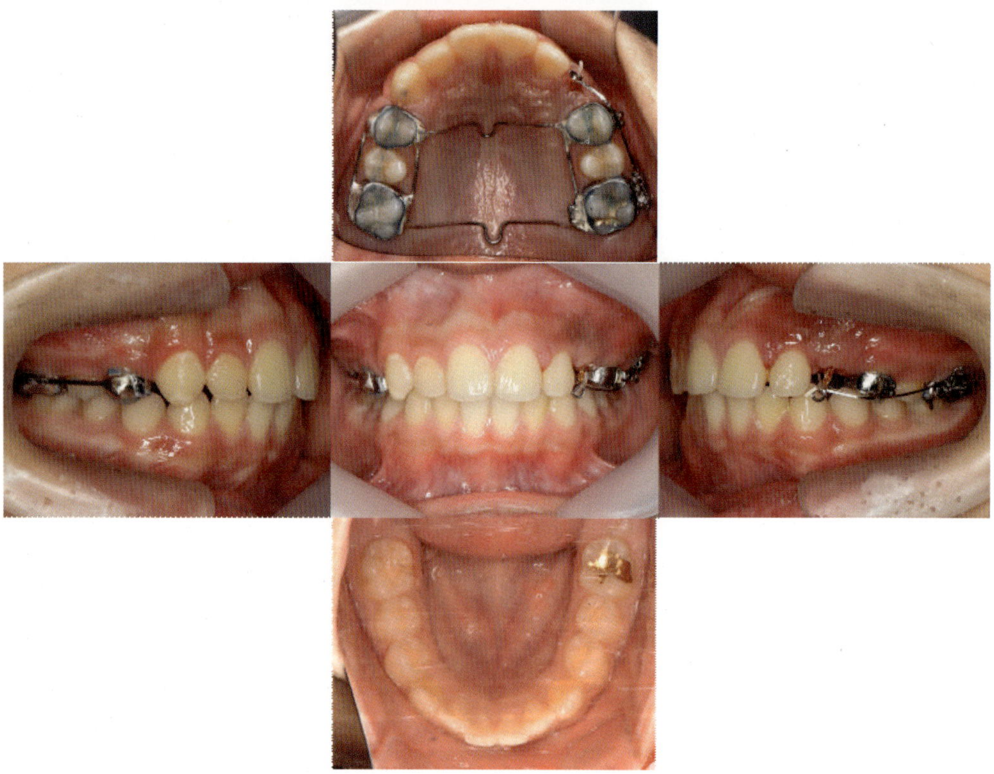

그림 11-23. **치료 경과 1개월경 구내사진. 캔틸레버 스프링으로 매복된 상악 좌측 견치 견인**

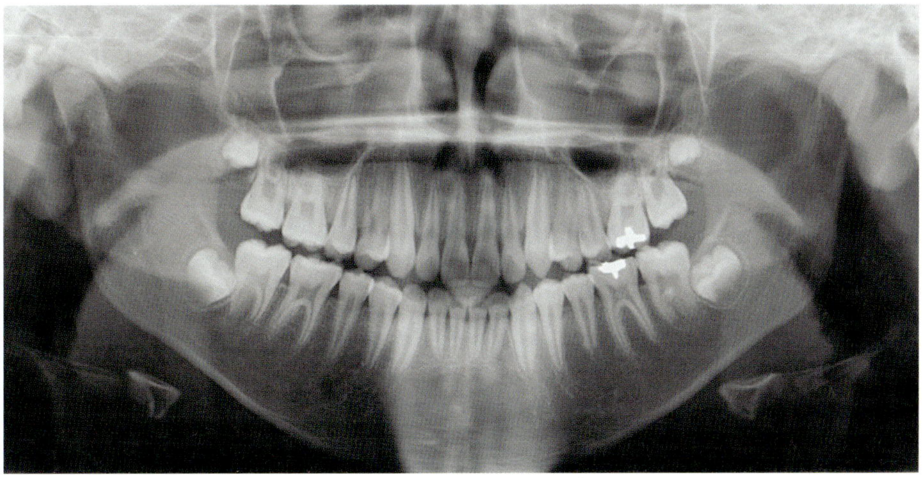

그림 11-24. 치료 종료 후 파노라마 사진

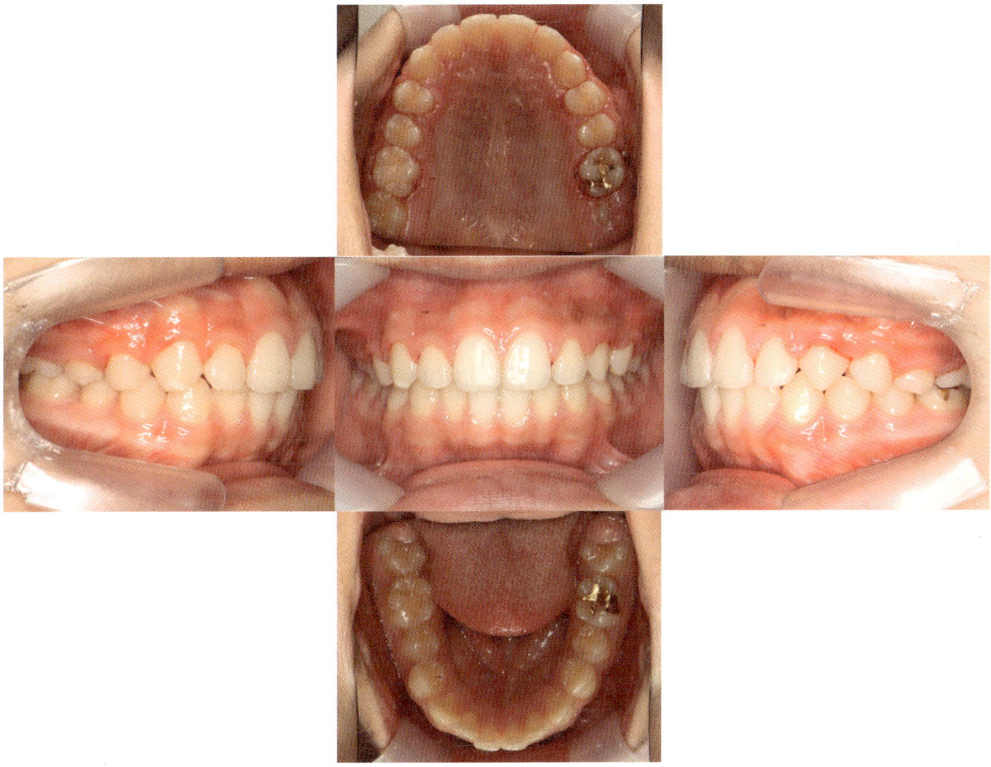

그림 11-25. 치료 종료 후 구내사진

증례 4 상악 확장과 매복 견치

13세 여아로 "영구치가 옆으로 나와요"를 주소로 내원하였다. 초진 시 상악 우측 유견치가 만기 잔존한 상태였고, 상악 우측 견치가 미맹출된 상태로 상악 우측 측절치 치근의 순측 치은 부위에 볼록하게 위치하고 있었다. 상하악 치열에 총생이 존재하였다(그림 11-26).

파노라마 사진상 상악 우측 견치가 치조골 내 근심 경사되어 상악 우측 견치 치관은 상악 우측 측절치 치근의 순측에 위치하고, 상악 우측 견치의 치근은 상악 우측 제1소구치의 치근단 부위 상방에 위치하여 매복되었다(그림 11-27).

측모두부방사선사진상 전두개저에 대해 상악골이 후방에 위치하는 전후방적 부조화가 존재하는 골격성 Ⅲ급 부정교합으로 중안모의 함몰감을 보이는 오목한 안모를 보였다. 하악 전치의 설측경사 관찰되었다. 후전방두부방사선사진상 하악 구치부 기준으로 상악 구치부 폭경이 좁은 폭경 부조화 관찰되며 이로 인해 상하악 구치부의 얕은 수평피개와 상하악 좌측 소구치 부위의 절단교합이 관찰되었다. 안면정중선 기준으로 하악 치열 정중선이 좌측으로 편위되어 있었다(그림 11-28).

매복된 상악 견치가 맹출하는 방향이 불량하여 상악 우측 측절치의 치근 흡수와 자연적 맹출시 심한 총생이 존재할 것으로 예상되었다. 치료계획으로는 상악확장장치(Rapid palatal expansion)를 사용하여 상하악 폭경 부조화와 상악의 악궁 길이 부조화(Arch length discrepancy)를 개선하고 #13 치관부 노출 필요시 근단변위판막술(Apically positioned flap)을 시행하여 교정장치 부착을 통해 맹출경로를 교합면 방향으로 수정한 다음, 공간을 재형성하여 배열하기로 계획했다.

상하악 폭경 부조화를 해소하기 위해 하루 0.25mm씩 3주간 Hyrax 타입의 상악 확장 장치를 사용하였다. 이후 확장된 상악 폭경을 안정적으로 유지하기 위해 3개월간 상악 확장 장치를 유지하였다. 유지 기간동안 만기 잔존한 상악 우측 유견치 발거 시행하였다(그림 11-29).

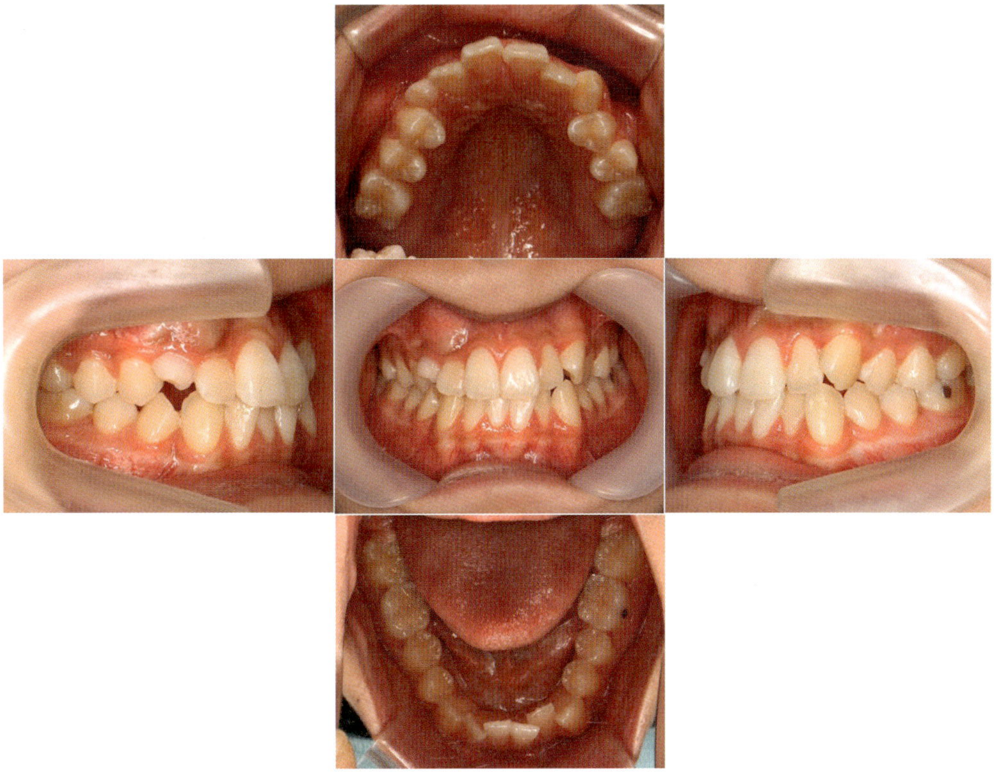

그림 11-26. 초진 시 구내사진

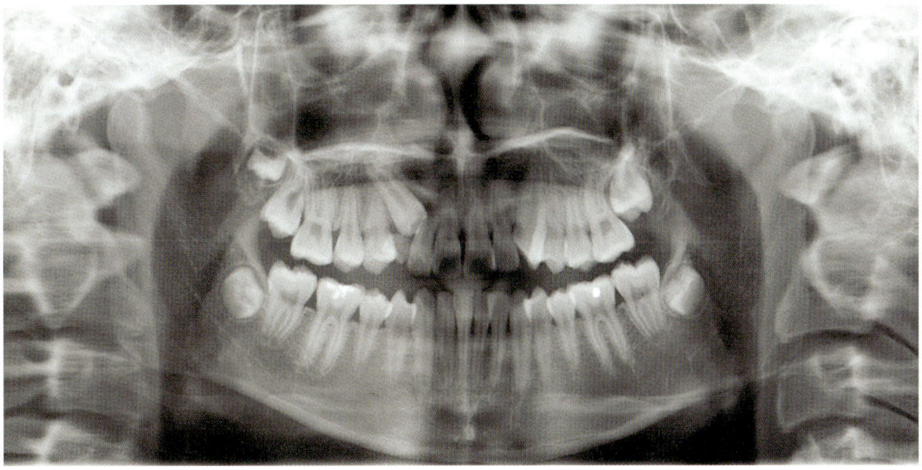

그림 11-27. 초진 시 파노라마 방사선사진

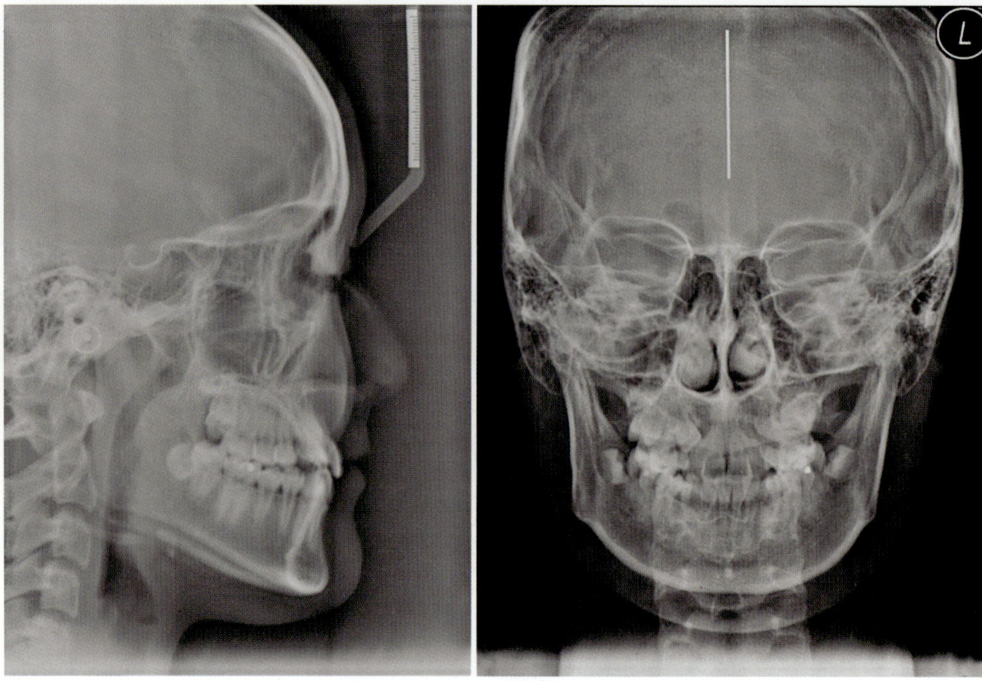

그림 11-28. 초진 시 측모두부방사선사진 및 정모두부방사선사진

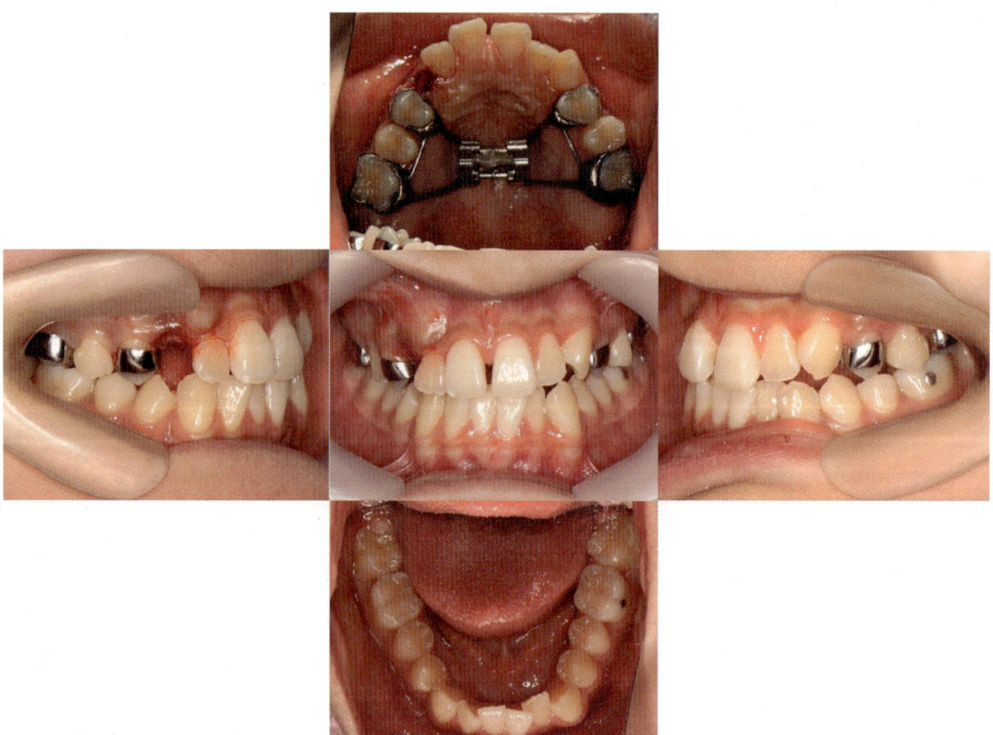

그림 11-29. 치료 경과 2개월경 구내사진

상악 폭경 확장 시행 및 충분한 유지기간을 거친 후, 상악 확장 장치를 제거 후 상악 치열에 고정식 교정장치를 부착하여 배열 시행하였다. 매복된 견치의 높이가 치은점막 경계보다 하방에 존재하고 순측으로 향해 있어 상악 우측 견치의 자연 맹출 실패 시 근단변위판막술을 통한 외과적 노출을 고려하였으나, 상악 치열의 레벨링 기간 동안 상악 우측 견치의 자연 맹출을 통해 치관이 노출되어 외과적 노출은 시행하지 않았다. 상악 우측 견치에 교정장치 부착 후 고무줄을 주호선과 연결하여 상악 우측 견치의 맹출 경로를 교합면 방향으로 수정하였다(그림 11-30).

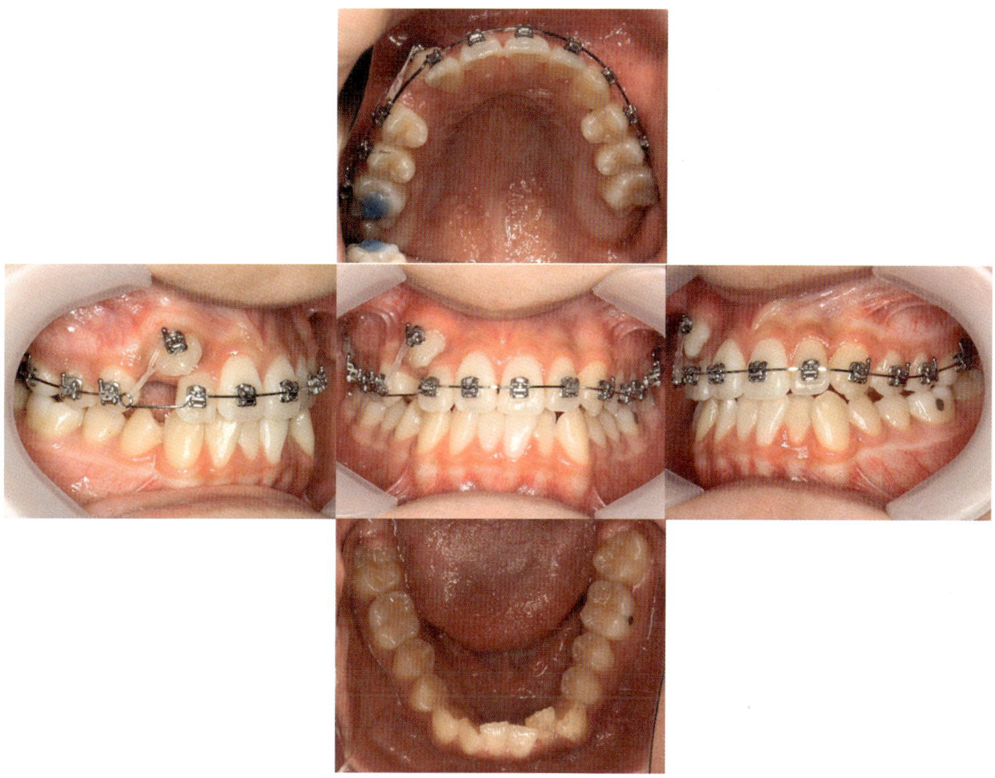

그림 11-30. **치료 경과 5개월경 구내사진**

이후 하악 치열에 고정식 교정장치를 부착하여 하악 치열의 총생 개선 및 배열 시행하고 치료 마무리 단계에서 수직 고무줄을 사용하여 상하악 치열의 긴밀한 교합관계를 형성하였다(그림 11-31).

치료 완료 후 매복된 부위의 재발을 막고 안정적인 유지를 위해서 상악 우측 견치를 포함하는 상하악 고정식 유지장치를 부착하고 교정장치 제거했다(그림 11-32, 11-33).

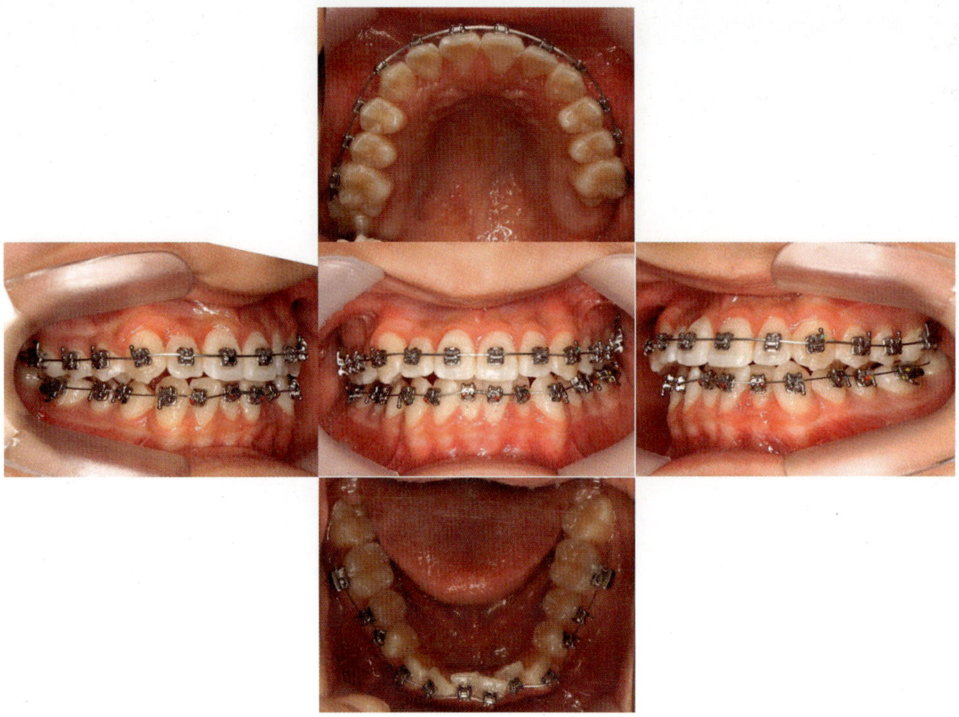

그림 11-31. **치료 경과 9개월경 구내사진**

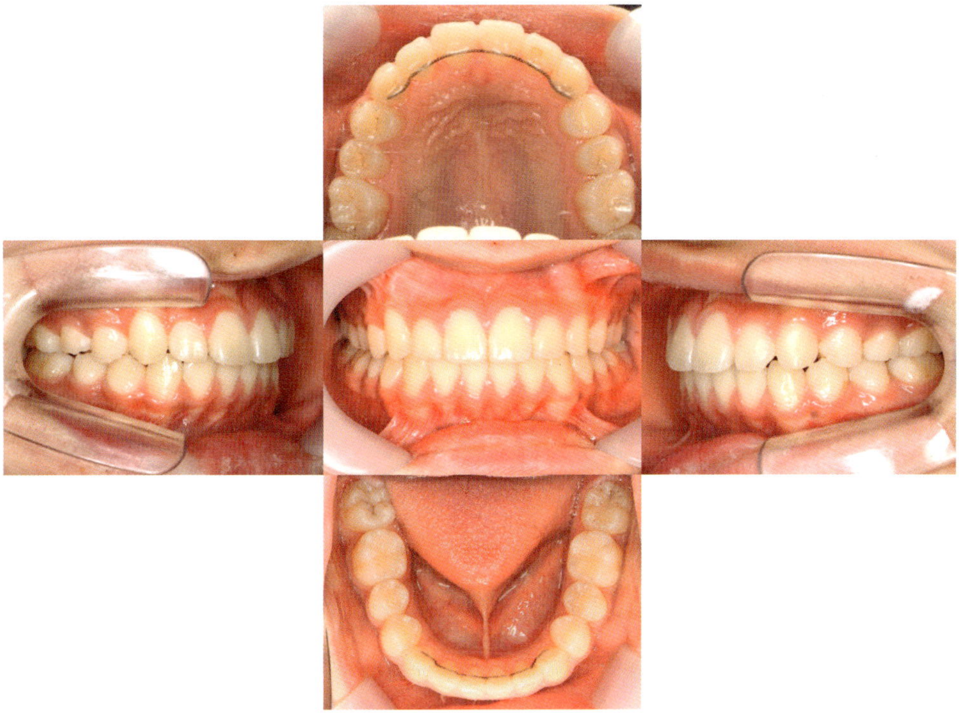

그림 11-32. 치료 종료 후 구내사진

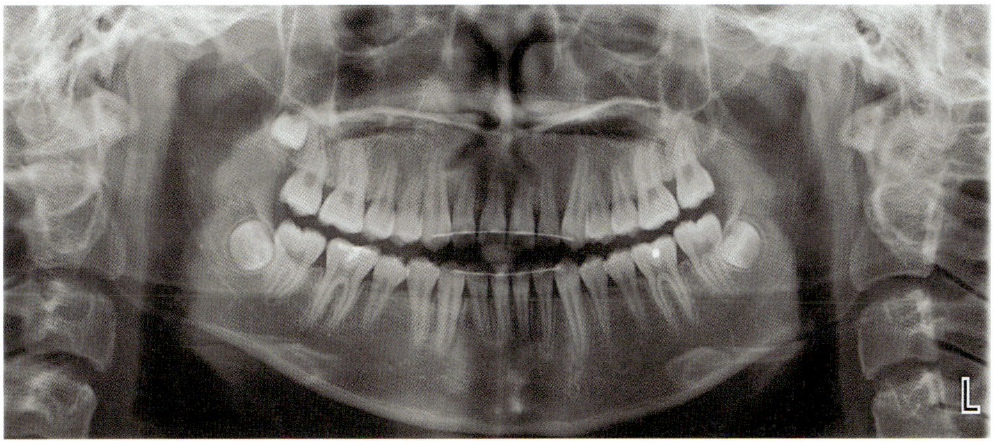

그림 11-33. 치료 종료 후 파노라마 방사선사진

증례 5 측절치 치조골 중앙 매복

19세 여자 환자로 "유치가 남아있고 안에 영구치가 있어요"를 주소로 내원했다. 임상 구내사진상 상악 좌측 유측절치가 변색되고 만기 잔존해 있었고 상악 좌측 측절치가 구강 내에 관찰되지 않았다. 상악 좌측 중절치 반대교합과 상하악 전치부의 미약한 총생이 관찰되었고, 상악 치열 정중선이 좌측으로 편위되었다. 우측 Ⅰ급 구치관계와 좌측 Ⅲ급 구치관계가 관찰되었다(그림 11-34).

파노라마 사진상 상악 좌측 유측절치의 치근 직상방에 상악 좌측 측절치가 수직 매복되어 있었다. 상악 양측 제3대구치가 발육 중이고 하악 양측 제3대구치가 맹출 중이었다(그림 11-35). 측모두부방사선사진상 골격성 Ⅰ급 부정교합으로 악골 부조화는 경미했고 hyperdivergent skeletal pattern보였다. 정모두부방사선사진상 특이소견은 관찰되지 않았다(그림 11-36).

CBCT 시상면에서 매복된 상악 좌측 측절치는 상악 좌측 유측절치 치근의 직상방에 위치했고, 치낭공극(follicular space)의 이 관찰되었다. 또한 3차원 영상에서 매복된 측절치의 치근첨이 원심방향으로 만곡되어 있었다(그림 11-37). 교정적 견인 시 매복치의 만곡된 치근은 유착, 치근 외흡수, 치근 노출 등의 문제와 연관될 수 있다(pavlidis). Graber는 만곡치의 치근단 부위의 흡수가 쉬운 경향이 있다고 하였다. Sameshima는 치근 형태 이상 중에서 측절치 치근 만곡이 가장 높은 치근흡수를 보였다고 하였다. 본 증례에서는 치근흡수와 교정적 견인 실패의 가능성은 존재하나, 매복된 측절치 치근의 만곡정도가 심하지 않았고, 보철 치료를 하더라도 교정적 치료가 필요하여 교정적 견인을 시도하기로 하였다.

치료계획시 상하악에 전반적인 교정장치 부착하여 매복치 배열을 위한 공간 형성하고, 매복된 상악 좌측 측절치의 교정적 견인을 시도하기로 했다. 매복된 측절치 치관의 높이가 인접 중절치 치근의 중앙보다 상방에 위치하며 충분한 부착치은 존재하여 외과적 노출시 closed eruption technique을 시행하기로 계획하였다.

초기 배열시 open coil spring을 사용하여 상악 좌측 측절치를 배열하기 위한 공간을 형성했다. 맹출 공간을 확보한 후, 만기 잔존된 상악 좌측 유측절치를 발치하고 외과적 매복된 상악 측절치에 gold chain 부착하였다. 고정원으로 하악 좌측 측절치와 견치 치근 사이에 골성고정원을 식립하고 악간고무줄을 사용하여 매복치 견인을 시작했다(그림 11-38).

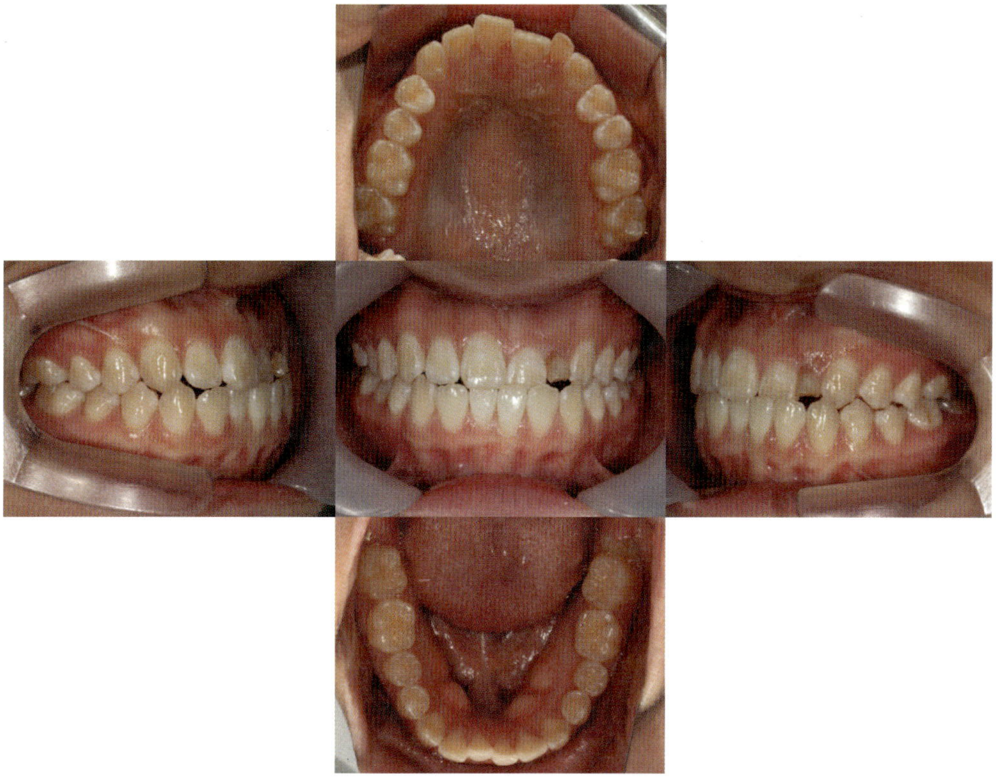

그림 11-34. 초진 시 구내사진

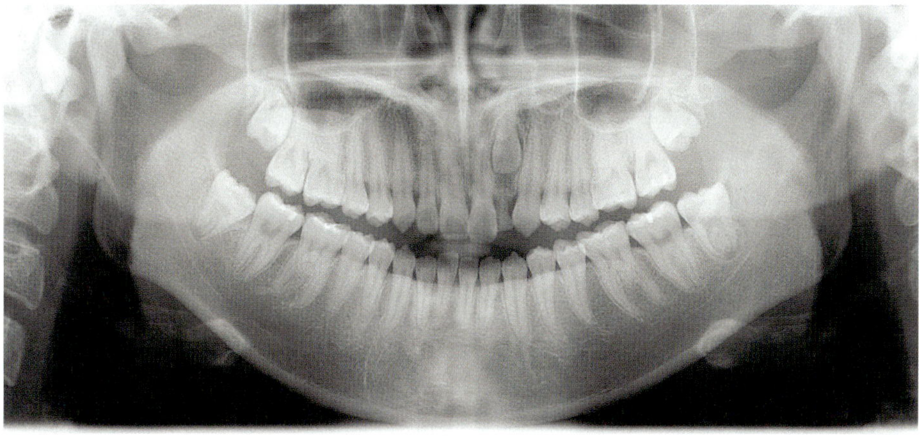

그림 11-35. 초진 시 파노라마 방사선사진

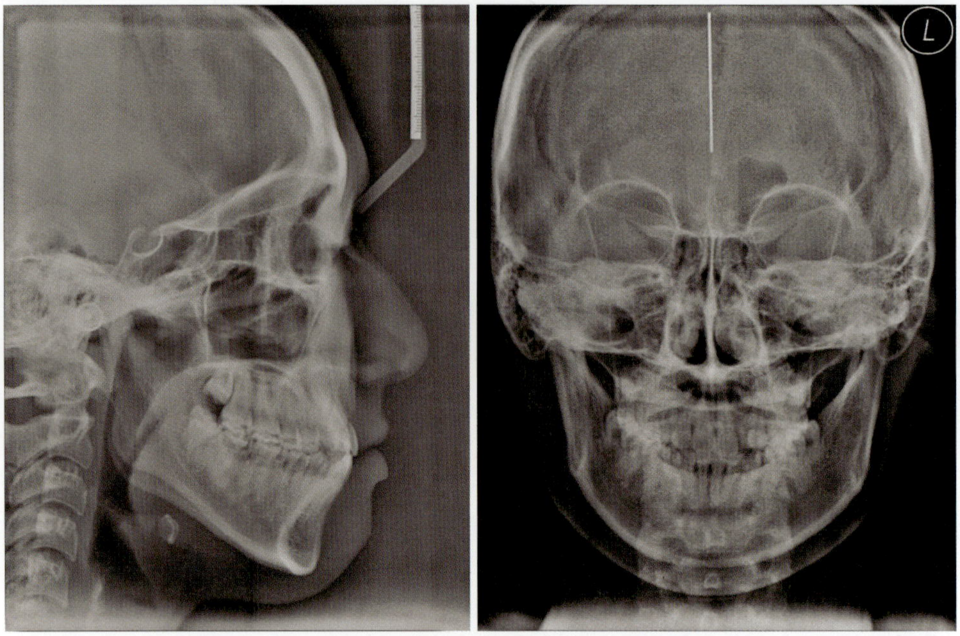

그림 11-36. 초진 시 측모두부방사선사진과 정모두부방사선사진

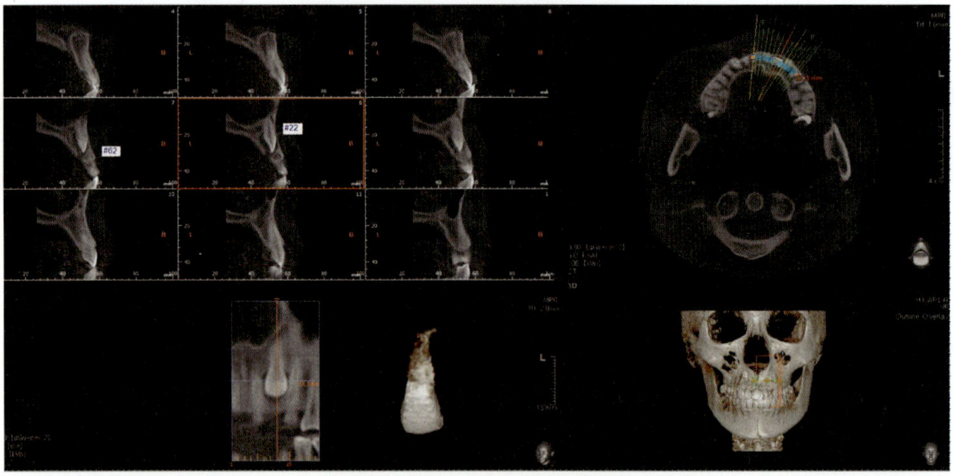

그림 11-37. 초진 시 매복된 상악 좌측 측절치의 CBCT

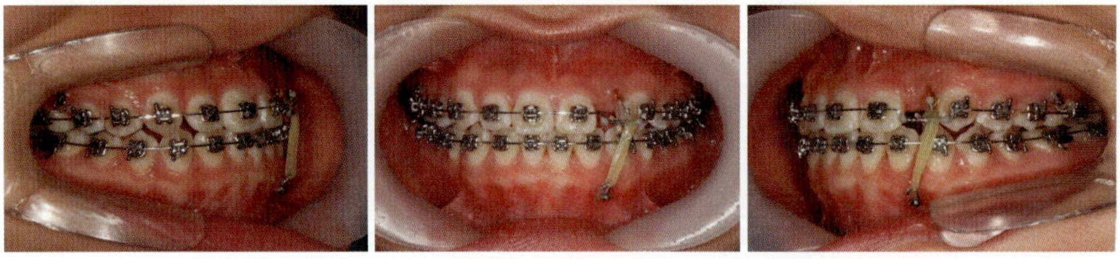

그림 11-38. 치료 경과 10개월경 구내 사진
하악 microimplant를 이용하여 상악 좌측 측절치를 견인하는 모습

상악 좌측 측절치가 구개측으로 변위된 위치로 맹출했다. 견인력이 구개측으로 향해 예상했던 견인방향에 비해 측절치가 변위된 것으로 판단되었다. 구개측으로 맹출한 치아에 원형호선을 결찰하여 순측으로 견인할 경우 치관의 순측경사로 인해 인접치아와의 토크에 차이가 존재하여 부가적인 토크조절이 필요하다. 따라서 본 증례에서는 순측 치근토크를 추가로 부여하기 위해서 브라켓의 상하를 거꾸로 부착하고 각형 호선을 결찰했다(그림 11-39).

상악 정중선을 개선한 후 고정식 유지장치 부착하고 교정장치를 제거했다. 파노라마 사진상 상악 좌측 측절치의 치근 만곡부위는 일부 흡수된 양상을 보이나 중절치 치근 길이와 유사했고 치관 치근 비율도 비교적 양호했다(그림 11-40, 11-41).

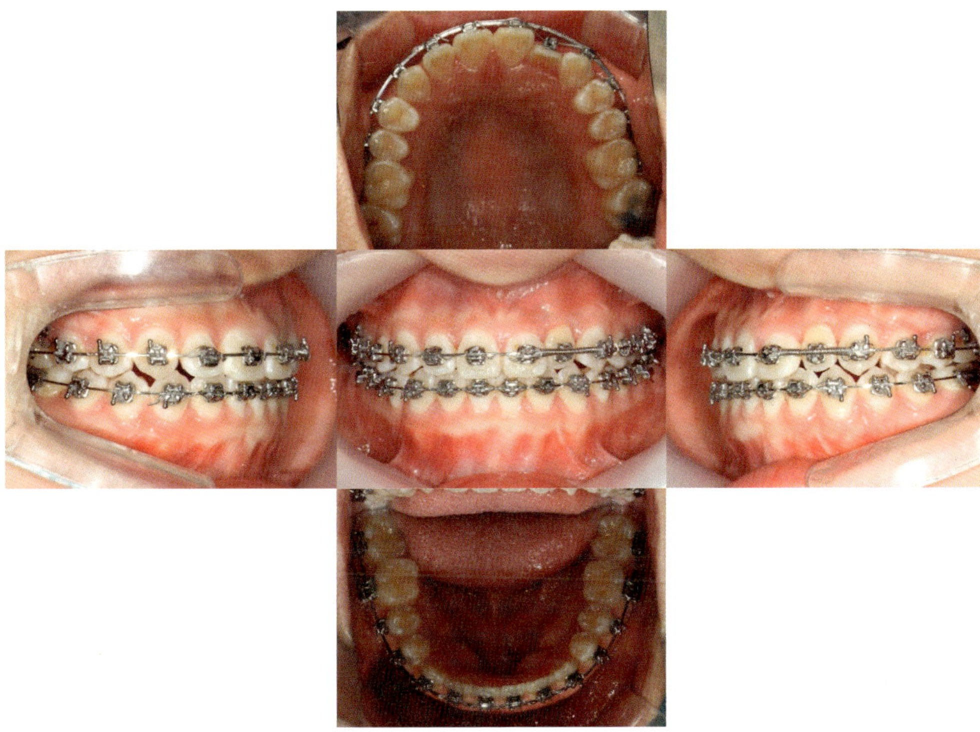

그림 11-39. **치료 경과 17개월경 구내사진.**
매복되었던 상악 좌측 측절치가 맹출했고 반대교합 상태로 존재

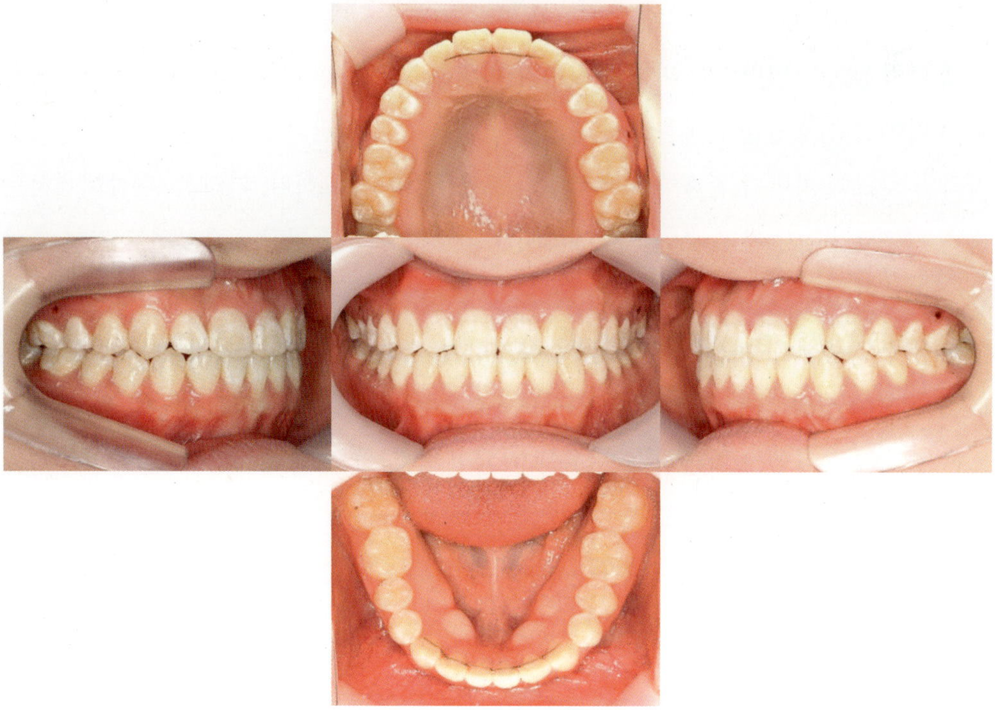

그림 11-40. 치료 종료 후 구내 사진

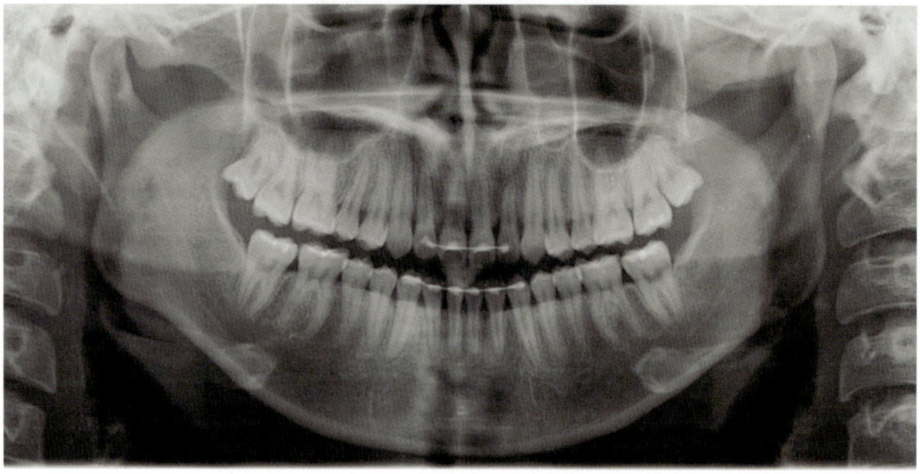

그림 11-41. 치료 종료 후 파노라마 방사선사진

증례 6 다수치아 매복(상악측절치, 견치, 제1소구치)

12세 여아로 "오른쪽 위 앞니가 안나와요"를 주소로 내원하였다. 초진 시 상악 우측 유측절치(#52)는 탈락하였으나 상악 우측 유견치(#53) 및 제1유구치(#54) 만기 잔존하고 있었다. 상악 우측 측절치도 맹출하지 않았다. 상하악 전치부에는 치간 공극 있었고, 상악 정중선이 우측으로 편위되어 있었다. 상하악 제2대구치는 아직 구강 내로 맹출되지 않은 상태였다(그림 11-42).

파노라마 사진상 상악 우측 측절치, 견치, 제1소구치가 상악 우측 유견치 및 제1유구치 상방에 수평으로 매복되어 있었다. 상하악 제2대구치가 맹출 중이었다(그림 11-43). 측모두부방사선사진상 골격성 II급 1류 부정교합이나 골격적 부조화가 미약한 것으로 판단되었다. 상악 우측 견치에 대한 평가시, 견치와 FH 평면의 수선이 이루는 각도가 50도 이상으로 매복된 견치는 자연 맹출이 어려울 것이라 판단하였다(그림 11-44).

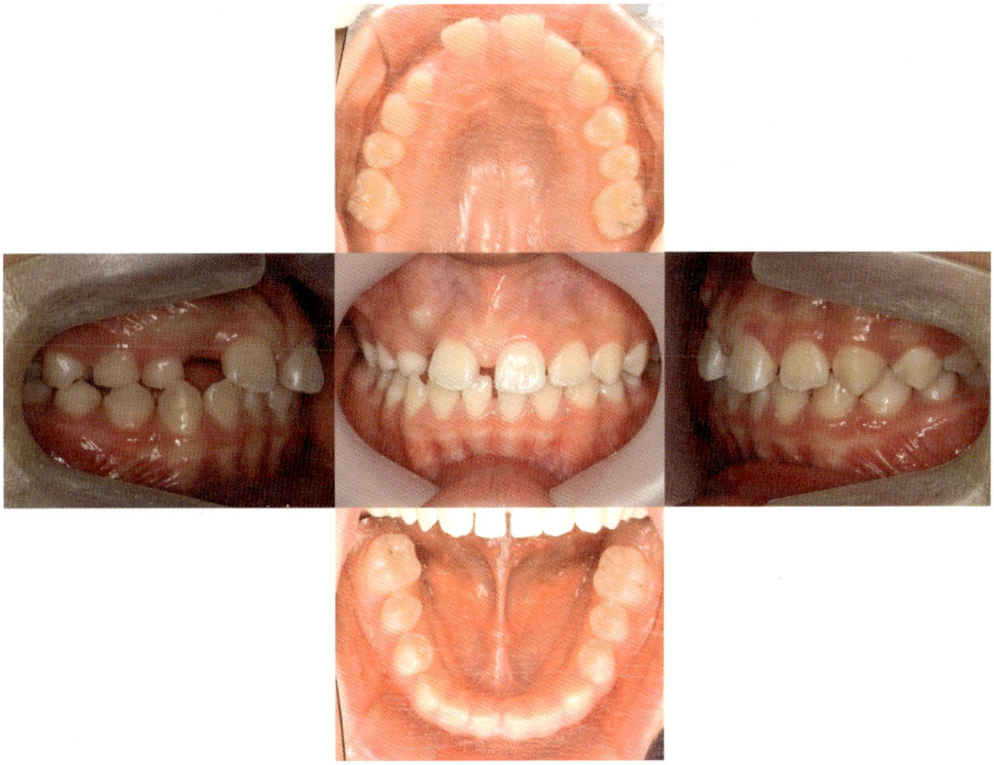

그림 11-42. **초진 시 구내사진**

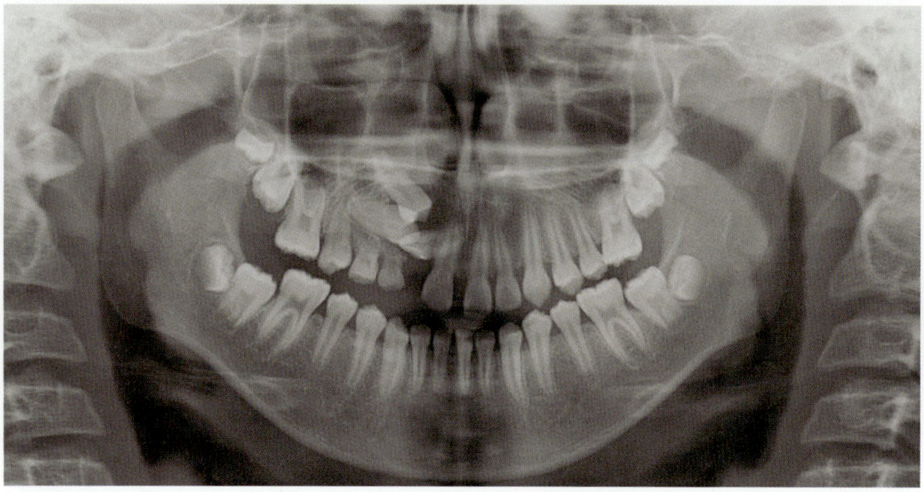

그림 11-43. 초진 시 파노라마 방사선사진

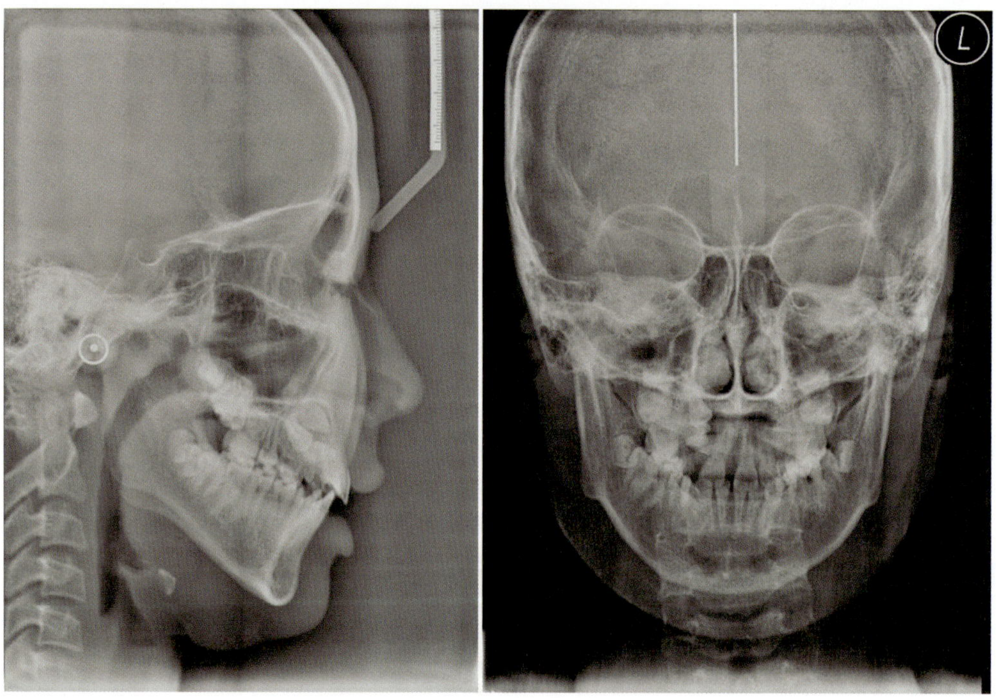

그림 11-44. 초진 시 측모두부방사선사진 및 정모두부방사선사진

CBCT 평가시 상악 우측 견치는 수직적으로 비강저 높이에 있었고, 치관 방향이 순측으로 향해 있었다. 또한 인접치아와의 관계 평가시, 매복된 견치의 하방으로 제1소구치 및 측절치가 수평 매복되어 견치의 맹출 경로를 막고 있어, 맹출을 위한 교정치료가 필요하였다(그림 11-45).

치료계획으로는 우선 제1소구치와 측절치를 외과적으로 노출하여 교정력으로 견인하여, 견치의 자연 맹출을 유도하기로 하였다.

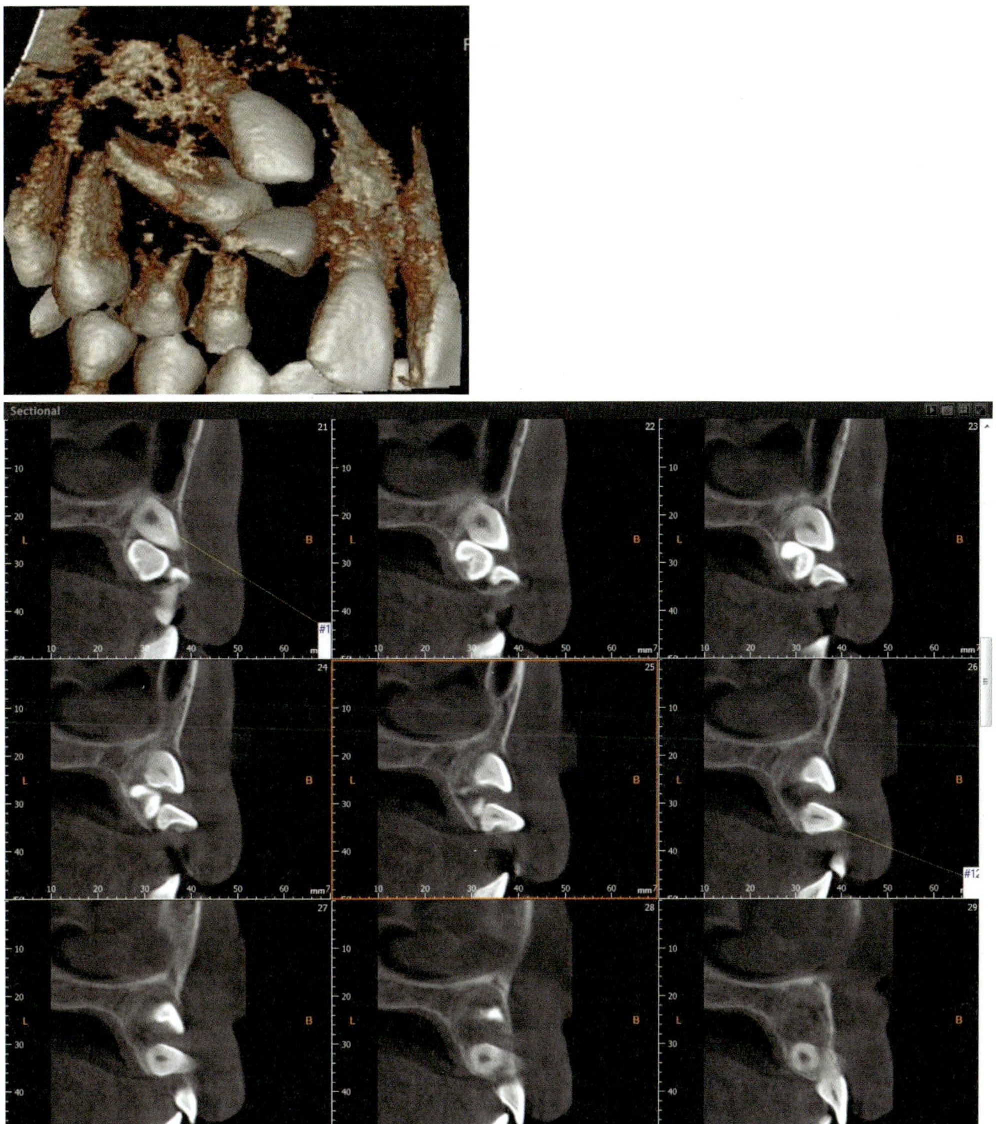

그림 11-45. 매복된 상악 우측 측절치, 견치, 제1소구치의 CBCT 및 3D이미지

매복된 제1소구치 및 측절치의 높이가 부착치은보다 상방에 존재하며 측절치와 제1소구치 맹출공간이 충분하여 외과적 노출 시 tunneling method를 사용하는 것이 적절할 것으로 판단되었다. 만기 잔존된 상악 우측 유견치는 발거하고 매복된 제1소구치, 측절치에 gold chain을 부착하여 교정적 견인을 시도했다. Quad transpalatal arch형태로 고정원을 보강하여 인접치에 대한 영향을 최소화한 후, 캔틸레버 스프링을 사용하여 상악 측절치의 맹출 경로를 교합면 및 근심 방향으로, 제1소구치의 맹출경로를 교합면 및 원심방향으로 수정하였다(그림 11-46, 11-47). 견치의 맹출경로를 막고 있던 측절치와 제1소구치가 배열되고 견치 공간이 마련되자, 치은부위에 견치의 융기(canine bulge)가 보이기 시작했고, 4개월 뒤 외과적 수술 없이 견치가 자연적으로 구내맹출 되었다(그림 11-48).

매복된 부위의 안정적인 유지를 위해서 상악 우측 견치를 포함하는 상악 고정식 유지장치를 제작하여 부착하고 교정장치 제거했다(그림 11-49, 11-50).

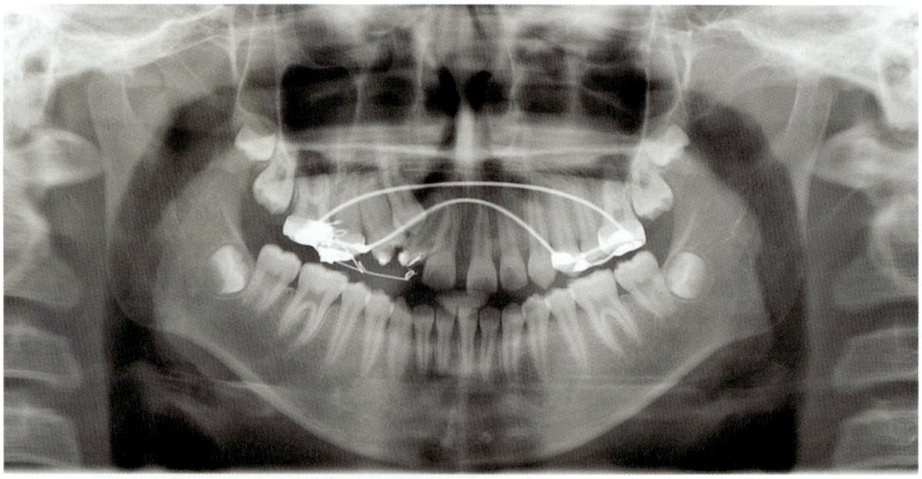

그림 11-46. **치료 경과 8개월경 파노라마 방사선사진**

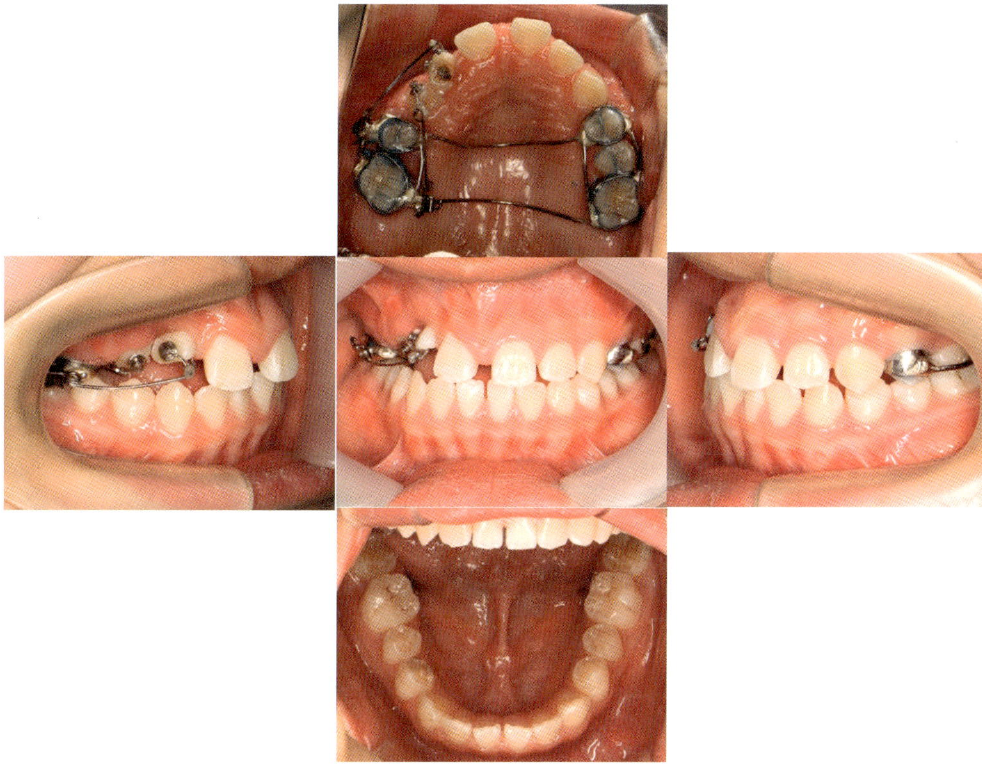

그림 11-47. 치료 경과 8개월경 구내사진. 캔틸레버 스프링으로 구내맹출된 우측 측절치를 근심 및 교합면 방향으로, 제1소구치를 원심 및 교합면 방향으로 수정하여 견인중인 환자의 구내사진

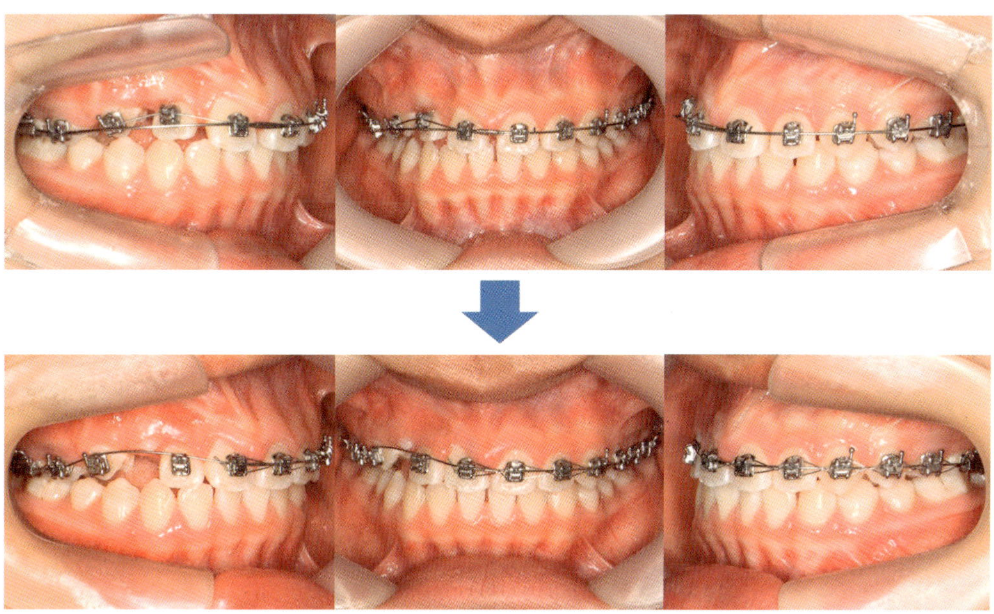

그림 11-48. 치료 경과 9개월(위)과 13개월(아래) 구내사진

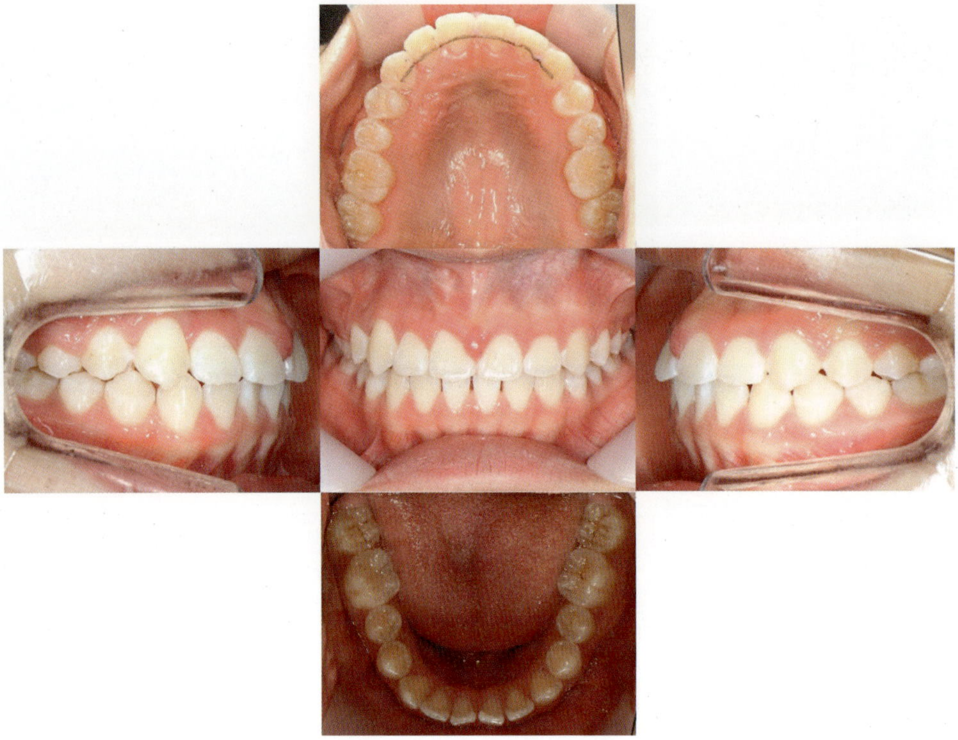

그림 11-49. 치료 종료 후 구내사진

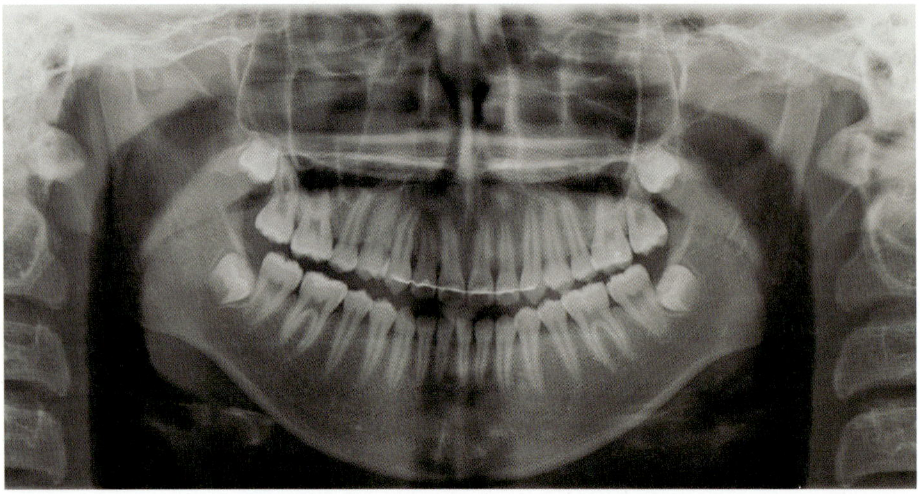

그림 11-50. 치료 종료 후 파노라마 방사선사진

증례 7 상하악 견치 매복

10세 8개월의 남아로 "송곳니가 안나요"를 주소로 내원하였다. 구내 소견 상 상악 우측 유견치의 조기 탈락 및 상악 좌측 유견치의 심한 우식으로 상악의 치열궁 장경이 감소되었다. 상악 대구치의 전방 이동으로 우측 II 급 구치관계 및 좌측 구치부 반대교합 유발되었으며, 상악 좌우측 견치의 공간이 소실되었다. 하악에서도 우측 유견치 심한 우식 및 후속 영구 견치의 맹출 지연 관찰되었다(그림 11-51). 파노라마와 CBCT 소견 상 상하악 우측 영구 견치의 근심 이소맹출 관찰되었으며, 상악 우측 견치는 측절치의 구개측에 위치하였고 하악 우측 견치 측절치의 치근 순측에 위치하였다(그림 11-52). 측모두부규격 방사선사진 분석에서 상하악의 전후방적 관계 양호하였으며, 전안모고경이 짧은 hypodivergent skeletal pattern이었다. 상악 전치 각도 정상 범위 내에 포함되었고, 하악 전치는 약간 설측경사 되어 있었다(그림 11-52). 구강 위생 및 협조도 불량하였다.

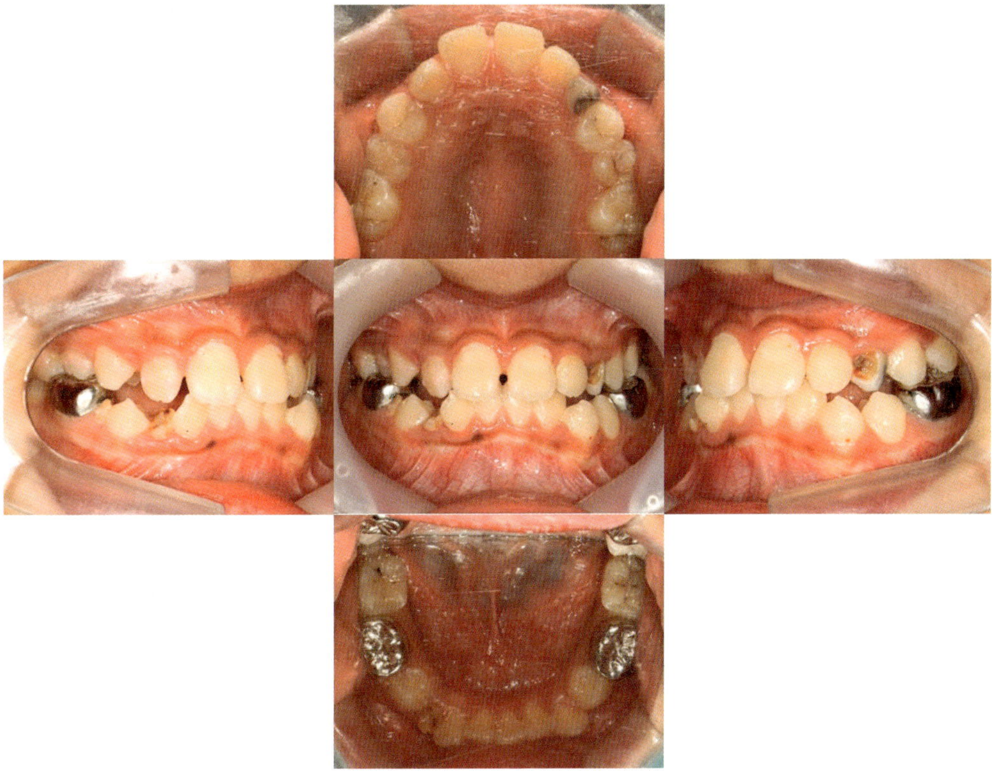

그림 11-51. 초진 시 구내사진

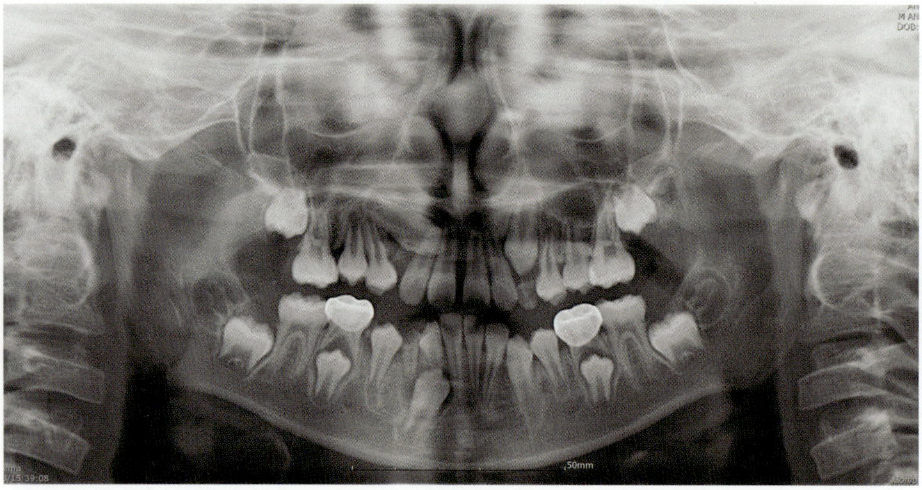

(a) 초진 파노라마

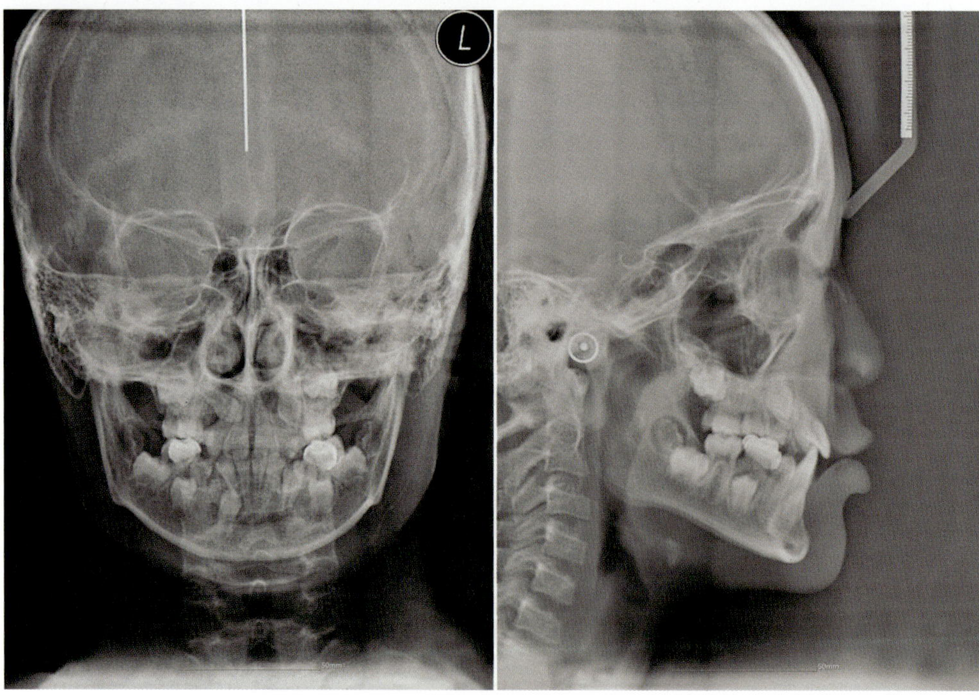

(b) 초진 정모두부규격방사선사진 및 측모두부규격방사선사진

그림 11-52. **초진 X-ray**

CBCT를 이용한 공간 분석 결과, 상악 우측에서 5.9mm, 좌측에서 2.0mm 부족으로 상악에서 총 7.6mm의 공간이 부족하였다. 하악은 1.4mm의 공간이 부족하였다 (그림 11-53). 현재의 상악전치 각도를 고려하였을 때, 추가적인 순측 경사는 바람직하지 않다고 판단하여 구치의 후방이동을 통해 공간을 확보하기로 하였으며, 최대한의 구치 후방 이동 도모와 환자의 불량한 협조도를 고려하여 골성고정원 동반한 고정식 구내 장치인 bone-anchored pendulum 장치를 사용하기로 계획하였다. 구치의 근심 변위 및 설측 경사에서 기인한 좌측의 폭경 부조화는 상악궁의 교정적 확장으로 개선하기로 하였다. 구치 후방이동으로 공간을 재획득 하는 동안, 구개측에 위치한 견치의 각화치은 절제술을 통한 외과적 노출을 시행하여 교합면 수준까지 자발적인 맹출을 유도하기로 하였다. 하악에서는 설측호선을 이용하여 leeway space를 유지하면서 하악 우측 견치의 맹출 방향을 개선하기로 계획하였다.

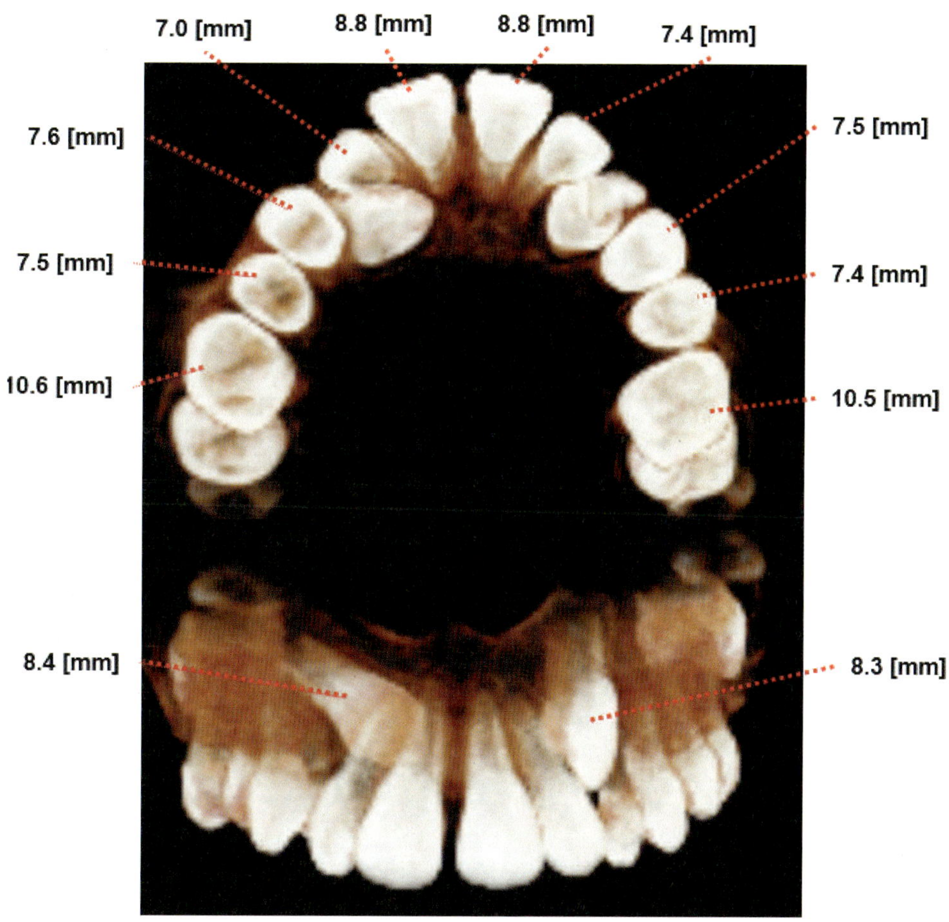

(a) 상악 (ALD: -7.6mm; Rt.: -5.9mm, Lt.: -2.0mm)

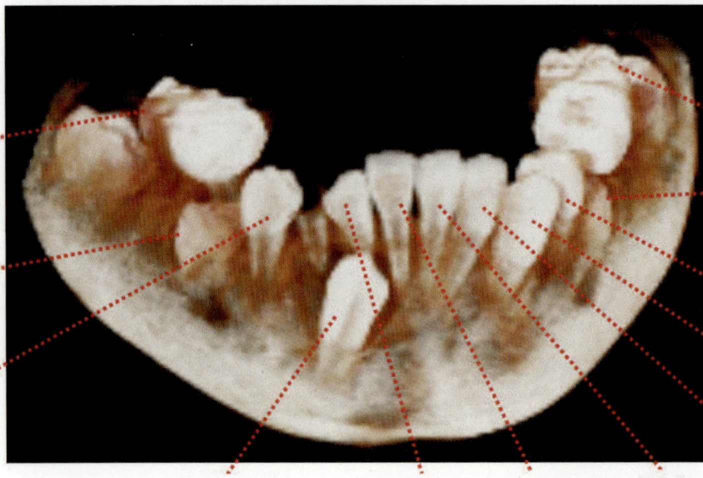

(a) 하악 (ALD: -1.4mm)

그림 11-53. CBCT를 이용한 치아의 근원심 길이 계측

상악 우측 견치의 치은 절제술을 시행하여 자발적 맹출을 유도하였고, bone-anchored pendulum을 장착하여, 대구치 후방이동 시작하였다. 하악에는 설측 호선으로 leeway space 유지하면서 우측 견치의 맹출방향을 개선하기 위해 후방 견인을 하였다. Pendulum 장치의 loop를 이용하여 상악 좌측 제1대구치의 협측 경사 역시 같이 도모하였다. 하악 우칙 견치의 배열 공간을 확보하기 위해 하악에 먼저 고정식장치 부착하여 레벨링을 시작하였다(그림 11-54). 6개월 후 상악 구치가 충분히 원심 이동하였고, 상악에도 고정식 장치 부착하여 견치 배열 공간을 마련하기 시작하였다(그림 11-55). 12개월 후, 배열 공간이 마련되면서 우측 견치의 위치가 자발적으로 다소 개선되었고, 이 시점에서 견치에 button을 부착하여 치열궁 내로 견인하기 시작하였다(그림 11-56, 11-57). 이후, pendulum 장치 제거하고 배열 후 마무리하였다.

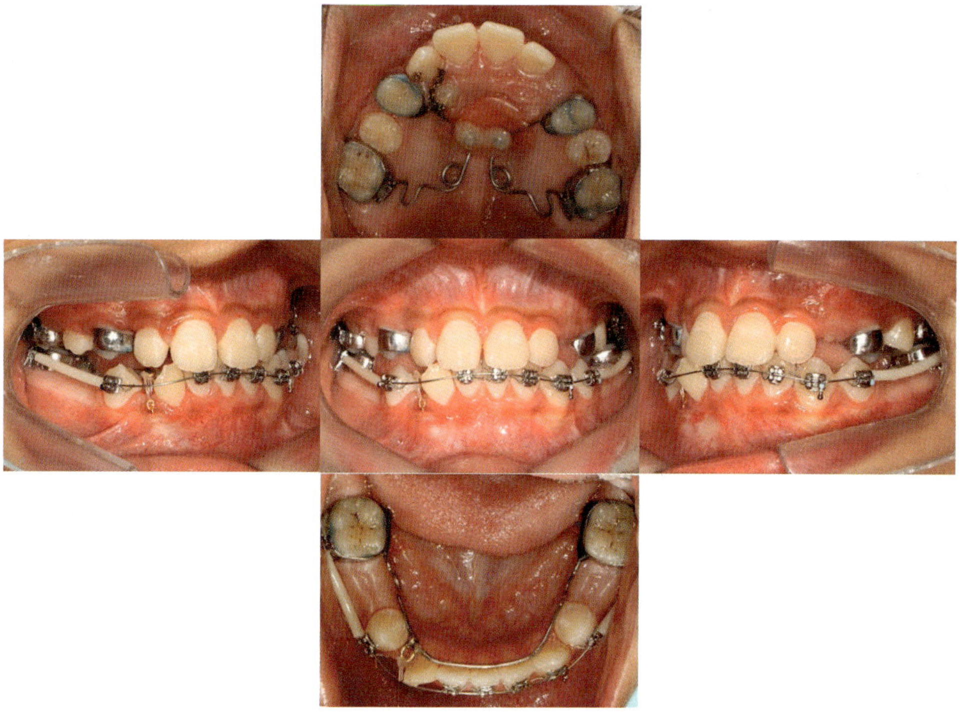

그림 11-54. bone-anchored pendulum 및 lingual arch를 장착한 구내 사진

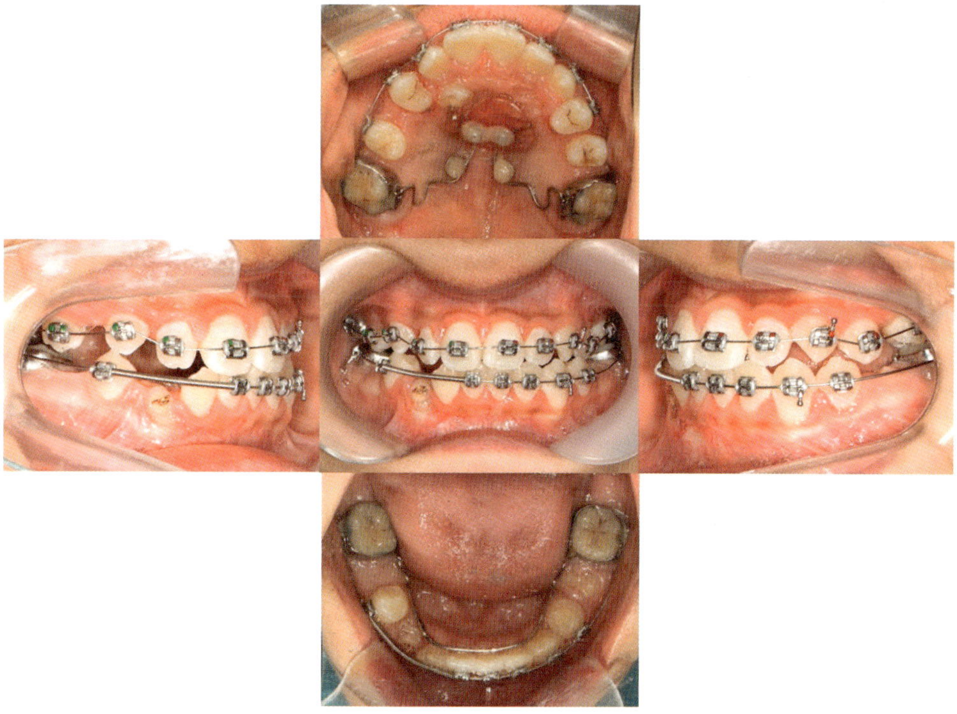

그림 11-55. 상악 구치 후방이동 및 하악 우측 견치 공간 확보 후 구내사진

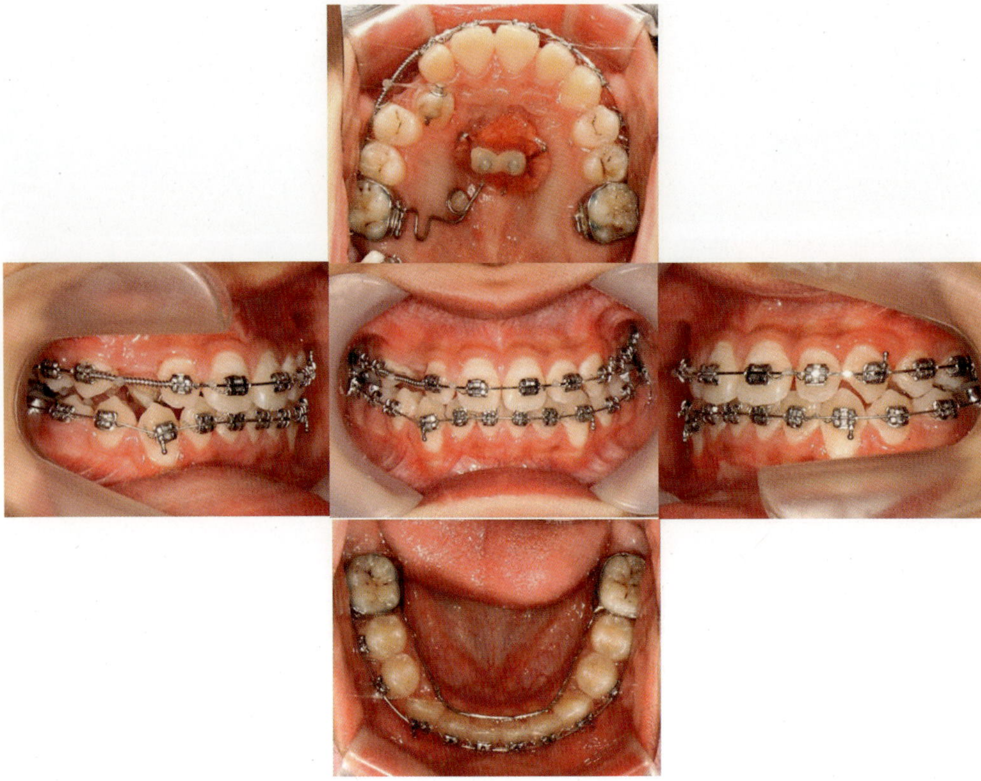

그림 11-56. 치료 시작 12개월: 구개측 치은 절제술 후의 상악 우측 견치의 자발적인 맹출과 배열공간 확보

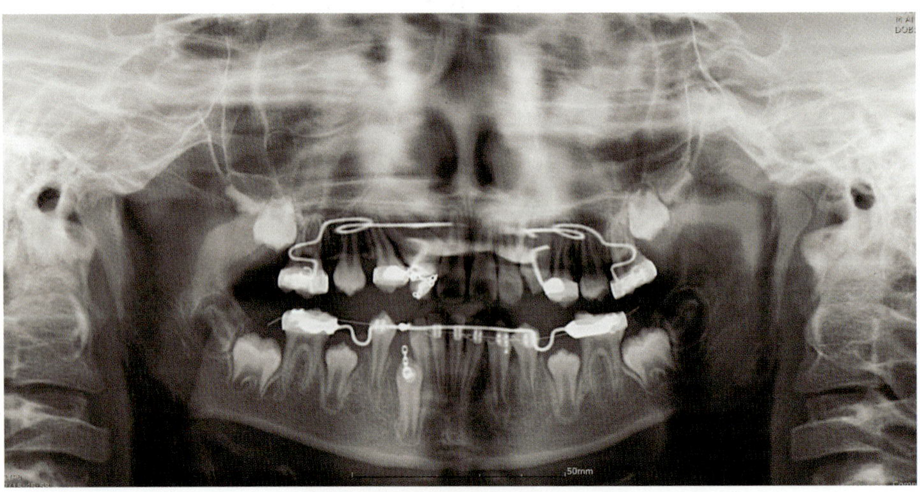

그림 11-57. bone-anchored pendulum을 이용한 구치 후방이동 중 panorama

치료개시 19개월 후, 좌우측 I급 견치 및 구치 관계로 마무리하였다(그림 11-58). 제2대구치 맹출 후에 장치를 제거할 계획이었으나, 구강위생이 만족스럽지 않았고 다수치아에 우식 소견이 관찰되어 부모님과 상의 후 장치 제거하였다. 전치부 수평피개가 얕은 점과 하악 좌측 중절치의 회전 개선이 미흡한 부분이 다소 아쉬운 점으로 남는다. 치료 후 파노라마 사진에서 치근 평행이 양호 하였으며, 상하악 제2대구치의 맹출도 원활히 이루어지고 있었다(그림 11-59). 측모두부규격방사선사진 중첩 결과 성장으로 인해 안면 고경이 증가되었고, 치료 계획에서 목표한 대로 상악전치 각도는 변화없이 유지되었으며 하악전치 각도는 정상범위 내에서 순측경사 되었다. 상악 모형 계측 시 치료 후 악궁의 폭경이 증가하였으며, 특히 견치가 맹출하면서 악궁 형태가 ovoid shape으로 개선이 되었다. 구치 원심이동으로 인한 치열궁 장경의 증가 또한 확인할 수 있었다(그림 11-60).

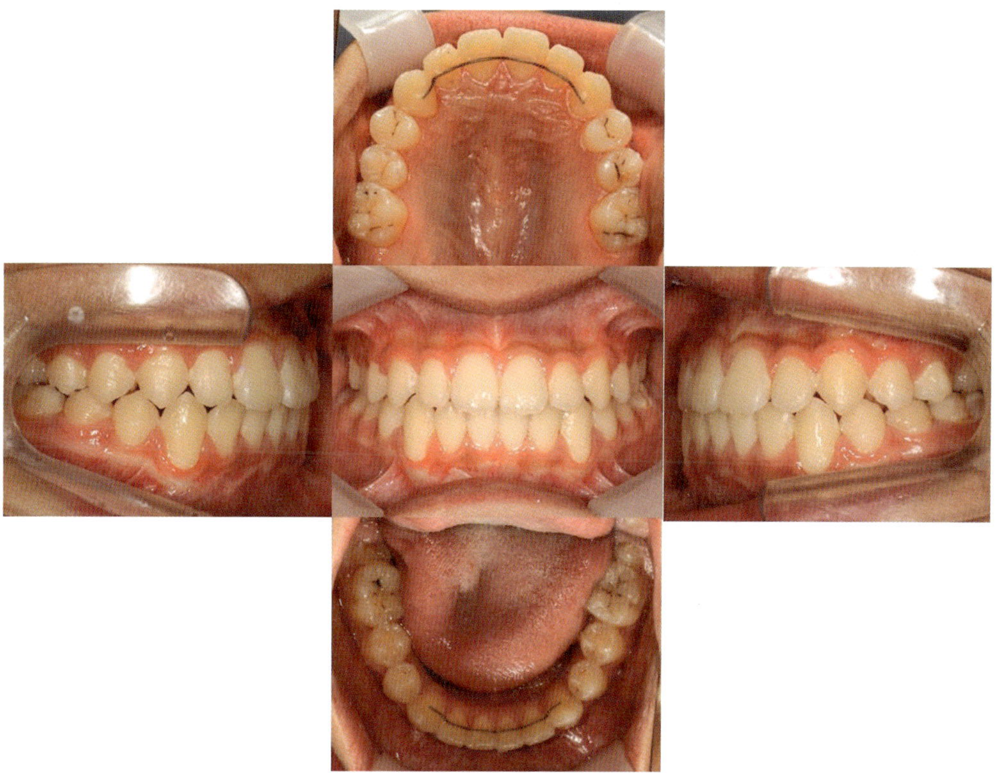

그림 11-58. **치료 후 구내사진**

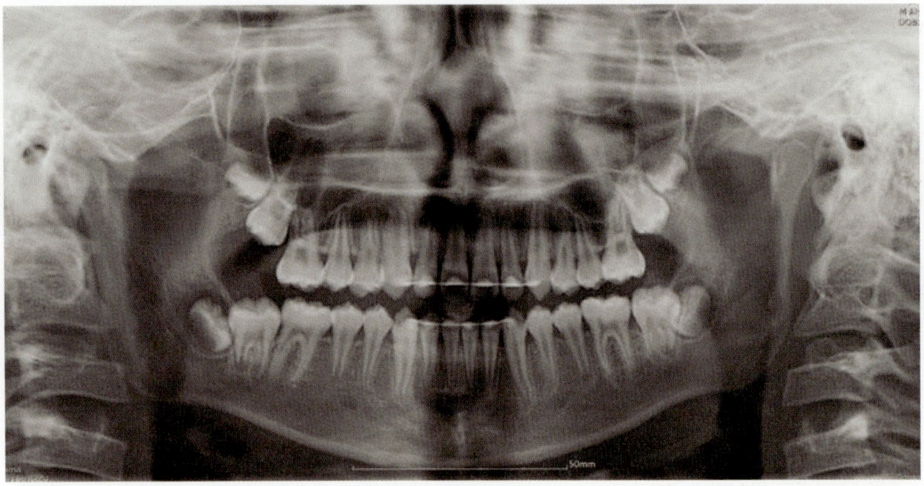

(a) 치료 후 파노라마

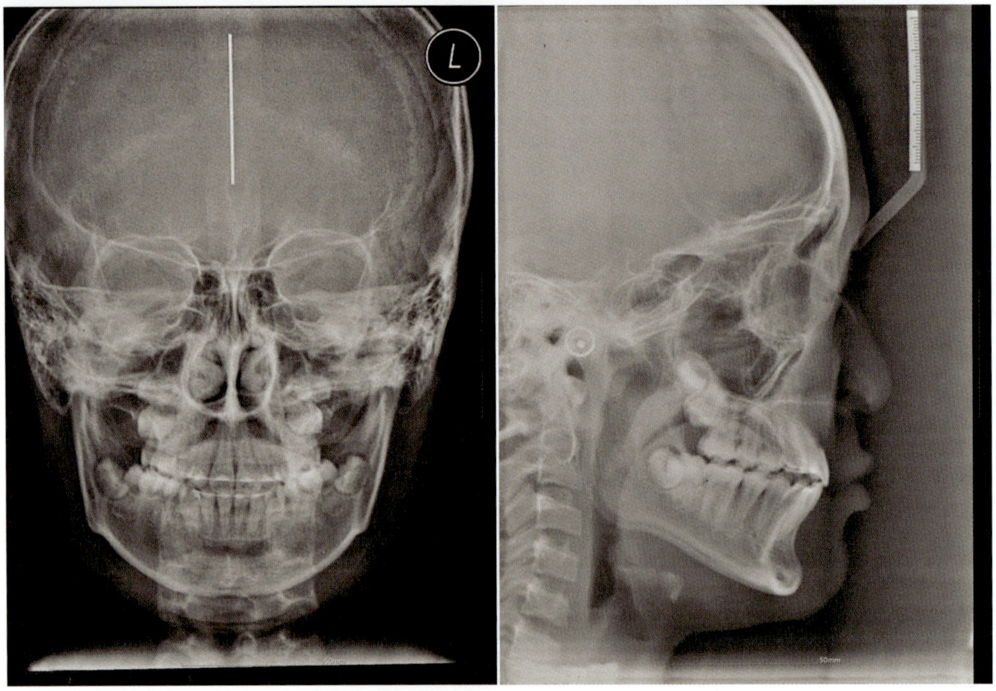

(b) 치료 후 정모두부규격방사선사진 및 측모두부규격방사선사진

그림 11-59. **치료 후 X-ray**

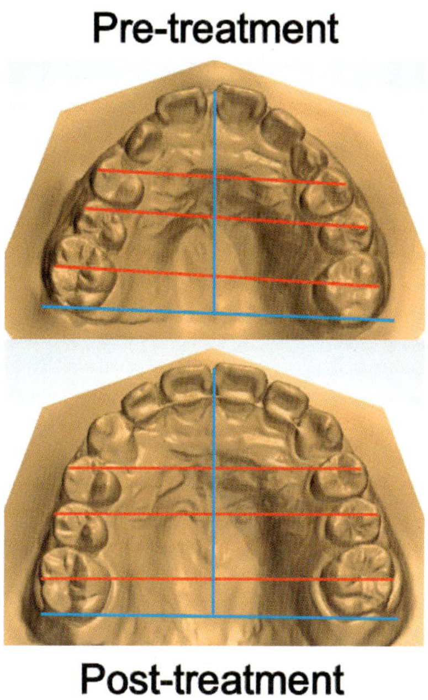

Dental arch width(mm)			
	Pre-Tx.	Post-Tx.	Diff.
#14-24	41.2	47.7	6.5
#15-25	47.3	51.5	4.2
#16-26	53.2	56.4	3.2

Dental arch length(mm)		
Pre-Tx.	Post-Tx.	Diff.
36.0	39.0	3.0

(c) 상악 치열궁 폭경 및 장경의 비교

그림 11-60. **치료 전후 비교**

구개측으로 이소맹출 중인 상악 견치의 각화 치은 절제술은 견치의 자발적인 맹출을 유도하므로 간단하고, 예측 가능하며, 생물학적으로 건전하고 심미적인 결과를 도출한다. 본 증례에서는 견치 공간을 재획득 하는 동안 surgical uncovering을 시행하여 교정적 견인력 없이도 상악 우측 견치의 자발적인 맹출을 유도하였다.

Bone-anchored pendulum appliance는 고정원 소실 없이 구치를 후방 이동할 수 있으며 환자의협조도가 요구되지 않는 효과적인 구내장치이다. 본 증례에서는 bone-anchored pendulum 장치를 사용하여 제 1대구치의 후방이동만으로 견치 배열 공간을 확보하였으며 상악 전치의 각도 및 전후방적 위치는 유지되었다. 그 결과 양호한 측모를 유지하면서, 적절한 구치관계를 달성할 수 있었다. 대구치가 후방이동 함에 따라 정출하였으나, 악골의 적절한 전하방 성장이 *동하*되어 하악평면각의 증가는 관찰되지 않았다.

증례 8 구치부 매복

15세 남아로 "이가 삐뚤삐뚤하고 아래 어금니가 안 나와요"를 주소로 내원하였다. 초진시 하악 좌,우측 제2대구치가 근심 경사되어 하악 좌,우측 제1대구치 하방에 매복된 상태였다. 상악 좌,우측 제2소구치는 구개측으로 맹출되어 상악 좌,우측 제2소구치의 공간이 완전 소실된 상태로 상악에 심한 총생이 관찰되었다. 좌우측 II급 구치 관계를 보였다(그림 11-61).

측모두부방사선사진상 상악골이 크고 하악골에 비해 전방에 위치하는 골격성 II급 1류 부정교합이나 골격성 부조화의 정도가 심하지 않았다(그림 11-62).

파노라마 방사선사진과 CBCT 평가시, 하악 좌,우측 제2대구치의 근심 경사된 매복으로 인한 하악 좌측 제1대구치, 하악 우측 제2소구치, 하악 우측 제1대구치의 심한 치근 흡수가 관찰되었다. 또한, 하악 우측 제2대구치와 하악 우측 제3대구치 치관주위에 경계가 분명한 낭종이 관찰되었다(그림 11-63, 11-64, 11-65).

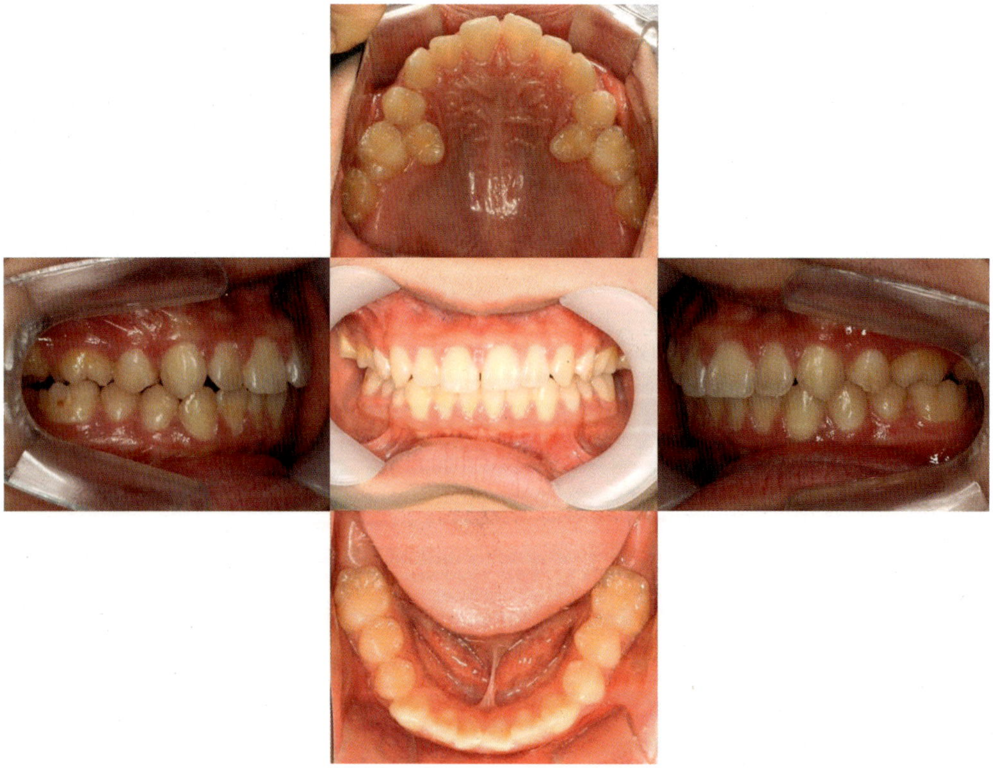

그림 11-61. **초진 시 구내사진**

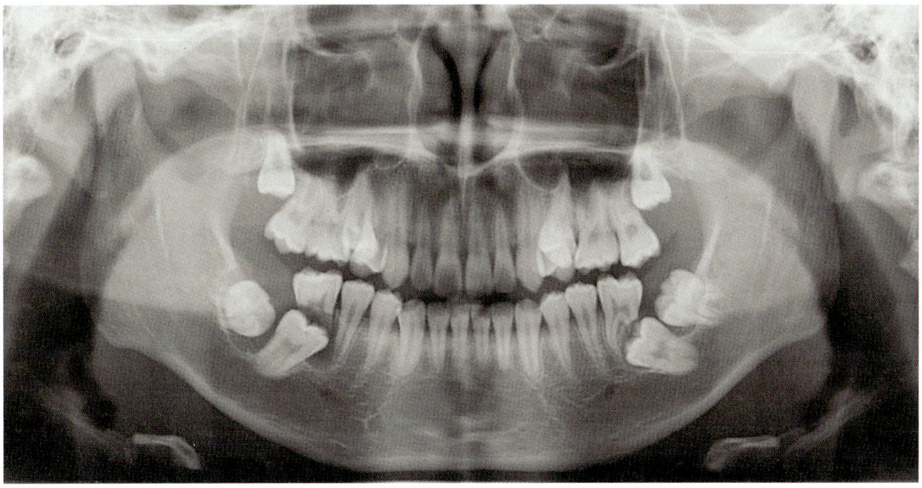

그림 11-62. 초진 시 파노라마 방사선사진

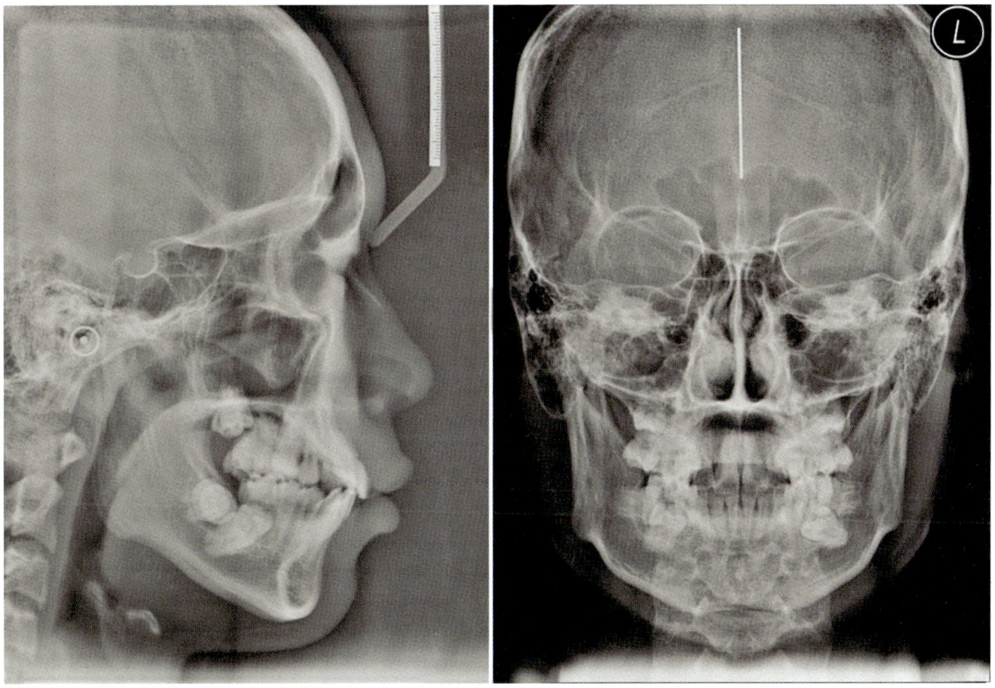

그림 11-63. 초진 시 측모두부방사선사진 및 정모두부방사선사진

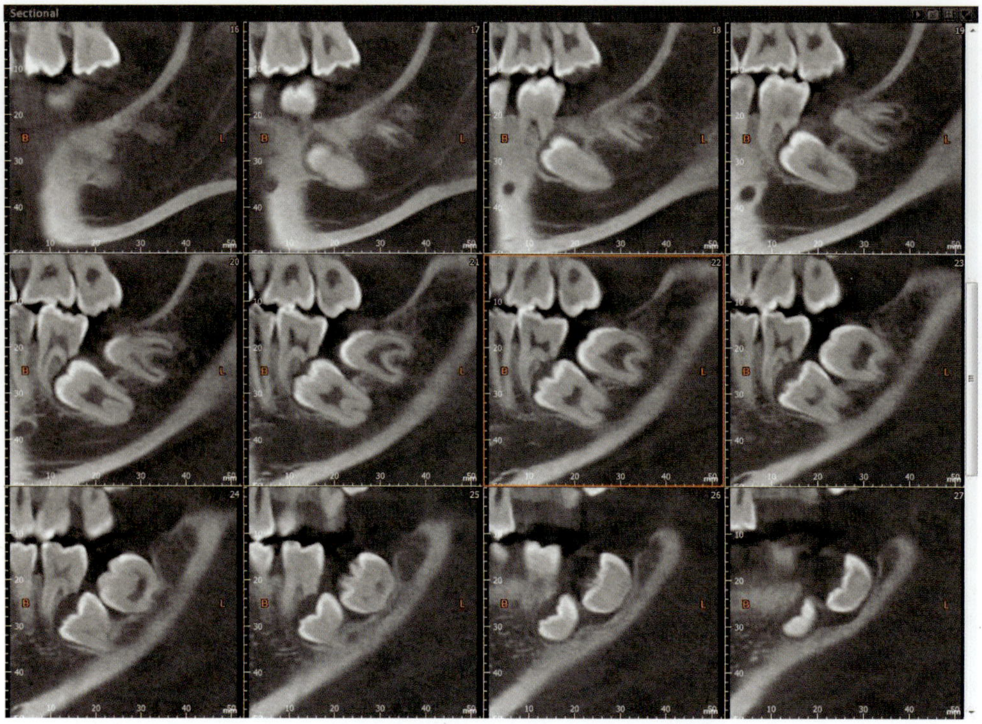

그림 11-64. 매복된 하악 좌측 제2대구치의 CBCT

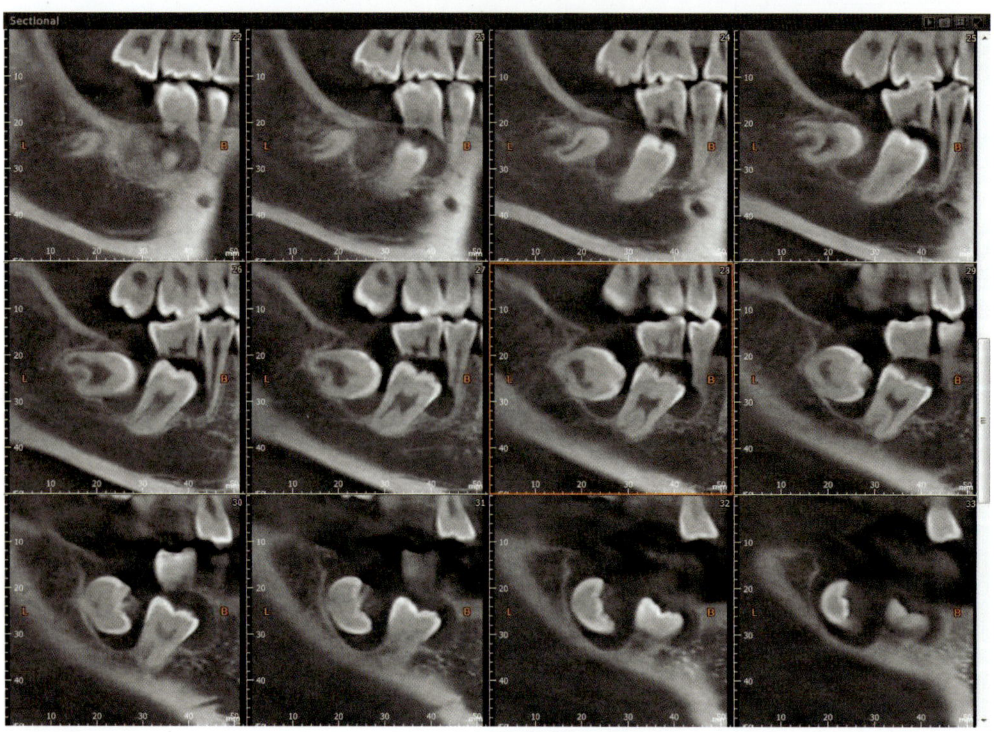

그림 11-65. 매복된 하악 우측 제2대구치의 CBCT

진단 준비 후 치료계획 수립시, 상악에서는 구개측으로 맹출된 상악 좌,우측 제2소구치의 발치를 통해 심한 총생을 해소하고 하악에서는 심한 치근 흡수로 인해 예후가 불량할 것으로 예상되는 하악 좌,우측 제1 대구치를 발치하여 제2대구치를 제1대구치의 위치로 맹출 유도하기로 계획하였다.

하지만 환자 및 보호자께서 상악 총생 개선을 위한 교정 치료에 *동하*하지 않고 하악의 치료만 진행하길 원하여 매복된 하악 좌,우측 제2대구치만 개선하기로 치료계획이 수정되었다.

본원 구강악안면외과에 의뢰하여 하악 좌우측 제1대구치 발치, 하악 우측 제2대구치 치관의 낭종적출술 및 매복된 하악 좌우측 제2대구치 치관에 gold chain을 부착하였다. 하악 좌우측 제1대구치 발치로 대합치가 소실된 상악 구치부의 정출을 막기 위해 상악 좌우측 제2소구치부터 제2대구치까지 단단한 스테인리스 스틸 호선을 이용하여 유지하였다. 상악 좌우측 치조골에 골성고정원(Micro-implant)를 식립하고 하악 좌우측 제2대구치의 교합면 방향으로 견인하기 위해 악간 고무줄을 사용하였다(그림 11-66, 11-67).

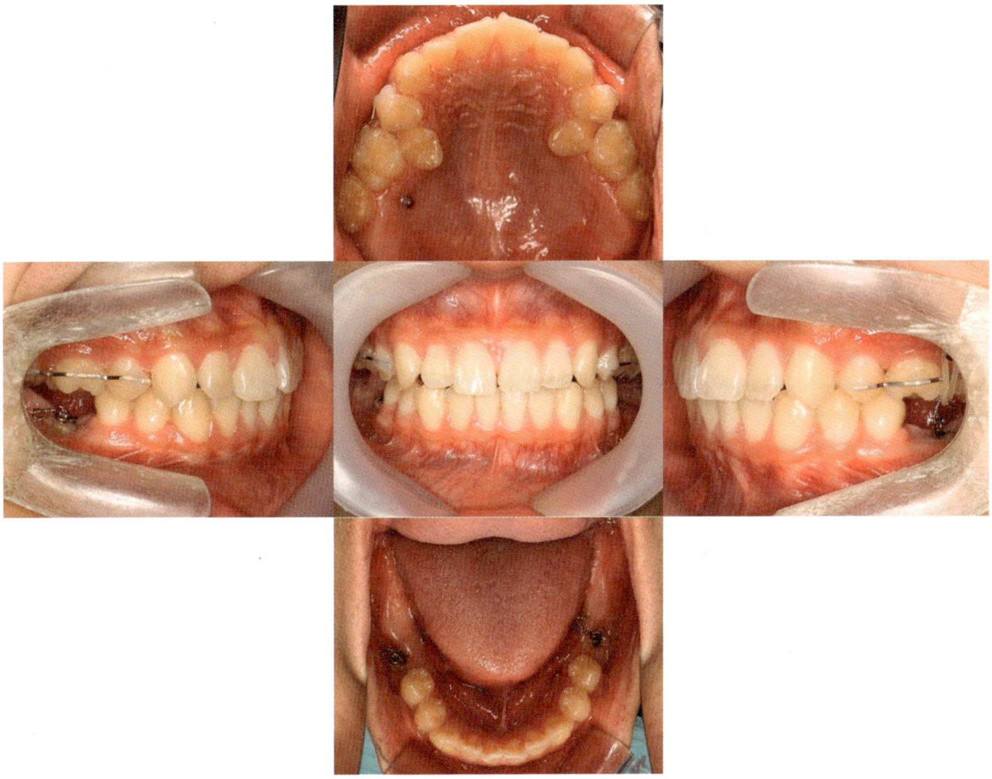

그림 11-66. **치료 경과 7개월경 구내사진**

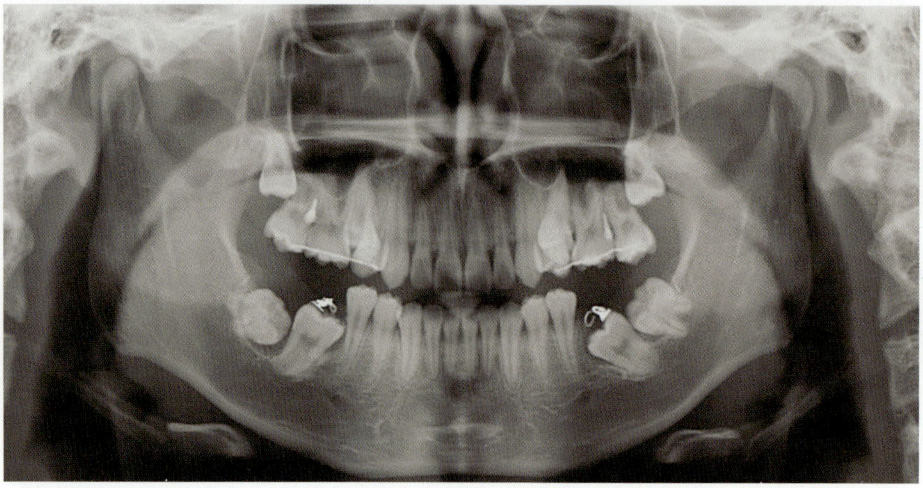

그림 11-67. **치료 경과 7개월경 파노라마 방사선사진**

악간 고무줄 사용에 대한 환자의 협조도 불량과 골성고정원의 잦은 탈락으로 modified lingual arch를 사용하여 매복치를 교합면 방향으로 견인하기로 치료방법을 변경하였다. 고정원 보강을 위해 하악 좌,우측 제1,2소구치를 포함하여 lingual arch를 제작하고 하악 제2소구치 후방 부위에 연장된 고리를 만들어 고무줄을 사용하여 하악 좌우측 제2대구치를 교합면 방향으로 견인하였다(그림 11-68). 하악 좌,우측 제2대구치가 치은 상방으로 노출된 후에 고정식 교정장치를 부착하고 루프가 포함된 호선을 사용하여 배열하였다(그림 11-69).

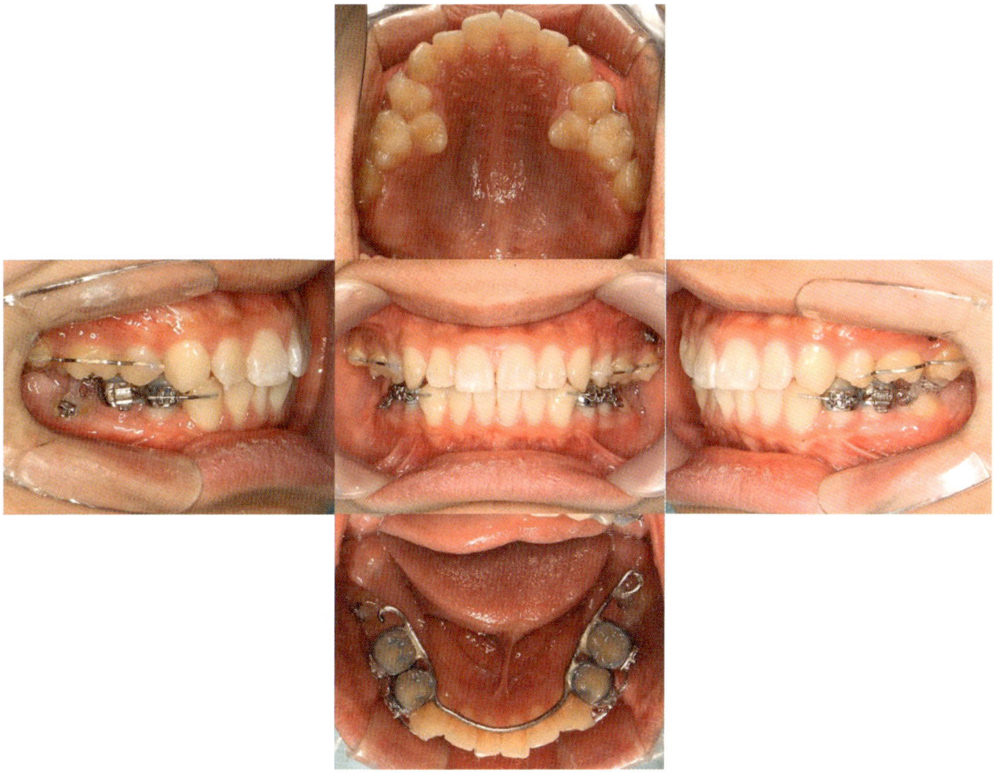

그림 11-68. 치료 경과 12개월 구내사진

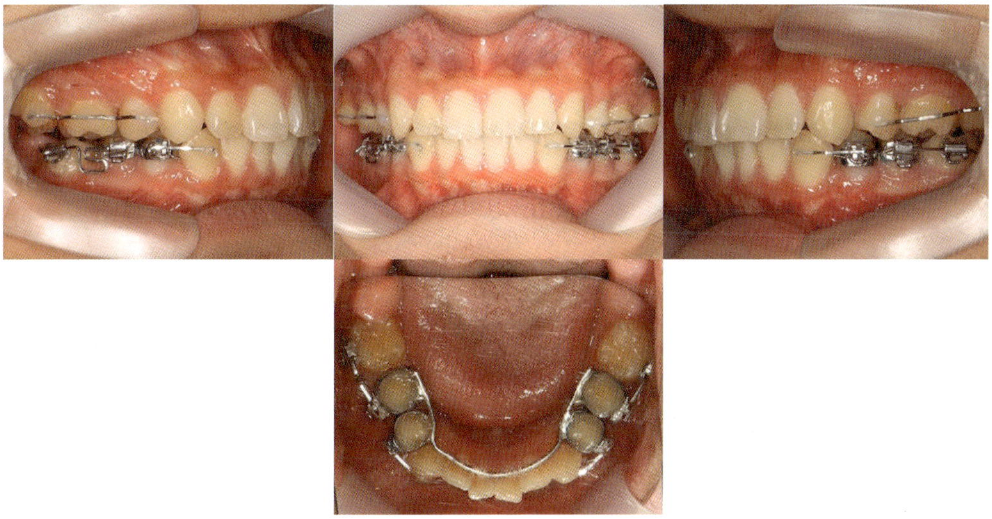

그림 11-69. 치료 경과 21개월 구내사진

보호자께서 환자의 학업을 이유로 추가적인 치료 진행을 원치 않아 주소였던 하악 좌우측 제2대구치의 맹출 및 배열을 마무리하고 치료를 조기 종료하였다. 환자의 고등학교 졸업 이후, 상악 총생 및 하악 우측 제3대구치 맹출 유도를 위해 재치료 진행하기로 하고, 상악 제2대구치의 정출을 예방하기 위하여 상악 좌,우측 구치부 스플린트를 유지하고 교정장치를 제거하였다(그림 11-70, 11-71).

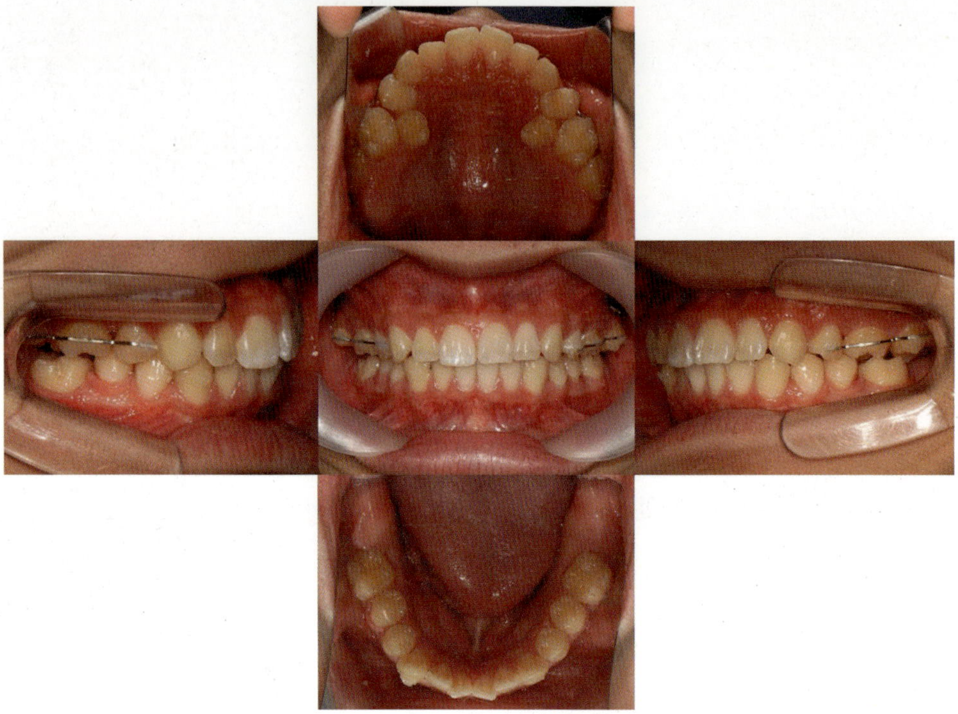

그림 11-70. **치료 종료 후 구내사진**

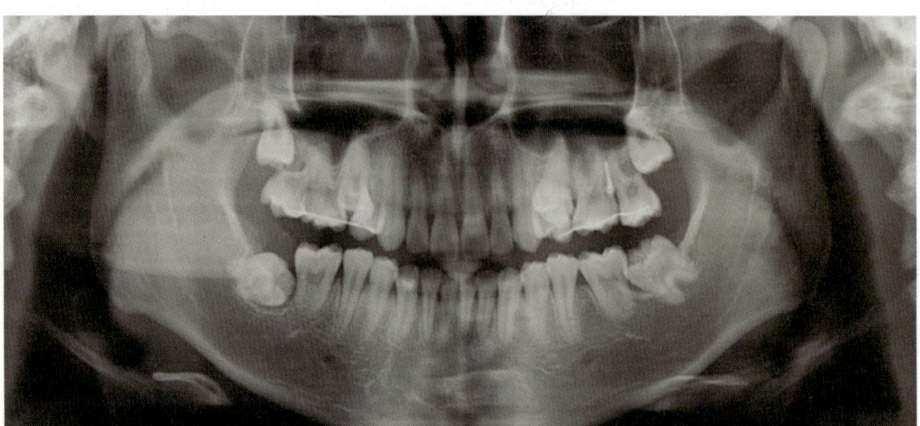

그림 11-71. **치료 종료 후 파노라마 방사선사진**